国家卫生健康委员会"十四五"规划教材

全国高等学校教材

供本科助产学专业用

围生期健康评估

第 **2** 版

主　　编　罗碧如　李　宁

副主编　王　跃　葛静玲

编　　者　（以姓氏笔画为序）

万盈璐　（华中科技大学同济医学院附属协和医院）　　周昔红　（中南大学湘雅二医院）

王　跃　（天津医科大学）　　陶巍巍　（大连医科大学）

王香丽　（西安交通大学第一附属医院）　　郭秀静　（四川大学华西第二医院）（兼秘书）

刘　颖　（遵义医科大学）　　葛静玲　（中国医科大学附属盛京医院）

李　宁　（西安交通大学医学部）　　翟巾帼　（南方医科大学）

罗碧如　（四川大学华西第二医院）

人民卫生出版社

·北　京·

图书在版编目（CIP）数据

围生期健康评估 / 罗碧如，李宁主编 . —2 版 . —

北京：人民卫生出版社，2022.4

全国高等学校本科护理学类专业"十四五"规划教材

ISBN 978-7-117-32900-2

Ⅰ. ①围… Ⅱ. ①罗… ②李… Ⅲ. ①围产期– 妇幼

保健– 评估– 高等学校– 教材　Ⅳ. ①R715.3

中国版本图书馆 CIP 数据核字（2022）第 032566 号

| 人卫智网 | www.ipmph.com | 医学教育、学术、考试、健康，购书智慧智能综合服务平台 |
| 人卫官网 | www.pmph.com | 人卫官方资讯发布平台 |

围生期健康评估
Weishengqi Jiankang Pinggu
第 2 版

主　　编：罗碧如　李　宁
出版发行：人民卫生出版社（中继线 010-59780011）
地　　址：北京市朝阳区潘家园南里 19 号
邮　　编：100021
E - mail：pmph @ pmph.com
购书热线：010-59787592　010-59787584　010-65264830
印　　刷：三河市潮河印业有限公司
经　　销：新华书店
开　　本：850×1168　1/16　　印张：15　　插页：2
字　　数：444 千字
版　　次：2017 年 7 月第 1 版　　2022 年 4 月第 2 版
印　　次：2022 年 6 月第 1 次印刷
标准书号：ISBN 978-7-117-32900-2
定　　价：72.00 元

打击盗版举报电话：010-59787491　E-mail：WQ @ pmph.com
质量问题联系电话：010-59787234　E-mail：zhiliang @ pmph.com

第七轮修订说明

2020年9月国务院办公厅印发《关于加快医学教育创新发展的指导意见》(国办发〔2020〕34号),提出以新理念谋划医学发展、以新定位推进医学教育发展、以新内涵强化医学生培养、以新医科统领医学教育创新,并明确提出"加强护理专业人才培养,构建理论、实践教学与临床护理实际有效衔接的课程体系,加快建设高水平'双师型'护理教师队伍,提升学生的评判性思维和临床实践能力。"为更好地适应新时期医学教育改革发展要求,培养能够满足人民健康需求的高素质护理人才,在"十四五"期间做好护理学类专业教材的顶层设计和规划出版工作,人民卫生出版社成立了第五届全国高等学校护理学类专业教材评审委员会。人民卫生出版社在国家卫生健康委员会、教育部等的领导下,在教育部高等学校护理学类专业教学指导委员会的指导和参与下,在第六轮规划教材建设的基础上,经过深入调研和充分论证,全面启动第七轮规划教材的修订工作,并明确了在对原有教材品种优化的基础上,新增《护理临床综合思维训练》《护理信息学》《护理学专业创新创业与就业指导》等教材,在新医科背景下,更好地服务于护理教育事业和护理专业人才培养。

根据教育部《关于加快建设高水平本科教育 全面提高人才培养能力的意见》等文件要求以及人民卫生出版社对本轮教材的规划,第五届全国高等学校护理学类专业教材评审委员会确定本轮教材修订的指导思想为:立足立德树人,渗透课程思政理念;紧扣培养目标,建设护理"干细胞"教材;突出新时代护理教育理念,服务护理人才培养;深化融合理念,打造新时代融合教材。

本轮教材的编写原则如下:

1. 坚持"三基五性"　教材编写坚持"三基五性"的原则。"三基":基本知识、基本理论、基本技能;"五性":思想性、科学性、先进性、启发性、适用性。

2. 体现专业特色　护理学类专业特色体现在专业思想、专业知识、专业工作方法和技能上。教材编写体现对"人"的整体护理观,体现"以病人为中心"的优质护理指导思想,并在教材中加强对学生人文素质的培养,引领学生将预防疾病、解除病痛和维护群众健康作为自己的职业责任。

3. 把握传承与创新　修订教材在对原有教材的体系、编写体裁及优点进行继承的同时,结合上一轮教材调研的反馈意见,进一步修订和完善,并紧随学科发展,及时更新已有定论的新知识及实践发展成果,使教材更加贴近实际教学需求。同时,对于新增教材,能体现教育教学改革的先进理念,满足新时代护理人才培养在知识结构更新和综合能力提升等方面的需求。

4. 强调整体优化　教材的编写在保证单本教材的系统和全面的同时,更强调全套教材的体系性和整体性。各教材之间有序衔接、有机联系,注重多学科内容的融合,避免遗漏和不必要的重复。

5. 结合理论与实践 针对护理学科实践性强的特点,教材在强调理论知识的同时注重对实践应用的思考,通过引入案例与问题的编写形式,强化理论知识与护理实践的联系,利于培养学生应用知识、分析问题、解决问题的综合能力。

6. 推进融合创新 全套教材均为融合教材,通过扫描二维码形式,获取丰富的数字内容,增强教材的纸数融合性,增强线上与线下学习的联动性,增强教材育人育才的效果,打造具有新时代特色的本科护理学类专业融合教材。

全套教材共 59 种,均为国家卫生健康委员会"十四五"规划教材。

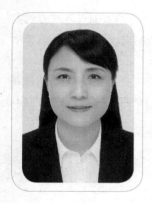

罗碧如,护理学硕士,公共卫生博士,主任护师,博士生导师,四川大学华西第二医院护理部主任。现任中华护理学会产科专委会副主任委员,中国妇幼保健协会护理分会主任委员、助产分会副主任委员,四川省护理学会副理事长,四川省学术和技术带头人。

研究方向为妇产科护理、助产。曾公派到加拿大 Mountsinai Hospital 做访问学者一年。为 *International Journal of Nursing Sciences* 及《中国护理管理杂志》《中华现代护理杂志》《护士进修杂志》等杂志的编委 / 审稿专家;发表论文 118 篇,其中 SCI 收录 22 篇;主编及参编教材和专著 29 部;主持及参与各类课题 22 项。

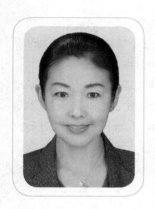

李宁,护理学硕士,流行病与卫生统计学博士,西安交通大学护理系教师。现任中华护理学会心血管护理专业委员会专家库成员,陕西省护理学会心血管病护理专业委员会副主任委员,陕西省助产学委员会副主任委员,中国健康护理标准化委员会第一届专家委员,陕西省性学会第一届大学生健康教育与健康促进分会委员。

主要研究方向为护理教育和慢性病的社区护理。指导学生参加全国大学生护理职业技能大赛获得一等奖和三等奖各 1 项;获得省级教学成果奖一等奖 1 项,校级教学成果特等奖 1 项;主编、副主编国家规划教材 5 部,参编参译教材及著作 20 部。在国内外杂志发表文章 40 余篇。承担省部级以上课题 10 余项;获得陕西省科学技术三等奖 1 项。

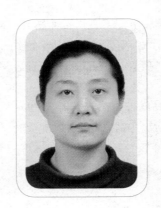

王跃, 护理学博士,副教授,天津医科大学护理学院临床护理学教研室副主任,从事护理教育科研工作 28 年。现任中国妇幼保健协会助产士分会委员,天津市心理学会护理心理学专业委员会副主任委员。

主要研究方向为临床护理、助产教育等,在核心期刊发表论文多篇。积极参与天津医科大学护理学(助产方向)专业的建设,带领教师团队在培养助产方向本科生的实践中做出了贡献。

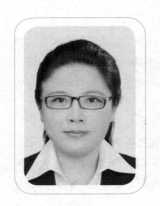

葛静玲, 硕士研究生,副教授,研究生导师,中国医科大学附属盛京医院第二微创妇科护士长。现任中华护理学会静脉治疗专业委员会委员,辽宁省护理学会静脉输液治疗护理专业委员会副主任委员,中国生命关怀协会委员。

研究方向为妇科专科护理教育与实践。从事临床护理工作 20 年,承担护理教育教学领域相关工作,注重培养护士专科实践能力。发表论文 10 余篇,参编教材 4 部,参与《辽宁省静脉输液治疗护理规范》的编写,承担并参与课题研究多项。

为落实新时代全国高等学校本科教育工作会议及教育部《关于一流本科课程建设的实施意见》要求,通过深入调研,对第1版《健康评估》(供本科助产学专业用)进行修订,以期编写一本结构更合理、内容更先进、整体质量更高的《围生期健康评估》,助力培养具备人文关怀素养及评判性思维能力的助产学专业人才。

本次修订传承上版的优势,从妊娠准备期到妊娠期、分娩期、产褥期,根据每一时期的特点,从解剖生理、健康史评估、主要症状问诊、体格检查、辅助检查、心理社会评估、常见健康问题、评估实践八个方面进行阐述,其内容安排与助产士的工作程序完全一致,力求帮助助产专业学生进行全面而准确的健康评估。解剖生理回顾作为每章的第一部分,为助产士对本阶段妇女进行健康评估奠定理论基础;健康史评估中的系统回顾部分对每个系统的重点评估内容进行梳理;不同时期的主要症状差异较大,本教材将其独立成节进行阐述;心理社会评估部分力求帮助助产士理清思路,较为全面地评估孕产妇的心理社会状况;评估实践部分则结合典型案例呈现不同时期妇女的全面评估过程,以帮助助产专业学生将所学的健康评估理论应用于临床实践。

在传承的基础上,根据本轮教材编写的总体指导思想和编写原则进行了以下内容的修订:

1. 理念更加先进完善 根据妇产科学和助产学最新的发展成果,结合本领域的相关指南,对本次教材的很多内容进行了修订和完善。如知识拓展板块均引用了最近三年的科研成果或文献资料;对教材中所涉及的专业内容和数据做了修改和补充;在附录部分罗列了最新的实践指南和工作列表等。

2. 结构更加科学合理 在本次教材修订中,将原来放在每章最后一节的实践案例提至章前,并结合案例情境给出针对性的评估问题,章后针对问题和本章具体内容,介绍详尽的评估过程。此种构架调整前后呼应,既为授课教师的教学实践提供了案例资源,同时又符合发现问题、分析问题、解决问题的思路,有利于培养学生独立思考、创造性解决问题的能力。

3. 内容更加精炼典型 在上版教材中,"心理社会评估"是基于 Morjory Gordon 的人体 11 种功能性健康型态安排内容。本次修订将心理评估从认知功能、情绪与情感、应激与应对、健康行为、自我概念、精神信仰六个方面进行阐述;社会评估分为角色、家庭、文化、环境四个方面。这与护理学类专业教材的《健康评估》以及《医学心理学》中的相关内容体系相同,既保证了护理学教材体系在心理社会评估方面的一致性,也使得心理和社会评估的内容更加清晰。另外,本次修订对围生期每个阶段的案例情境进行了精心设计,力求内容丰富、信息全面、案例典型,尽量将不同阶段的重点评估内容和方法嵌入案例情境中。

　　我们有幸再次共同担任主编,并与全国知名专家组成编写团队,顺利完成了本书的编写任务。本书的 11 位编委来自全国 9 所著名大学的护理学院及大学的附属医院,在全国妇产科护理 / 助产领域具有较高的影响力和学术地位。在繁忙的工作之余,她们严谨、高效、高质量地完成了本书的编写。在此表示由衷的敬佩! 感谢各位编者的辛勤付出!

　　本教材在修订过程中有较多改动,难免存在增删不当和不足之处,恳请广大师生和读者不吝赐教,惠予指正。

罗碧如　李　宁

2022 年 1 月

NURSING

目　录

URSING

第一章

绪　论

01章　数字内容

- 知识目标：
1. 掌握健康评估的概念、类型、基本技能和方法。
2. 熟悉健康评估资料的整理与记录方法。
3. 了解助产士健康评估与医生诊断过程的区别。
- 能力目标：
1. 能应用健康评估的基本知识、基本技能和基本方法进行全面评估。
2. 能对评估资料进行整理和准确记录。
- 素质目标：
1. 能与评估对象进行有效沟通，及时准确获取评估资料。
2. 在进行健康评估时，能保护评估对象的个人隐私。

假如你在门诊接待一位初次产前检查的孕妇;或者你在产房值班的时候收入院一位急诊孕妇,检查时发现血压为 165/100mmHg;或者你刚刚接生了一个新生儿……。在这些情况下,你首先应该做什么? 应该从哪里开始? 答案是健康评估。健康评估的质量将直接影响接下来的所有工作以及孕产妇的满意度。

(一)健康评估的基本知识

1. 健康评估的概念及重要性 健康评估(health assessment)是指系统地、持续地收集与患者健康状况相关资料的过程(美国护理学会,AHA,1998 年)。本教材供助产学专业用,因此健康评估的对象为孕产妇。健康评估是一个动态过程,其目的是收集与孕产妇健康状况相关的资料,发现异常情况、应对优势和资源,准确找出现存和潜在的健康问题及其主要高危因素,为制订切实可行的照护计划提供依据。

2. 健康评估的类型 健康评估可分为全面健康评估(comprehensive assessment)和重点健康评估(focused assessment)。全面健康评估是指非常完善的评估,包括完整的、详细的健康史和体格检查等。全面健康评估需要评估孕产妇的整体健康状况,而重点健康评估则仅需紧紧围绕某一健康问题进行评估。一般情况下,孕产妇入院时需进行全面健康评估,而重点健康评估主要用于紧急状况以及需要监测和评价病情进展情况、治疗效果时。需要注意的是,重点健康评估时仍然需要对孕产妇的整体健康状况有一个快速地了解,因为某一个系统的健康问题会影响其他系统或全身状况,因此仍然需要进行从头到脚的快速评估,并且重视其他系统的改变,以帮助制订个性化的照护计划。

3. 助产士的健康评估与医生诊断过程的区别 医生与助产士均需要对孕产妇进行评估,那么两者有何区别呢? 两种评估的过程是相似的,但是评估的最终目的不同。医生评估的目的是为了诊断和治疗疾病,而助产士评估的目的是为了明确和解决孕产妇现存和潜在的健康问题。助产评估不仅关注孕产妇生理、心理方面的问题,还需关注她们在社会、文化、精神等方面的反应,以及在配合治疗方面存在的优势和资源。医生与助产士的评估应互相补充,而不能互相矛盾,医生与助产士需密切合作为孕产妇提供最好的照护。

(二)健康评估的基本技能

1. 认知技能 健康评估是一个"思维"的过程,良好的理论基础有助于更好地评估孕产妇,而理论基础包括生理、心理、社会、文化及精神等方面的知识,这些理论知识有助于鉴别正常与异常情况、现存与潜在的健康问题。

(1)评判性思维(critical thinking):是一种很复杂的思维过程,包含调查、解释、分析、综合等过程。评判性思维常用的思维方法有以下几种:

1)发散性思维(divergent thinking):是指分析各种观点,鉴别相关资料,从而得出结论。

2)推论(reasoning):是指从一个或者一些已知的命题推导出新命题的思维过程或思维形式,其中已知的命题为前提,得出的命题为结论。推论包括演绎和归纳两种方法。例如,一个孕妇入院的时候诊断为"心力衰竭",这个诊断会促使助产士在进行健康评估时询问和检查她是否存在相关的症状和体征,即应用演绎法去寻找能支持诊断的线索。归纳则用于另一种情况,如一个剖宫产后的产妇体格检查发现肺底呼吸音减低,血氧饱和度 86%,体温 38.7℃,脉搏 108 次/min,呼吸 25 次/min。综合该产妇的上述信息,通过归纳可形成"气体交换受损"的健康问题。

3)创造性思维(creative thinking):是指跳出固定思维模式进行思考。助产士需意识到解决一个问题的办法可有多种,有时需要听从自己的"内心",直觉思维能力随时间和经验的增加而提高。

4)澄清(clarification):包含陈述假设、比较和对照。要善于向自己提问"还有哪些相似的地方? 存在哪些不同?"逐一比较推断。

(2)临床决策(clinical decision making):是指收集资料以后,根据相关医学知识、临床经验等寻找线索,进行分析,发现异常,做出临床决策。临床决策的步骤包括:确定目标;考虑应该做什么,应该避免做什么;确定可选择的方案,考虑益处与可能的结局;选择并实施方案;评价效果。

2. 解决问题的技能 解决问题的方法有很多,但应选择最适合孕产妇需求的方法。常用的方法有以下几种:

(1) 反射法(reflection):是一种自动的、不需要深思熟虑的思考,来自临床经验。例如,在产房值班时收入一个临产的孕妇,助产士会主动为其测量生命体征、听胎心、查宫缩、行阴道检查等以了解产程状况。

(2) 直觉法(intuition):是一种在实践中形成的,并将相关理论和经验结合以解决问题的方法,是临床专家解决问题常用的方法。在长期大量的临床实践过程中,这些专家们具备了丰富的经验,能够准确识别问题,提炼问题的本质。例如,某产妇主诉不舒服,但是其生命体征稳定,无其他不适,体格检查也未发现异常情况。此时,作为专家就会意识到一定有什么问题,他/她会对产妇进行进一步评估,结果可能因此挽救产妇的生命。

(3) 科学法(scientific method):是一种系统的、评判性的方法,包含确定问题、收集支撑材料、形成假设、制订计划、实施计划,最后评价效果等一系列过程。

3. 人际沟通技能 人际沟通技能在临床照护、医患关系中十分重要,包括语言性和非语言性的沟通技能。评估质量取决于助产士的沟通技能以及是否与孕产妇建立良好的关系。在评估前与孕产妇建立信任和相互尊重的关系非常重要,助产士需尊重孕产妇的权利,保护她们的隐私。孕产妇通常情感脆弱,但良好的医患关系可以增强其治疗疾病的信心,同时也有助于增加助产士的职业成就感。当然,助产士与家属以及其他医务人员之间的沟通也非常重要,有助于满足孕产妇的需求。

(三) 健康评估的基本方法

通过健康评估,助产士可收集到孕产妇的主观资料和客观资料。主观资料是隐性的、不能测量的,它反映孕产妇的主观感受,如思想、信念、感情、感知等,又称为症状。健康史即属于主观资料,其他如头痛、眩晕、麻木感等也是主观资料。客观资料是显性的,可以测量的,又称为体征。体格检查即属于客观资料,其他如大汗、语无伦次、肌张力下降、血压 150/100mmHg 等也为客观资料。孕产妇本人是资料的主要来源,其他如家人、朋友及过去的病历则是资料的次要来源。助产士需要敏锐的观察能力和鉴别能力,能辨别出相关与不相关、重要与不重要的资料,资料的收集贯穿于访谈、观察及体格检查过程中。

1. 访谈法(interviews) 是助产士通过事先设计好的调查表对孕产妇进行询问而获得其主观资料的一种收集资料的方法,最常用于健康史的评估。

(1) 访谈类型:访谈可分为直接访谈和间接访谈。直接访谈是由助产士主导的通过结构性问题进行的访谈。这种访谈用时少,对于获得真实的信息很有效。间接访谈由孕产妇主导,助产士需要总结和分析资料,这种访谈需要更多的时间,但是有助于从中了解孕产妇的观点和感受。

(2) 访谈问题类型:访谈的问题可分为封闭式问题和开放式问题。封闭式问题的答案只有"是"或"不是",如"您有阴道流液吗?",直接访谈常常使用很多封闭式问题。开放式问题主要了解孕产妇的感受和观点,如"您就诊的原因是什么?",常常应用于间接访谈中。在健康评估过程中,更多的时候需要使用开放式问题。

(3) 访谈技巧:访谈开始前需与孕产妇建立良好的信任关系,并体现助产士的人文关怀精神;确保环境安静和舒适,隐私能得到保护。访谈技巧如下:

1) 时间充足,避免被打扰。

2) 自我介绍,说明保密原则。

3) 积极倾听,保持眼神交流。

4) 保持中立,不要做评判。

5) 坐在孕产妇旁边,与孕产妇保持平等关系。

6) 解释访谈的目的以及原因。

7）如果孕产妇提出一个问题则从这个问题开始访谈。

8）从非敏感话题开始，敏感话题放在最后。

9）考虑孕产妇的文化背景对访谈及资料分析的影响。

10）不要急于记录，否则会让孕产妇感觉记录比她本人重要。

11）避免使用"为什么？"这样的问题，否则会让孕产妇采取防卫态度。

12）非语言行为比语言更准确，应注意助产士本人的非语言行为。

13）关注孕产妇的非语言行为是否与她表述相一致。

14）关注孕产妇的非语言行为是否表明存在健康问题。

（4）访谈陷阱：在访谈时，应避免出现以下问题：

1）诱导孕产妇。

2）让家属替孕产妇回答问题。

3）使用医学术语。

4）同时提出几个问题。

5）突然转移话题。

6）反复询问同一个问题或尖锐的问题。

7）急于下结论。

（5）访谈阶段：访谈可分为三个阶段，即介绍阶段、工作阶段、终止阶段，每一个阶段有其特殊的目的和不同的沟通方式。

1）介绍阶段：此阶段助产士首先要做自我介绍，解释访谈的目的及所需要的时间，让孕产妇放松；解释保密原则及做笔记的原因。

2）工作阶段：收集资料阶段，所用时间最长。尽量少做笔记，关注孕产妇并倾听她提供的所有信息。

3）终止阶段：访谈结束后，需总结和简要叙述评估结果，与孕产妇一起确认信息的准确性。

2. **观察法**（observation）　是指通过助产士的视觉、嗅觉和听觉收集资料。观察孕产妇及其周围环境是否有异常情况，观察的结果有助于更好地进行体格检查。观察内容包括孕产妇的衣着打扮，面部表情、面色、眼神、语速、语调，体位、有无端坐呼吸，紧张、烦躁、不自主的运动，异常气味、声音、呼吸音等。观察时常常需要思考以下问题：

1）她看起来舒适吗？采取的是哪种体位？

2）她正在做什么？有异常的活动吗？

3）她的身体语言可提供什么信息？

4）她的口头描述是否与非语言表达的信息一致？

5）她有无异常的气味？有无异常的声音？

6）在她周围环境中是否存在不正常、不安全或是危险的现象？

3. **体格检查**（physical examination）　提供客观资料，以评估孕产妇的健康状况，确定现存的和潜在的健康问题。在体格检查过程中，通过助产士的感官，运用视诊、触诊、叩诊和听诊收集资料。视诊时，观察孕产妇的外貌是否正常；通过嗅觉评估有无异常的气味，发现可能存在的健康问题。触诊时，将孕产妇置于舒适的体位，体现人文关怀精神；通过浅触诊评估孕产妇表面的特征，通过深触诊评估器官和包块。叩诊时，通过直接、间接叩诊评估器官的大小、疼痛部位等。听诊时，通过直接和间接的方法听诊孕产妇体内产生的各种声音。体格检查时应注意以下问题：

1）具备扎实的理论基础更易发现异常情况。

2）以开放的态度接受意料之外的发现。

3）对不一致的评估结果需要及时验证。

4）确定健康问题是急性还是慢性，是否需要紧急处理。

5) 所有系统都有相互关联,一个系统的问题可能影响其他系统甚至全身。

（四）评估结果的整理与记录

1. 评估结果的整理 完成资料收集后,应验证资料以保证其准确性,并整理和排序以确定其实用性。

（1）验证:验证（validation）资料可在评估的同时进行,但并不需要对每一个结果进行验证,需要验证的是那些不一致的或不确定的资料。有多种方法进行验证,如体格检查得到的客观资料可验证健康史评估时获得的主观资料,主观资料与客观资料可相互验证;也可请孕产妇、家属验证资料,或者根据孕产妇以往的病历等验证;低年资助产士可请高年资老师进行验证;助产士之间可相互验证。

（2）整理:验证完成后,需对资料进行整理（organization）,如异常的结果可帮助确定孕产妇现存的或潜在的健康问题。常用于帮助整理资料的理论框架有:马斯洛的需要层次论、罗伊的适应理论等。

（3）排序:排序（prioritization）的目的是帮助找出孕产妇需要优先解决的健康问题。排序的时候,需要考虑问题的紧迫性、孕产妇的感受以及现场的情况。把那些可能威胁生命、需要立即处理的健康问题排在第一位,然后是需要迅速处理的、影响基本需求的问题,最后是影响心理社会需求的问题。

最优先需要处理的问题:如呼吸道问题,即对生命安全有威胁的问题。第二级:如某些疼痛需要迅速处理,以免病情恶化。第三级:如健康教育,虽然重要,但不需要立即处理,可在病情稳定后进行。现存的问题常常需要优先处理,但严重的潜在问题仍然需要高度关注。健康问题的性质和关系也需要加以考虑,如准备出院的产妇和新生儿,则需要优先处理的是进行产妇和新生儿护理的健康教育。

2. 评估结果的记录 评估完成后,需及时记录评估结果。各医院的评估记录表格不尽相同,记录评估结果时应注意以下问题:

（1）简洁并突出重点。

（2）使用规范化缩写。

（3）只陈述事实,注意逻辑性。

（4）不要空格或空行。

（5）不要有错别字,不能涂改。

（6）避免使用模糊词语如"正常""好""常常""平均"等。

知识拓展

中国现代助产教育的奠基:杨崇瑞与北平国立第一助产学校

杨崇瑞先生（1891—1983年）是中国妇幼卫生工作的创始人,也是我国现代助产教育的奠基者。她出生于北京通州一个知识分子家庭,1917年毕业于由英美传教会举办的华北协和女子医科大学,获医学博士学位。1925—1927年,杨崇瑞先后到美国、英国、德国、法国、丹麦、奥地利等地考察和学习欧美助产士教育。回国后,经过她多方呼吁和不懈努力,1929年10月16日,北平国立第一助产学校成立,杨崇瑞被任命为校长。第一助产学校成立后,确定校训为"牺牲精神,造福人群",以"造就助产人才、保障产妇婴儿之安全"为宗旨。学校规定学制两年,学生在学习期间要独立接生30次。1949年北平和平解放,杨崇瑞先生出任中国卫生部第一任妇幼卫生司司长,1983年病逝,享年92岁。她终身未嫁,将自己的一生贡献给了祖国妇幼卫生事业,她推进中国助产教育事业的精神,永远值得后世学习与怀念!

（罗碧如）

Note:

思 考 题

1. 全面健康评估与重点健康评估的区别有哪些?
2. 助产士的健康评估与医生的诊断过程有何异同?
3. 健康评估的方法有哪些? 分别有哪些注意事项?

NURSING

第二章

健康评估基础

02 章　数字内容

学习目标

- **知识目标：**
  1. 掌握健康史评估、体格检查、心理社会评估、营养评估及健康教育评估的主要内容。
  2. 熟悉健康史评估、体格检查、心理社会评估、营养评估及健康教育评估的注意事项。
  3. 了解助产士健康史评估、体格检查与医生病史收集及体格检查的区别。
- **能力目标：**
  1. 能熟练进行健康史评估、体格检查、心理社会评估。
  2. 能熟练进行营养和健康教育评估。
- **素质目标：**
  1. 能与评估对象进行有效沟通,及时准确获取评估资料。
  2. 在进行健康评估时展现人文关怀精神,重视隐私保护。

第一节　健康评估的主要内容

健康评估的主要内容包括健康史评估、症状问诊、体格检查、辅助检查和心理社会评估等,但由于不同阶段孕产妇的症状和辅助检查项目差异较大,本节不予阐述,详见相关章节。

一、健康史评估

健康史(health history)包括孕产妇的口述、感受等主观资料。通过评估健康史,助产士可与孕产妇建立良好的关系,发现孕产妇现存的及潜在的健康问题,有助于更好地进行体格检查,制订个性化的照护计划与出院计划。

(一)健康史评估类型

健康史可分为完整健康史(complete health history)和重点健康史(focused health history)。完整健康史包括社会人口学资料、就诊原因、目前健康状况、既往健康史、家族史、系统回顾及心理社会状况。重点健康史则是指针对某一重要健康问题,所有提问均应围绕该问题。

1. 完整健康史评估　完整健康史评估从收集孕产妇的社会人口学资料开始,包括孕产妇的姓名、年龄、出生日期、出生地、婚姻状况、民族、住址、文化程度、职业、健康保险情况等。然后是就诊原因、目前健康状况。既往健康史包括童年时期患病、外伤、住院情况,成年以后的健康问题、服药史、过敏史、免疫情况等。家族史包括家族性或遗传性疾病史。系统回顾则通过从头到脚的全面评估以确定孕产妇的身体状况。心理社会资料的收集可帮助了解孕产妇的健康信念和行为、应激与应对、情绪与情感、自我概念、社会经济状况、人际关系、宗教与文化、社会支持等。完整健康史评估能提供孕产妇全面的健康状况,并从中提炼出孕产妇现存的及潜在的健康问题。

2. 重点健康史评估　重点健康史评估主要用于孕产妇病情不稳定或时间紧迫时,也用于随访期间并已经收集过完整健康史的孕产妇。重点健康史评估包括必需的社会人口学资料,如孕产妇姓名、年龄、照顾者、民族、住址、文化程度、职业等。然后确定入院的原因、重要症状分析。在既往健康史评估时,应了解与孕产妇入院相关的疾病如心脏病、高血压、糖尿病等。在系统回顾时,需了解每一个系统以及与现存健康问题的联系。在收集心理社会资料时,应确定现存健康问题对孕产妇日常生活的影响。

在实际工作中,根据孕产妇的病情和可用于收集资料的时间,决定是进行完整健康史评估还是重点健康史评估。当孕产妇的病情不允许进行完整健康史评估时,先围绕现存急性健康问题进行重点评估,在孕产妇病情稳定后再评估详细的健康史。进行完整健康史的评估需要 30min~1h,如果没有足够的时间可首先进行重点健康史的评估。为了节省时间,可请孕产妇先填写标准健康史评估表,或请其他家庭成员介绍病情,在进行其他治疗或照护活动时再询问孕产妇问题。注意不要反复询问相同的问题,如果需要则应告诉她们充分的理由。

(二)助产健康史评估与医疗病史收集的区别

助产健康史评估与医疗病史收集的主要内容和提问方式相似,但也存在某些重要不同。医疗病史收集的目的是为了诊断和治疗疾病,而助产健康史评估的目的是为了诊断和治疗孕产妇相关的健康问题。例如,对于因"胎盘早剥"入院的孕妇,医疗病史收集的重点在于确定导致胎盘早剥的原因以及早剥的面积、有无严重的合并症等,医生在评估的基础上制订治疗计划。尽管助产健康史评估也关注胎盘早剥的原因,但评估的目的是了解该孕妇对于胎盘早剥的"反应",即胎盘早剥对孕妇的生理、心理、日常生活等方面有哪些影响,确定该孕妇能否较好地配合治疗,并根据评估结果制订照护计划及出院计划。

(三)健康史评估的内容

完整的健康史包括社会人口学资料、就诊原因、目前健康状况、日常生活状况、既往健康史、家族史和系统回顾。助产士不但要关注现存的健康问题,也要关注过去的健康问题以及经济状况等有关的高危因素。孕产妇的健康促进行为与健康保护模式、角色和人际关系等也应被看作社会心理的组成部分进行评估。还要评估影响孕产妇健康和生活等方面的高危因素,考虑影响孕产妇健康的文化背景、社会发展状态等。

1. **社会人口学资料**　社会人口学资料可以提供与现存健康问题直接相关的信息、重要的高危因素,间接了解孕产妇的需求。主要包括孕产妇的姓名、年龄、电话号码、出生日期、出生地、婚姻状况、民族、住址、文化程度、职业、健康保险情况等。

2. **就诊原因**　询问孕产妇就诊的原因并记录。如果存在紧急的健康问题,询问该问题持续的时间。如果同时存在几个问题,孕产妇可能不能明确指出哪个是最重要的问题,助产士应帮助她们找到需要优先解决的问题,可以这样提问:哪个问题让您感到最难受?

3. **目前健康状况**　一旦确定孕产妇就诊的原因后,则需要评估她目前的健康状况。主要包括平日健康状况、关注的主要健康问题等。例如,某女士,28 岁,怀孕后定期产前检查,她关注的健康问题是妊娠期糖尿病,因为其母亲患有糖尿病。评估的过程中发现有异常临床表现时,需对症状进行分析。如果因为孕产妇的健康状况或时间的原因不能进行详细分析,仍然需要从几个重点方面对这些症状进行分析。在分析症状时,应明确该症状对孕产妇的影响程度,是否服用相关药物等。症状分析可用OPQRST 模式进行提问:

O(onset)发生的时间:从什么时候开始出现该症状?

P(precipitating/palliative factors)加剧 / 缓解的因素:当该症状第一次出现时,您在做什么? 服药或采取某种体位时会好些吗? 什么时候更严重或缓解,如运动、呼吸时?

Q(quality/quantity)症状性质:感觉它像什么或听起来像什么? 对日常生活有什么影响?

R(region/radiation/related symptoms)部位 / 相关症状:请指出症状出现的部位,有无在其他部位出现或向其他部位扩散(注意不能暗示孕产妇)? 还有其他症状吗(根据就诊原因,询问相关症状)?

S(severity)严重程度:症状是轻度、中度还是重度? 可请孕产妇在 0~10 的刻度上标示,0 表示没有症状,10 表示最严重的症状。

T(timing)持续 / 间隔时间:该症状是持续性的还是间断性的? 间隔多久出现一次? 每次持续多久?

4. **日常生活状况**　包括膳食基本情况、有无特殊饮食及其原因、营养状况,排尿排便的次数、量、颜色和性状,休息与睡眠情况,日常活动与自理能力,有无烟、酒及其他个人嗜好等。

5. **既往健康史**　既往健康史包括童年时期患病、外伤、住院情况,成年以后的健康问题、服药史、过敏史、免疫情况等。评估既往健康史的目的是为了明确过去存在哪些危险因素可能对孕产妇目前的健康状况产生影响。在既往健康史部分,应了解孕产妇过去是否患有与妊娠相关的慢性疾病如高血压、糖尿病等,如孕产妇合并糖尿病,则可能影响剖宫产术后切口的愈合。还可了解孕产妇对于疾病、治疗和医务人员的认知,如果她过去因病多次住院则可能对医院有较多的了解。在评估既往健康史时,应尽量获得准确的日期、住院原因、手术名称等,避免使用"常常""一般""常规"等不确切词语。

6. **家族史**　评估家族史以了解可能成为孕产妇高危因素的家族性或遗传性疾病情况。询问孕产妇家人的年龄和健康状况,家人包括孕产妇的配偶、子女、兄弟姐妹、父母、祖父母等。询问相关的遗传性和其他疾病,如心脏病、高血压、脑卒中、糖尿病、出血性疾病、结核、肾脏疾病、癫痫及精神病等,家人中有去世的应记录年龄和死亡原因。家族史的记录有两种方式,一种为列出家人的年龄和健康状况;另一种则是画出家谱图,用符号代表家庭成员,可一眼看出家族性高危因素。

7. **系统回顾**　系统回顾(review of systems,ROS)是对身体每一个系统重要问题的陈述和罗列(表 2-1)。这些问题针对某一系统最常见的症状而设计,有助于获得每个系统现存的、过去的及孕产妇未主动提及的健康问题。如果孕产妇某个部位发生急性健康问题,其他所有系统均可能受到影响,

Note:

因此在进行系统回顾时要思考他们之间的相关性,并对每一症状进行分析,以明确该症状的影响范围、程度。

表 2-1　系统回顾的主要内容

项目	问诊要点
● 一般状况	● 疲乏、虚弱、发热、盗汗、日常活动困难等
● 皮肤	● 瘙痒、丘疹,对冷或热过敏等
● 头和颈	● 头痛、眩晕、意识障碍史、头颈运动时疼痛、甲状腺肿大等
眼	● 视力障碍、视物模糊、复视等
耳	● 耳痛、听力困难、使用助听器等
鼻和鼻腔	● 鼻涕、鼻塞、鼻出血、过敏、嗅觉障碍、鼻窦感染等
口腔与咽喉	● 口腔疱疹、咽喉痛、声音嘶哑、咀嚼和吞咽困难、牙龈出血、口腔疾病等
● 呼吸系统	● 咳嗽、咯血、呼吸急促、呼吸困难、支气管炎、肺炎、肺结核
● 心血管系统	● 胸痛、心悸、心脏杂音、房室传导阻滞、高血压、下肢水肿、肢端发冷
● 乳腺	● 有无乳腺包块、疼痛、泌乳,是否做过乳腺手术
● 消化系统	● 食欲下降、消化不良、恶心、呕吐、腹胀、黄疸、大便颜色改变、便秘、腹泻、痔疮等
● 泌尿系统	● 尿频、尿急、尿痛、尿失禁、尿色改变、尿路感染史、肾炎、肾病综合征、肾结石等
● 生殖系统	● 初潮年龄、月经周期、末次月经、痛经、月经不规则、避孕方式、性传播疾病史、流产史、不孕史、妊娠和分娩史等
● 骨骼肌肉系统	● 肌肉痉挛、疼痛、无力、关节肿胀、红肿、畸形、运动受限、风湿性关节炎、退行性关节病,腰部痛、脊柱畸形、骨质疏松等
● 神经系统	● 头晕、抽搐、幻觉、认知和记忆功能障碍、语言障碍、感觉障碍、定向障碍、步态异常、平衡功能障碍等
● 内分泌系统	● 甲状腺疾病、糖尿病,不明原因的体重改变,口渴、易饿、尿多,怕冷/热等
● 血液/免疫系统	● 贫血、反复感染、肿瘤、AIDS、输血史、出血性疾病、不明原因的腺体肿大

（四）健康史评估的注意事项

1. 提供一个安静、舒适、能保护隐私的环境。
2. 保证有充足的时间收集资料。
3. 承诺保密。
4. 告诉孕产妇为什么要问这些问题,大约需要多长时间。
5. 从孕产妇的主要问题开始评估。
6. 用开放式的提问了解孕产妇的感受。
7. 认真倾听,关注孕产妇肢体语言表达的信息。
8. 不要太专注于记录而忽略了孕产妇。
9. 评估健康史的同时处理孕产妇紧急的问题,如疼痛等。
10. 评估的质量比获得的信息数量更加重要。

二、体格检查

体格检查（physical examination）是助产士通过自己的感官，运用各种检查工具及医学技能获得孕产妇客观资料的过程。在进行体格检查的过程中，助产士需具备人文关怀精神，尊重孕产妇的权利，保护她们的隐私；通过良好的沟通技巧赢得她们的信赖；同时应能鉴别评估中发现的异常情况。体格检查的目的与健康史评估相同，除发现孕产妇现存的和潜在的健康问题外，还可了解孕产妇应对健康问题的能力、验证健康史评估中发现的问题。

（一）体格检查的类型

体格检查可分为完整体格检查（complete physical examination）与重点体格检查（focused physical examination）。完整体格检查包括对全身状态、身高、体重、生命体征、所有器官和系统的检查。重点体格检查则是针对重点问题所进行的体格检查，紧紧围绕该问题进行相关评估，通常应用于孕产妇的病情不稳定、时间紧迫或在完整体格检查后的随访时。

1. 完整体格检查　首先是对孕产妇全身状态的观察，包括生命体征、外貌和行为、身高和体重等。然后进行从头到脚的系统体格检查，在检查过程中应注意各系统是紧密联系的，一个系统的问题可波及其他系统或由于其他系统所致，如产妇伤口愈合不良可能与其血管或内分泌问题有关。完整的体格检查需要 30min~1h。

2. 重点体格检查　重点体格检查包括对全身状态的观察、生命体征测量、特定区域或系统的评估，以及从头到脚的快速检查。重点体格检查还可发现与现有问题相关的其他系统的改变，从而确定疾病的严重程度。如针对孕产妇的呼吸困难，不能仅限于评估呼吸系统，还应观察孕产妇的意识状态、皮肤发绀情况等以确定缺氧的严重程度。当孕产妇病情不稳定或时间紧迫，或当病情发生变化时，为了更好地监测和评价病情，可进行重点体格检查。

3. 助产体格检查与医疗体格检查的区别　医生与助产士都会进行体格检查，两者既有联系又有区别。两者在进行体格检查时所使用的检查技术是相似的，但检查的目的是不同的。医疗检查的目的是为了诊断和治疗疾病，而助产检查的目的是为了诊断和护理孕产妇相关的健康问题。如一位因"重度子痫前期"入院的孕妇，医疗体格检查的重点在于确定诊断以及严重程度，以选择治疗方案；而助产士进行体格检查与医生的体格检查相辅相成，相互配合。目的是在医疗诊断、治疗的基础上，侧重观察该病对孕妇生理、心理和社会状况的影响程度，以更好地监测和观察孕妇及胎儿的病情变化，更好地配合医生完成诊疗。

（二）体格检查的工具

体格检查最重要的工具是助产士的感觉器官。通过眼睛观察孕产妇的身体变化以及不能通过语言获得的信息；利用耳朵去听孕产妇身体器官产生的各种声音以及孕产妇叙述的信息；用鼻去闻可能与某些症状有关的异常气味；用手去感觉孕产妇身体的改变，同时传递对孕产妇的关爱。当然，各种仪器也有助于更好地进行体格检查，提高检查的效果。常用的检查工具包括体温计、听诊器、多普勒胎心听诊仪、血压计、手电筒、卷尺、体重秤、压舌板、棉签、手套、耦合剂等。

（三）体格检查的方法

体格检查的方法包括视诊、触诊、叩诊、听诊。除腹部外，其他部位的检查均按"视—触—叩—听"的顺序进行。腹部检查时，应在视诊后首先进行听诊，避免触诊与叩诊对肠鸣音的干扰。

1. 视诊（inspection）　是用得最多的检查技术。视诊时应保证有充足的光线和空间，从头到脚进行视诊并记录。在视诊过程中，问自己："左侧和右侧看起来是一样的吗？"；查看皮肤的颜色、有无异常等，问自己："颜色有改变吗？是对称的吗？"。

2. 触诊（palpation）　是通过触觉获得孕产妇的相关资料。触诊可用于评估各个系统，常紧随视诊之后进行，很多时候两种方法可同时进行。通过触诊，可了解表面的一些特征如质地、密度、温度等，通常用于评估包块、器官、脉搏、肌肉韧性等，也常用于鉴别疼痛的部位。手的不同部位用于不同目的的触诊,如手背最适于评估温度的变化,大鱼际肌和小鱼际肌适于觉察振动,指腹和指尖适于触摸搏动感等。

触诊可分为浅触诊和深触诊,通常从浅触诊开始。浅触诊是用手指和指腹轻轻地触摸某一部位,主要用于评估温度、质地、水肿等,闭上双眼有助于集中精力更好地触诊。深触诊是用手指和指腹用力并较深地触摸某一部位,主要用于评估器官的大小、检查包块等。深触诊可用单手或双手进行,可两手重叠,也可一手固定器官,一手触诊。检查反跳痛,则是在手指深压的基础上迅速将手抬起,同时询问孕产妇有无疼痛加剧或观察其面部有无痛苦表情。触诊前洗净并温暖双手,最后触诊可能有疼痛的部位。

3. **叩诊(percussion)** 是用手指(指叩诊法)或手掌(捶叩诊法)快速地叩击被检查部位的表面,使之产生震动和音响,根据听到的音响判断组织或器官的位置、大小、形状和密度。在胸腹的检查中尤为重要,如叩诊肺脏的下界位置、心脏相对浊音界大小、腹腔积液的有无和量的多少、膀胱是否充盈等。常用于评估某一组织的密度、深反射等。有两个因素可影响叩诊产生的音响,叩诊部位表面的厚度及叩诊的技术,叩诊技术需要在实践中逐步提高。

指叩诊法可分为直接叩诊法和间接叩诊法。直接叩诊法是用手指直接拍击被检查部位,根据产生的震动和音响判断病变状况;间接叩诊法则是将左手放于被检查部位的表面,右手的中指指端叩击左手中指第二指关节处,叩击时以腕关节与掌指关节的活动为主,肘关节和肩关节不参与运动,叩击后右手中指立即抬起,连续叩击 2~3 下。捶叩诊法主要用于评估器官的疼痛情况时,也可用直接法或间接法。直接法是助产士握拳后用尺侧直接捶击被检查部位;间接法则是将左手放于被检查部位的表面,右手握拳后捶击左手背。

需要特别注意的是,不要叩诊骨性组织,否则产生的钝音可能误导助产士;当叩诊胸部时需叩诊肋间而不是肋骨。

4. **听诊(auscultation)** 是通过听觉获取从孕产妇身体各部产生的声音,以收集疾病相关信息的一种方法,如心、肺、肠、血管等产生的声音。听诊也可分为直接听诊法和间接听诊法。直接听诊法是用耳朵直接听,而不需要听诊器,直接听诊仅用于很少的情况,如孕产妇痰多需要吸痰时的痰响。多数情况下,需要用间接听诊法,即借助听诊器来听取身体产生的声音。间接听诊法需要在临床实践中不断总结,才能正确地区分正常的或是异常的声音。

听诊时,需要注意:保持环境安静;不要隔衣服听诊;保持听诊器胸件暖和;听诊音调低的声音时,轻压听诊器;闭上眼睛可集中注意力。

(四) 体格检查的内容

在健康史评估的系统回顾部分,已经对每个系统进行了回顾,获得了孕产妇对每个系统的主观感受,而体格检查是助产士对每个系统进行检查,获得关于每个系统的客观资料。

1. **生命体征** 生命体征包括体温、脉搏、呼吸、血压,反映心肺功能及全身功能状况。评估生命体征的目的是确定健康问题、建立基线数据、监测孕产妇病情、评价治疗效果等。根据孕产妇病情确定监测频率,不能仅凭一次的监测结果轻易做判断,应该寻求更多的数据或信息支持,如孕产妇的体温升高时,她的皮肤发红且潮湿。

(1) 体温:正常体温的维持有赖于产热功能(代谢、肌肉收缩、运动、甲状腺功能等)与散热功能(辐射、对流、传导、蒸发)之间的平衡,否则就会出现发热或体温过低。影响体温的因素有年龄、运动、压力、环境等。清晨的体温较晚上低;运动和压力会引起肾上腺素和去甲肾上腺素分泌增加,基础代谢率升高而致体温升高;暴露于过热和过冷的外界环境中易致体温过高和过低。测量体温的方法中,肛温和耳温最能反映机体深部的温度。

(2) 脉搏:脉搏反映心脏收缩功能和心搏出量,需评估脉搏的速率和节律。运动员的心脏功能更强,为满足运动时的氧耗量,心搏出量增加,因此他们的心率一般低于 60 次 /min。只要发现节律不规则,需在心尖部听诊计数心率 1min,新生儿的心率也用心尖搏动计数。

（3）呼吸：评估呼吸包括呼吸的频率、节律和深度。很多因素可影响呼吸，如孕产妇的新陈代谢以及心血管、骨骼肌、神经系统功能状况等。新生儿的呼吸频率平均 40 次 /min，到成年时 12~20 次 /min。成人的呼吸节律规则，但新生儿常有不规律呼吸，应警惕呼吸暂停的时间过长，超过 15s 则应进行进一步评估，排除神经系统的病变。呼吸的深度反映潮气量，成人为 300~500ml。问自己："孕产妇的呼吸是深还是浅？"，深而快的呼吸可致通气过度，常见于代谢性酸中毒及焦虑时；浅快的呼吸表明通气不足，常见于镇静时以及为减轻疼痛而采取的呼吸方式。在计数呼吸频率时，需同时观察有无发绀等，有异常情况时需进行进一步评估。

（4）血压：血压间接反映心血管的总体功能。遗传、压力、药物、昼夜、运动和体重等均可影响血压数值。收缩压易受外界刺激而变化，舒张压相对更稳定，因此舒张压升高较单纯的收缩压升高更需引起重视。脉压正常为 40mmHg，脉压增大常见于颅内压升高，脉压降低常见于低血容量以及休克、心力衰竭。测量血压时可取平卧位、坐位、站立位。测量血压的注意事项有：

1）袖袋过窄测的血压偏高，过宽则偏低。

2）袖袋过松测的血压偏高。

3）手臂高于心脏水平测的血压偏低。

4）测血压时手臂肌肉收缩可致血压偏高。

5）双上肢的血压值差异不超过 10mmHg。

6）下肢的血压值与上肢相同或稍高。

7）应避免在受伤的或有静脉通道的手臂测血压。

2. 全身状态　从见到孕产妇的第一眼开始，助产士就应该通过感官和观察技能对孕产妇进行看、听、闻并记录获取的信息，凡是观察到的问题均应在查体时进行进一步的检查。

（1）面部特征：询问自己："孕产妇的面部告诉我们什么信息？有疼痛、焦虑和恐惧吗？她的面部表情是高兴还是痛苦？"孕产妇的面部表情可能是某个潜在问题的表现，所以应重视孕产妇的面部特征，并且注意这些特征是否对称。

（2）体态、姿势和步态：观察孕产妇的体态，估计身高、体重；主动与孕产妇握手，评估她的肌力、皮肤温度和湿度、有无水肿等。孕产妇的体姿也能体现她的健康状况，如她能否坐直、平卧，她最喜欢的体位是什么等，如合并心脏病者可能不能平卧，坐位或半卧位更有利于呼吸。腹痛者平卧较困难，侧卧屈腿或坐位缩成一团可以减轻疼痛。观察她的步态，评估她的运动是否平稳、协调，步态异常可能说明她有骨骼、肌肉或神经系统方面的问题。卧床的孕产妇应观察她翻身的情况，可否自行变换体位、坐于床上、是否需要协助等。

（3）语言：孕产妇所用词语及句子的结构常能反映她的文化程度，有助于制订健康教育计划，应特别注意评估少数民族及外国孕产妇是否存在语言障碍、是否需要翻译。还应关注孕产妇说话的音调和语速，其中是否有愤怒、不安等。

（4）着装与卫生：我国是一个多民族国家，来自不同民族的孕产妇对妊娠和分娩有着不同的认知，通过孕产妇的外表、语言、着装、生活习惯、宗教信仰等可初步判断她的民族及其风俗。孕产妇的着装与卫生状况还可体现出她的生理和心理状态，应评估孕产妇是否着装整洁、卫生状况良好，凌乱的头发和糟糕的卫生状况可能说明孕产妇情绪不佳、宫缩痛较重或自理能力下降，着装还可说明孕产妇的经济状况。

（5）精神状态：孕产妇是否清醒，有无意识障碍，是否在服用镇静药物，发现异常应做好记录并进行进一步检查。

3. 全身体格检查　在进行全身体格检查时，需对每个系统进行评估，并寻找各系统之间的关系；若进行重点体格检查，首先对其他系统进行快速评估，然后对需要重点评估的系统进行深入评估。如妊娠合并心脏病的孕妇，需要重点评估心血管系统，以下是其他系统需要评估的主要内容：

皮肤:颜色是否苍白、有无水肿等。

五官:有无眼周水肿,用眼底镜检查眼底血管是否有改变。

呼吸系统:有无呼吸困难、发绀、肺部啰音等。

腹部:有无肝大、腹水等。

骨骼肌:有无肌无力、肌萎缩。

神经系统:评估意识状态、有无乏力。

（五）体格检查的注意事项

1. 首先进行自我介绍。

2. 告知孕产妇体格检查的原因和时间。

3. 注意言行,保持职业形象。

4. 体现人文关怀精神。

5. 隐私部位的体格检查最后做。

三、心理社会评估

（一）心理评估

1. 心理评估的概念　心理评估（psychological assessment）是依据心理学的理论认知方法对人的心理品质及水平所做出的鉴定,包括认知功能、情绪与情感、应激与应对、健康行为、自我概念、精神信仰六个方面。其目的是发现患者现存或潜在的心理健康问题,为制订心理干预措施提供依据。

2. 心理评估的方法

（1）观察法（observation）:是通过对被评估者的行为表现进行直接或间接的观察或观测而进行心理评估的一种方法。观察法的依据之一是人的行为是由其基本心理特征所决定的,在观察下得到的行为表现和印象可以推测被观察者的人格特征及存在问题。

1）自然观察法:是在被观察者未被干扰的自然情景状态下进行的观察和记录。在自然情境下对被评估者进行观察有时是十分必要的,因为当事人或其周围的人所提供的情况很可能与实际情况不一致,而需要评估者在实际情境中进行观察。自然观察法所获得的资料较为真实和客观,但需要观察者具有敏锐的观察能力,同时需与被观察者有较长时间的接触。

2）控制观察法:又称实验观察法,指在心理评估者人为设置的、可以控制的情境与条件下,观察和记录被观察者的行为反应。控制观察可获得具有较强可比性和科学性的结果,但结果的客观性可能会受到影响。

观察法尤其适用于不合作、语言交流困难及精神障碍孕产妇,通过观察可获得她们不愿意或没有能力说出来的心理行为。但观察法得到的只是外显行为,难以获得孕产妇的认知方式和内心想法,而且观察结果的有效性还取决于观察者的观察能力和综合分析能力。

（2）会谈法（interview）:也称为"交谈法""访谈法"等。其基本形式是评估者与被评估者面对面的语言交流,是心理评估中最常用的一种基本方法。

1）自由式会谈:即事先不拟定固定的会谈问题,或不按固定的问题顺序提问,会谈双方进行自由交谈。谈话是开放式的,气氛比较轻松,被评估者较少受到约束,有更多的机会表达自己的想法。但用时相对较多,有时会谈内容可能较松散,影响评估的效率。

2）结构式会谈:是根据评估目的预先设计一定的结构和程序,谈话内容有所限定,效率相对较高。一般可编制一个评估大纲或评估表,在会谈时逐项提问,再根据受试者的回答进行评定。结构式会谈的最大优点是节省时间、效率高,但有时会使被评估者感到拘谨,有例行公事的感觉。

会谈是一种互动的过程。在会谈中评估者起着主导和决定作用。因此,评估者掌握和正确使用会谈技术是十分重要的。会谈技术包括语言沟通和非语言沟通。语言沟通中包含了听与说,听有时比说更重要。评估者要耐心地倾听被评估者的表述,还要注意被评估者的情绪状态、行为举止、思维表达、逻辑性等情况,综合分析和判断,为评估提供依据。说也有许多技巧,如重述、释义、澄清、概括等。在非语言沟通中,可通过微笑、注视、点头、身体前倾等表情和姿势表达对被评估者的接受、肯定、关注和鼓励等,促进被评估者的合作,将问题引向深入。

(3)心理测验法(psychological test):是依据心理学理论,使用一定的操作程序,在标准情境下,用统一的测量手段,如仪器测试个体对测验项目集所做出的行为反应的方法。

1)基本要素:①行为样本,即能够表现人的某种心理特质的一组代表性的行为。心理测验的是人的行为,即被试者对测验题目的反应。心理测验中的测验项目集是按一定法则和心理学原理,抽出一定数量的、具有代表性的行为样本所构成的项目集,这个项目集能反映出某种心理品质。②标准化:要保证指导语、测验内容、实施方法、记分和结果解释的一致性;还要建立一个用作比较的常模,以尽可能控制无关变量,使不同的被测验者所获得的结果具有可比性。③客观性:指测验结果尽可能不受被试和主试主观因素的影响,如测验题目的选择需采用客观的方法,测验题目难度的确定也需适当和客观。

2)心理测验的特点:①间接性,即心理特质是内在的、抽象的东西,无法直接测量。心理测验是通过测量外显行为去推论个体的内在特质。②相对性:心理特质的测量没有绝对的零点,而是一种相对的比较,即与常模比较。测验分数不是一个确切的点,只能是一个范围或最佳估计。③客观性:心理测验的客观性就是测验的标准化问题。心理测验采用标准化、数量化的原则,同时对结果的解释参照常模进行比较,避免了主观因素的影响,评估结果较为客观。

(4)评定量表法(rating scale):是指应用量表,即一套已标准化的测试项目,对被评估者的某种品质进行测量、分析和鉴别的方法。可分为二择一量表、数字等级量表、描述评定量表、Likert评定量表、检核表、语义量表和视觉类似物量表等。根据量表的评估方式又可分为自评量表和他评量表。自评量表是被评估者依据量表内容自行选择答案进行判断的方法,可比较真实地反映被评估者内心的主观体验;他评量表是评估者通过对被评估者的行为观察或会谈结果对其进行的客观评定。常用的评估量表如生活事件量表、社会支持量表、应对方式量表等,在选用量表时应依据测量的目的和被评估者的具体情况进行合理选择。

评定量表与心理测验有很多相似之处,如大多采用问卷的形式测评,多以分数作为结果的评估,以标准化的原则为指导等。但评定量表强调简单明了、操作方便,编制的标准化程度并不那么严格,大多数测验的材料也无须严格保密,允许出版发行。自评量表使用者无须经过特殊培训就可以进行自评,评定量表的应用更加广泛。

(5)医学检测法:包括对孕产妇进行体格检查和实验室检查,如测量体温、呼吸、脉搏、血压,测定血液中肾上腺皮质激素的浓度等。检测结果可为心理评估提供客观依据,并验证通过观察法、会谈法等收集到的资料。

值得注意的是,各种方法均有其独特的优点,同时也都存在不足或局限性。因此,在进行心理社会评估过程中,为保证所收集到的资料更全面、完整,评估结果更为科学,助产士可依据不同的评估目标及孕产妇的特点综合应用多种不同的评估方法。

3. 心理评估的内容

(1)认知功能:是指人们获得知识或运用知识的过程,即信息加工的过程,是人最基本的心理过程,包括感觉、知觉、注意、记忆、思维、语言、定向力及智能,其中思维是认知过程的核心。妊娠与分娩是女性一生中变化最大的时期,正确认识妊娠与分娩,有助于孕产妇有效应对疼痛,顺利而安全地分娩。

1)感知觉评估:综合应用观察法、会谈法、医学检测法进行评估。询问"您觉得最近视力怎么样?""您最近听力有改变吗?"等问题了解孕产妇有无感知觉异常的表现,同时结合观察以及视力、听力等医学检测,综合分析、判断她们的感知觉情况。

2) 注意能力评估:通过观察孕产妇对周围环境变化有无反应进行无意注意评估,如对同病室人员出入、光线的明暗变化等有无反应。通过让孕产妇完成某项任务进行有意注意评估,如让她们填写入院评估表,观察其执行任务时的专注程度。

3) 记忆能力评估:①回忆法:用于测量短时记忆和长时记忆,为评估记忆最常用的方法。评估短时记忆可让孕产妇重复听到的一句话或电话号码。评估长时记忆可让孕产妇说出当天进食的食品、家人的姓名等。②再认法:可用于测量感觉记忆、短时记忆和长时记忆,也为评估记忆最常用的方法。尤其当回忆法无法使用时,再认法可以弥补其不足。请孕产妇完成孕期保健知识问卷中的选择题即属于用再认法测量其已学过的知识。③评定量表测评:上述评估方法通常只考察了记忆的部分种类或部分特征,专门用于检测记忆能力的成套记忆测验则能更全面系统地评估孕产妇的记忆能力。目前常用的记忆测验工具有韦氏记忆量表(Wechsler memory scale,WMS)、中国临床记忆量表(clinical memory scale,CMS)等。

4) 思维能力评估:主要评估思维形式和思维内容。推理是思维的基本形式之一,也是临床最常用的思维能力评估指标。助产士可用瑞文标准推理测验(Raven's standard progressive matrices,SPM)对孕产妇的推理能力进行系统评估。

5) 语言能力评估:语言能力评估是通过观察、会谈等对孕产妇的语言能力做出判断。可通过观察孕产妇对问题的理解和回答是否正确,判断其有无感觉性失语。还可请孕产妇通读一段文字并说出其含义、默写或抄写一段文字等,判断其有无失读、失写等情况。

6) 定向能力评估:主要评估孕产妇的时间、空间、地点和人物定向能力。如询问"今天是星期几?"评估其时间定向能力;"床旁桌在您的左边还是右边?"评估其空间定向能力;"您现在在什么地方?"判断其地点定向能力;"您叫什么名字?"判断其人物定向能力。

7) 智能评估:可通过有目的地简单提问了解孕产妇的理解能力、分析判断能力、记忆力等,从而对其智能是否有损害及其损害程度作出初步判断。还可应用简易精神状态量表(mini-mental state examination,MMSE)、圣路易斯大学智能状态检查量表(Saint Louis University mental status examination,SLUMSE)、蒙特利尔认知评估量表(Montreal cognitive assessment,MoCA)等对孕产妇的智能进行评估。MMSE 是目前公认的初步筛查认知功能的方法,包括定向力、注意力、记忆力、语言和视空间能力等。对于轻度认知功能损害者,主要采用 MoCA 进行筛查。

(2) 情绪与情感:情绪是人和动物共有的心理现象,与生理需要是否得到满足的体验有关,具有较强的情境性、激动性和暂时性。情感是人类特有的高级心理现象,具有较强的稳定性、深刻性和持久性,为人格的重要构成成分。情绪依赖于情感,受已经形成的情感特点制约。情感也依赖于情绪,人的情感总是在各种不断变化着的情绪中得到体现。也可以说,情绪是情感的外在表现,情感是情绪的内在本质。常见的情绪有焦虑、抑郁、恐惧、情绪不稳等。可通过观察、会谈、医学检测及评定量表等对情绪与情感进行综合评估。

1) 观察:观察情绪与情感的外部表现,即表情。①面部表情:是情绪在面部肌肉上的表现。人的眼睛是最善于传情的,如高兴时眉开眼笑、气愤时怒目而视。口部肌肉的变化也能展现不同的情绪,如憎恨时咬牙切齿、高兴时嘴角上扬。②身体表情:为情绪在身体动作上的表现,如得意时摇头晃脑、紧张时坐立不安等。③言语表情:是情绪在语言的语调、音速和节奏等方面的表现,如喜悦时音调高亢、速度较快;悲哀时语调低沉、速度缓慢等。

2) 会谈:用于收集有关孕产妇情绪、情感的主观资料,是评估情绪与情感最常用的方法。询问孕产妇"您近来心情怎样?""有什么事情使您特别高兴或沮丧吗?"等可评估她们的情绪和情感。

3) 评定量表测量:应用评定量表测评是评估情绪与情感较客观的方法。常用的量表有 Avillo 情绪情感形容词检表、Zung 焦虑自评量表(self-rating anxiety scale,SAS)、Zung 抑郁自评量表

(self-rating-depression scale, SDS)、医院焦虑抑郁量表(hospital anxiety and depression scale, HADS)、状态 - 特质焦虑量表(state-trait anxiety inventory, STAI)等。

4)医学检测:情绪常伴随着呼吸、心率、血压等一系列生理变化。通过检测孕产妇的呼吸频率、心率、血压、皮肤颜色、食欲及睡眠状态等变化可得到她们情绪与情感异常的客观资料。同时对会谈所收集的主观资料进行验证,如紧张时常伴有皮肤苍白,焦虑和恐惧时常伴有多汗,抑郁可有食欲减退、睡眠障碍、体重下降等。

(3)应激与应对:应激是指当个体面临或觉察到环境变化对机体有威胁或挑战时,做出的适应性和应对性反应的过程。应对是个体对生活事件以及因生活事件而出现的自身不稳定状态所采取的认知和行为措施。

1)会谈:为临床上评估应激的主要方法。会谈的重点包括应激源、应对方式、社会支持、个性和应激反应。①应激源:妊娠和分娩对孕产妇及其家庭均是一件重大的压力事件。可通过询问孕产妇"目前让您感到有压力的事件有哪些?"等问题了解她们的应激源。②应对方式:可询问孕产妇"通常您采取什么方式缓解紧张或压力?",以了解她们对应激事件常采用的应对方式及其效果。③社会支持:助产士应评估孕产妇是否有家庭外的社会支持如社区工作人员、朋友等。可询问孕产妇"当您遇到困难时,是否主动寻求家人、亲友或同事的帮助?""他们的帮助是否令您满意?"④个性:可通过询问以下问题进行评估,"您做决定是独立完成还是依赖他人?""遇到不开心的事,您是喜欢说出来还是闷在心里?"⑤应激反应:询问孕产妇有无食欲缺乏、头痛、疲乏、睡眠障碍等应激所致的生理反应;有无记忆力下降、思维混乱、解决问题的能力降低等应激所致的认知改变;有无焦虑、抑郁、愤怒等情绪反应;有无行为退化、物质滥用、自杀或暴力倾向等应激所致的行为反应。

2)评定量表测评:①应激源量表,常用的有生活事件量表、社会再适应评定量表、住院病人压力评定量表等。②应对方式量表:常用的有简易应对方式问卷、Jaloviee应对方式量表、特质应对方式问卷、医学应对方式问卷等。③社会支持量表:常用的有肖水源等编制的社会支持评定量表、领悟社会支持量表等。④人格测验:包括人格调查和投射技术。人格调查常用的问卷有艾森克人格问卷(EPQ)、明尼苏达多项人格测验(MMPI)、卡特尔16因素人格测验(16PF);常用的投射技术有罗夏墨迹测验、主题统觉测验等。

3)医学检测:检测有无因应激而致的生理功能变化、认知与行为异常,如心率增快、血压升高、注意力不集中、记忆力下降等。

(4)健康行为(health behavior):是指人们为了增强体质、维持与促进身心健康而进行的各种活动,如平衡膳食、适量运动、充足睡眠等。可通过观察、会谈、评定量表测评对孕产妇的健康行为进行评估。

1)观察与会谈:通过观察与会谈了解孕产妇有无吸烟、喝酒等不健康行为,是否遵从医务人员的指导、定期产前检查;有无节食或暴饮暴食行为、食欲及体重有无变化;询问孕产妇活动或运动的类型与频率,评估存在健康问题的孕产妇是否可以继续从事这些活动或运动;询问孕产妇每天的排尿排便次数、颜色及性状;睡眠时间与睡眠质量,是否需要服用催眠药;有无自理能力受限及其受限的程度和原因等。

2)评定量表测评:常用的评定量表包括健康促进生活方式问卷(health-promoting life profile, HPLP)、A型行为评定量表(type A behavior pattern, TABP)等。

(5)自我概念(self concept):为人格结构的重要组成部分,是人们通过对自己内在和外在特征,以及他人对其反应的感知与体验而形成的对自我的认识与评价,是个体在与其所处的心理和社会环境的相互作用过程中形成的动态的、评价性的"自我肖像"。孕产妇对妊娠和分娩的态度、过去的经历等均可影响她对自我形象的评价。通常采用观察、会谈、评定量表测评等方法对个体的体像、社会认同、自我认同等进行综合评估,以了解孕产妇是否对目前的形象感到满意,是否具有积极和正面的自我形象。

1) 观察:观察个体的外表、非语言行为以及与他人互动过程等与自我概念相关的客观资料。①外表:是否整洁,穿着打扮是否得体等。②非语言行为:是否与他人有目光交流,面部表情是否正常,是否不愿见人、不愿照镜子等行为表现。③语言行为:是否表达过"我怎么什么都做不好"等。④情绪状态:有无焦虑、抑郁等不良情绪。

2) 会谈:①体像,询问孕产妇"您对自己的身体和外表满意吗?"等了解个体对自我体像的认知。②社会认同:通过询问"您对自己的工作满意吗?""您的家庭及工作情况如何?""您最引以为豪的个人成就有哪些?"等问题对个体的社会认同进行评估。③自我认同与自尊:通过询问"您觉得您是怎样的一个人?""您的同事、朋友、领导如何评价您?"等评估个体的自我认同与自尊。④自我概念的现存与潜在的威胁:通过询问"目前有哪些事情让您感到焦虑、恐惧?"等予以评估。

3) 评定量表测评:常用的可直接测定个体自我概念的量表有 Rosenberg 自尊量表、Tennessee 自我概念量表等。

(6) 精神信仰(spirituality):是宗教心理学的一个重要术语。它基于对生命意义和目的的关注,整合了价值观和对生命根本问题的考虑,同时关注个体与超力量和周围环境的关系,帮助个体定义自我和自身生活的终极意义。精神信仰具有多种体现方式,如祈祷、冥想、朝圣、忏悔、饮食限制、反思或其他探索生命意义和目的的活动。可采用观察、会谈和评定量表测评等方法对个体的精神信仰进行评估,以了解孕产妇的精神信仰、宗教信仰及其对健康问题的影响。助产士在评估过程中,应保持客观、尊重、开放和积极的态度。若孕产妇不愿讨论,切不可强求。

1) 观察:通过观察获取与个体精神和宗教信仰相关的线索,如个体是否穿戴宗教服装或饰品,如十字架、穆斯林头巾等,是否阅读宗教书籍如圣经、可兰经,有无餐前祈祷等。

2) 会谈:有效的精神信仰的评估策略并非针对任何宗教教派,而应该开始于一般性的导入问题,并由此较深入地引导出有关个体独特精神信仰需求的准确问题。①精神或宗教信仰:通过询问"对您来说什么最重要?""您认为自己是有宗教信仰或精神信仰的人吗?""在您的生活中有哪些需要遵从的戒规,有无饮食禁忌?"等评估孕产妇有无精神或宗教信仰。②宗教活动:通过询问"您是否加入了精神或宗教团体?""加入宗教团体对您有何帮助?"等问题评估个体是否参与有组织的宗教活动。

3) 评定量表测评:目前精神信仰的评估工具多为自评问卷,常用的有精神信仰经验指数(spiritual experience index,SEI)、精神健康调查(spiritual health inventory,SHI)、日常精神体验量表(daily spiritual experience scale,DSES)、精神超越指数(spiritual transcendence index,STI)、米勒精神信仰量表(Miller measure of spirituality,MMS)。

(二) 社会评估

社会评估包括角色、家庭、文化、环境四个方面。

1. 角色评估 角色是社会认可的一种行为的综合性型态,它将个体置于社会的一定位置,并为识别个体提供了一种方法,是个体与社会之间的互动。孕产妇对自身角色的适应及与家庭成员的关系可影响其对妊娠和分娩的认知,甚至影响亲子关系。助产士应评估孕产妇对孕妇及母亲角色的认知与适应状况、与家庭成员和同事等的关系是否良好,特别是夫妻关系。

(1) 角色数量与任务评估:询问孕产妇在家庭、工作和社会生活中所承担的角色与任务,妊娠是否对这些角色有影响以及这些角色是否对妊娠有影响。

(2) 角色感知:询问孕产妇对自己所承担角色的数量与责任是否适当,了解其角色感知。

(3) 角色满意度:询问孕产妇对自己角色的满意情况,与自己的角色期望是否符合等,以了解其有无角色适应不良。

(4) 角色紧张:询问和观察孕产妇有无角色紧张的生理和心理表现,如是否感到压力很大、角色不

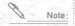
Note:

能胜任,有无感到焦虑、心悸、头痛、失眠等角色适应不良的生理和心理反应。

2. 家庭评估 家庭是个体最重要的关系网络和生活环境,家庭中的许多问题都直接或间接地影响着孕产妇的健康。家庭评估的常用方法为观察、会谈和评定量表测评。

(1)家庭结构评估:评估孕产妇的家庭结构,了解谁是孕产妇的主要照顾者、已有几个孩子等,以制订更好的照护计划,帮助孕产妇及其家庭顺利度过妊娠期、分娩期和产褥期。询问孕产妇与哪些人住在一起、主要照顾者是谁、家里有几个孩子、是否有像家人一样的朋友等。

(2)家庭功能评估

1)情感功能:情感功能是形成和维持家庭的重要基础,使家庭成员间获得安全感与归属感。评估家庭情感功能状况,可了解家庭成员对孕产妇的情感支持状况,有利于更好地制订照护计划。通过问诊,了解家庭成员如何对待其他家人的需求,家庭成员如何表达情感,当他们有不同意见时如何处理等。

2)社会化功能:家庭为子女提供社会化教育,帮助他们完成社会化过程,约束他们的行为,培养他们具有正确的人生观和价值观。评估家庭的社会化功能,可帮助判断孕产妇的需求,制订个性化照护计划。通过访谈,了解孕产妇是否满意在家庭中的角色,如何处理夫妻之间的分歧等。

3)健康照顾功能:家庭成员间的相互照顾,可维护家庭成员的健康,增进家庭成员间的感情。评估家庭照顾功能,可了解在妊娠和分娩过程中家庭成员尤其是丈夫对孕产妇的生活照顾和情感支持能力。询问孕产妇,有家人生病时,谁是主要照顾者,其他家人如何调整生活和工作等。

4)经济功能:家庭需要一定的经济资源才能维系生活,满足家庭成员多方面的生活需求。评估家庭的经济功能可帮助助产士判断孕产妇是否存在经济问题,而经济问题可能阻碍孕产妇主动寻求医疗服务和治疗依从性。询问孕产妇,了解其家庭收入能否满足家庭的基本需求,此次妊娠和分娩是否会影响家庭生活质量等。

(3)家庭资源与应对评估

1)家庭资源:家庭在照顾者、经济支持、物资准备、医疗资源等方面是否充足,对孕产妇的健康和主动寻求保健服务具有较大影响。通过问诊,了解孕产妇是否有医疗保险,产前检查是否方便,拟分娩的医院是否离家很远等。

2)家庭应对:妊娠以及因妊娠所致的照顾负担、经济问题、角色改变等均可成为家庭的压力源,评估家庭的应对方式和能力可帮助制订更全面的照护计划。询问孕产妇,了解妊娠以后家庭做了哪些准备;家庭成员的生活方式和情绪是否发生了改变;家庭成员应对压力的主要方法是什么等。

3. 文化评估 文化是一定历史、地域、经济、社会和政治的反映,是一种包含精神价值和生活方式的生态共同体,它通过积累和引导,创建集体人格。宗教和文化可影响孕产妇的健康信念与行为、饮食习惯、家庭角色等,甚至可能与治疗冲突。文化评估的主要内容为孕产妇的文化程度、价值观、健康信念、民族习俗等文化要素,主要评估方法为观察与会谈。

(1)价值观:价值观不能直接观察,目前尚无评估工具。可通过提问获得孕产妇价值观的信息,如"您认为什么最重要?""您如何看待遇到的困难?"等。

(2)健康信念:孕产妇的健康观念、对健康照护的期望等可影响她们的健康行为。不健康的个人习惯如喝酒、抽烟等可对健康造成不良影响。通过访谈,评估孕产妇对健康的认知情况,有无自我监护的意识和能力,有无吸烟、喝酒等不健康行为,是否遵从医务人员的指导,是否定期体检等。

(3)习俗:评估孕产妇的饮食习惯和禁忌等。饮食习惯可积极或消极地影响健康,而宗教信仰或风俗习惯可影响饮食习惯。询问孕产妇有无特殊饮食嗜好、过敏,体重改变情况等。

4. 环境评估 环境是人类生存发展的物质基础,与人类健康密切相关。环境评估的主要内容包括自然环境和社会环境。评估的主要方法有会谈、实地考察与评定量表测定。

(1)自然环境:包括家庭环境和工作环境的评估。注意询问孕产妇居所及工作场所是否整

Note:

洁、明亮,空气是否流通、新鲜,居住及工作环境中有无影响健康的危险因素、是否采用防护措施等。

(2) 社会环境:评估孕产妇是否享有医疗保险,有无稳定的社会关系,社会支持能否满足需要,家庭是否和睦,个人生活方式是否健康等。

(3) 病室环境:孕产妇所住病室是否光线明亮、温度和湿度适宜、安静、整洁,无异味,地面是否平整、防滑,室内有无降温和取暖设备,氧气有无防火、防油、防震标识,药物储藏是否安全等。

(罗碧如)

第二节 营养评估

《"健康中国 2030"规划纲要》明确指出:要制定实施国民营养计划,全面普及膳食营养知识,发布适合不同人群特点的膳食指南,引导居民形成科学的膳食习惯,推进健康饮食文化建设,对重点人群实施营养干预。到 2030 年,居民营养知识素养明显提高,全国超重、肥胖人口增长速度明显放缓。妊娠和分娩是一个非常复杂、变化极其协调的生理过程,需要按其特殊的生理特点,在全面评估其营养状况的基础上,有针对性地在膳食结构上做出必要的补充和调整,以满足其营养需求,促进健康,防止营养性疾病的发生。

一、备孕妇女及孕产妇的营养需求

(一) 备孕妇女的营养需求

1. 调整体重到适宜水平 备孕妇女应调整体重,使 BMI 达到 $18.5~23.9kg/m^2$ 范围,以在最佳的生理状态下孕育新生命。

(1) 低体重的备孕妇女:可通过适当增加食物量和规律运动来增加体重。中国营养学会 2016 版《中国居民膳食营养素参考摄入量》(Chinese dietary reference intakes,DRIs)建议:备孕妇女每天可有 1~2 次的加餐,如每天增加牛奶 200ml 或粮谷 / 畜肉类 50g 或蛋类 / 鱼类 75g。

(2) 肥胖的备孕妇女:改变不良饮食习惯,减慢进食速度,避免过量进食,减少高能量、高脂肪、高糖食物的摄入,多选择低血糖生成指数(glycemic index,GI)、富含膳食纤维、营养素密度高的食物。同时,应增加运动,推荐每天 30~90min 中等强度的运动。

2. 多摄入含铁、碘丰富的食物

(1) 铁:动物血、肝脏及红肉中铁含量及铁的吸收率均较高。中国营养学会 2016 版 DRIs 建议备孕妇女一日三餐中应该有瘦畜肉 50~100g,每周 1 次动物血或者畜禽肝肾 25~30g。在摄入富含铁的畜肉或动物血和肝脏时,应同时摄入含维生素 C 较多的蔬菜和水果,以提高膳食铁的吸收与利用。

(2) 碘:考虑到孕期对碘的需要量增加、碘缺乏对胎儿的严重危害、孕早期妊娠反应影响碘摄入、碘在烹调时损失率 20% 等因素,DRIs 建议备孕妇女除规律食用碘盐外,每周再摄入 1 次富含碘的食物,如:海带、紫菜、淡菜,以增加一定量的碘储备。

3. 保持健康的膳食行为 夫妻双方遵循平衡膳食原则,摄入充足的营养素和能量,纠正可能的营养缺乏和不良饮食习惯;妊娠前 6 个月,夫妻双方戒烟、禁酒,远离吸烟环境。

(二) 妊娠期妇女的营养需求

1. 能量 孕妇除了维持自身所需能量外,还要负担胎儿的生长发育、胎盘和母体组织增长以及产后泌乳所需要的能量。因此,妊娠期的能量消耗会额外增加。妊娠早期,孕妇基础代谢与正常人接近,能量摄入量与妊娠前基本相似;妊娠中期和晚期妇女基础代谢率升高,胎儿生长迅速和新陈代谢增强,能量需求分别要比孕早期增加 300kcal/d 和 450kcal/d。中国营养学会 2016 版 DRIs 建议中等体力活动水平妇女孕早期摄入能量 2 100kcal/d,孕中期 2 400kcal/d,孕晚期 2 550kcal/d。

2. 宏量营养素

(1) 蛋白质：妊娠期对蛋白质的需要量增加，以满足母体、胎盘和胎儿生长的需要。特别是妊娠晚期，胎儿需要更多的蛋白质以满足组织合成和快速生长的需要。中国营养学会 2016 版 DRIs 建议，妊娠中、晚期妇女应分别摄入蛋白质 70g/d、85g/d。孕妇膳食中优质蛋白质宜占蛋白质总量的 1/3 以上。

(2) 脂类：脂类包括脂肪和胆固醇、磷脂等类脂，它既是能量的重要来源，也是构建组织器官所必需。中国营养学会 2016 版 DRIs 建议，孕妇膳食中的脂类占每日需能的 20%~30% 较为适宜，其中饱和脂肪酸、n-6 和 n-3 多不饱和脂肪酸提供的能量占每日总能量的 <10%、2.5%~9.0%、0.5%~2.0%。

(3) 碳水化合物：碳水化合物中的葡萄糖是人体主要的能量来源，也是大脑唯一可利用的能源，所以每日的需求量较大，而且由于葡萄糖的储备形式肝糖原很容易耗竭，如果供应不足，孕妇只能利用脂肪氧化供能，容易出现酮血症，而利用蛋白质进行糖异生，容易导致蛋白损耗。中国营养学会 2016 版 DRIs 建议，孕妇每天应摄入 250~300g 的碳水化合物。碳水化合物占每日摄入量的 50%~60% 为宜。

3. 微量营养素

(1) 矿物质：孕期钙、铁、锌、碘的摄入状况对孕妇和胎儿的健康尤其重要。

1) 钙：钙是构成胎儿骨骼、牙齿的主要成分。若孕妇钙摄取不足，首先是动用其自身的钙，因此易出现手足抽搐、牙齿松动以及骨质软化等症状，孕妇严重缺钙可导致儿童先天性佝偻病以及新生儿腭骨、牙齿畸形等现象。所以孕妇比孕前要增加钙的摄入量。中国营养学会 2016 版 DRIs 建议，孕妇钙适宜摄入量为孕早期 800mg/d，孕中期和孕晚期 1 000mg/d。

2) 铁：铁是构成血红蛋白的必要成分，在机体代谢中起着非常重要的作用。孕期铁需要量增加，既要满足母体血容量的增加，又要满足胎儿和胎盘迅速增长的需要。但由于我国膳食中相当一部分铁来源于蔬菜、豆类、蛋类等非血红素铁食物，铁的生物利用率较低，故孕妇应注意补充一定量健康动物的肝脏、血液、瘦肉等含有生物利用率较高的铁的食物。中国营养学会 2016 版 DRIs 建议，孕妇铁适宜摄入量为孕早期 20mg/d，孕中期 24mg/d，孕晚期 29mg/d。

3) 锌：锌是一种重要的人体必需微量元素。它是体内多种酶的重要成分，参与能量代谢、蛋白质及胰岛素的合成，与生育、免疫均有关。孕妇缺锌可致胎儿生长发育停滞，并发生代谢障碍、性功能发育不全。胎儿体内的锌需要量很大，以脑、肝、骨骼中最为丰富。中国营养学会 2016 版 DRIs 建议孕妇锌摄入量为 9.5mg/d。

4) 碘：碘是甲状腺激素的组成成分。甲状腺素能促进蛋白质合成，促进胎儿生长发育。碘缺乏可使甲状腺素合成减少，导致母亲甲状腺功能减退，新陈代谢减慢，胎儿的营养供应减少。孕早期缺碘易致胎儿中枢神经系统及听觉神经损害，出生后可能导致脑损害、甲状腺肿大及骨骼生长发育不良。中国营养学会 2016 版 DRIs 建议妊娠期妇女碘摄入量为 230μg/d。

(2) 维生素

1) 维生素 A：维生素 A 的生理功能为增强视力、参与细胞的增生和分化、增强免疫功能、参与骨质代谢等，更重要的是维生素 A 是促进脑组织生长发育的重要物质。另外，胎儿在肝内需要贮存一定量的维生素 A。但孕妇不可摄入大量维生素 A，过量摄入不仅可引起中毒，而且有导致胎儿神经系统、颅面部和心血管畸形的可能。中国营养学会 2016 版 DRIs 建议孕早期妇女维生素 A 摄入量为 700μg/d，孕中、晚期妇女摄入 770μg/d。

2) 维生素 D：孕期缺乏维生素 D 可影响胎儿的骨骼发育，也能导致新生儿低钙血症、手足搐搦、婴儿牙齿发育不良及母亲骨质软化症，但过量补充可导致中毒。维生素 D 主要来源于皮肤中的 7- 脱氢胆固醇，在紫外光照射下转变为胆骨化醇，即内源性维生素 D_3。在高纬度、缺乏日光的北方地区，尤其在冬季几乎不能合成。中国营养学会 2016 版 DRIs 建议孕妇维生素 D 摄入量为 10μg/d，同时最好坚持每日有 1h 以上的户外阳光照射。

3) 维生素 E:维生素 E 可减少自然流产和死胎,它又是抗氧化剂,可保护细胞膜中的多不饱和脂肪酸、细胞骨架及蛋白质免受自由基的攻击。同时,维生素 E 缺乏与婴儿溶血性贫血有关。为了使胎儿贮存较多维生素 E,中国营养学会 2016 版 DRIs 建议孕妇维生素 E 摄入量为 14mg/d。

4) 维生素 B_1:孕期缺乏维生素 B_1 可导致新生儿维生素 B_1 缺乏症,还可影响孕妇的胃肠道功能,进一步加重早孕反应,引起营养不良。中国营养学会 2016 版 DRIs 建议孕中、晚期妇女维生素 B_1 的摄入量为 1.4~1.5mg/d。

5) 维生素 B_2:孕期缺乏维生素 B_2 可导致胎儿生长发育迟缓、缺铁性贫血等。中国营养学会 2016 版 DRIs 建议孕中、晚期妇女维生素 B_2 的摄入量为 1.4~1.5mg/d。

6) 维生素 B_6:维生素 B_6 可用于早孕反应的辅助治疗,也可与叶酸和维生素 B_{12} 合用预防妊娠期高血压疾病。中国营养学会 2016 版 DRIs 建议孕期妇女维生素 B_6 的摄入量为 2.2mg/d。

7) 叶酸:叶酸是胎儿大脑神经发育必需的一种物质原料,可促进胎儿的正常发育和防止巨幼细胞贫血,也对胎儿的细胞分裂、增殖和各种组织的生长发育具有重要作用,从而预防出生缺陷的发生。

孕妇缺乏叶酸可造成巨幼细胞贫血、胎儿宫内发育迟缓、神经管畸形、早产和低出生体重新生儿,还可导致胎儿眼、口唇、颚、胃肠道、心血管、肾、骨骼等器官的畸形。妊娠的前 4 周是胎儿神经管分化和形成的重要时期,此期叶酸缺乏可增加胎儿发生神经管畸形及早产的危险,建议从孕前 3 个月开始每日补充叶酸制剂,并持续至整个孕期。中国营养学会 2016 版 DRIs 建议孕期妇女叶酸的摄入量为 600μg/d。

(三) 产褥期妇女的营养需求

1. 能量　产妇在分娩过程中消耗了大量能量,组织器官的修复及乳汁分泌也需要能量,故产妇的能量需要仍较高。中国营养学会 2016 版 DRIs 建议轻、中、重体力活动的乳母摄入能量分别为 2 300kcal/d、2 600kcal/d、2 900kcal/d。

2. 宏量营养素

(1) 蛋白质:高蛋白饮食可以促进分娩所致疲劳的恢复和创伤的修复,又有助于增加乳汁的分泌。母乳中蛋白质含量平均为 1.2g/100ml,膳食蛋白质转变为乳汁蛋白质时其转换率约为 70%。考虑到我国的膳食结构以植物性食物为主,膳食蛋白质的生物学价值不高,故中国营养学会 2016 版 DRIs 建议乳母蛋白质的摄入量为 80g/d。

(2) 脂类:由于婴儿中枢神经系统发育及脂溶性维生素吸收等需要,乳母膳食中应含适量脂肪,尤其是多不饱和脂肪酸。中国营养学会 2016 版 DRIs 建议乳母膳食中脂类含量占每日总能量的 20%~30%,其中饱和脂肪酸、n-6 和 n-3 多不饱和脂肪酸的占能比分别为 <10%、2.5%~9.0%、0.5%~2.0%。

3. 微量营养素

(1) 矿物质:产褥期妇女代谢旺盛,需要较多的矿物质。妊娠期消耗了大量的钙,分泌的乳汁中又含有较多的钙,产妇有缺钙的危险。部分产妇在妊娠期已患有贫血,加上分娩时失血,非常有必要通过膳食补充铁质。

由于铁和铜不能通过乳腺进入乳汁,故母乳中铁和铜的含量极少。但乳母膳食中仍应增加相应食物,以满足母亲自身的需要。乳汁中碘和锌的含量受乳母膳食的影响,且与婴儿神经系统生长发育及免疫功能关系较为密切。中国营养学会 2016 版 DRIs 建议乳母矿物质的摄入量分别为:钙 1 000mg/d、铁 24mg/d、铜 1.4mg/d、锌 12mg/d、碘 240μg/d。

(2) 维生素:维生素 A 能部分通过乳腺,乳母膳食中维生素 A 的摄入量可影响乳汁中维生素 A 含量,维生素 C 也能顺利通过乳腺进入乳汁,而维生素 D 几乎完全不能通过乳腺,故母乳中维生素 D 含量很低,婴儿需多晒太阳或补充鱼肝油等维生素 D 制剂。维生素 E 具有促进泌乳的作用。中国营养学会 2016 版 DRIs 建议乳母维生素的摄入量分别为：维生素 A 1 300μg/d、维生素 D 10μg/d、维生素 B₁ 1.5mg/d、维生素 B₂ 1.5mg/d、维生素 C 150mg/d。

知 识 拓 展

一般人群膳食关键推荐

（一）食物多样，谷类为主

每天的膳食应包括谷类、蔬菜水果类、畜禽鱼蛋奶类、大豆坚果类等食物；平均每天摄入 12 种以上食物，每周 25 种以上；每天摄入谷薯类食物 250~400g，其中全谷物和杂豆类 50~150g，薯类 50~100g。

（二）多吃蔬菜、奶类、大豆

蔬菜水果是平衡膳食的重要组成部分，奶类富含钙，大豆富含优质蛋白质；餐餐有蔬菜，保证每天摄入 300~500g 蔬菜，深色蔬菜应占 1/2；天天吃水果，保证每天摄入 200~350g 新鲜水果，果汁不能替代鲜果；吃各种各样的奶制品，相当于每天液态奶 300g；经常吃豆制品，适量吃坚果。

（三）适量吃鱼、禽、蛋、瘦肉

每周吃鱼 280~525g，畜禽肉 280~525g，蛋类 280~350g，平均每天摄入总量 120~200g；优先选择鱼和禽；吃鸡蛋不弃蛋黄；少吃肥肉、烟熏和腌制肉制品。

（四）少盐少油，控糖限酒

成人每天食盐不超过 6g，每天烹调油 25~30g；每天摄入添加糖不超过 50g，最好控制在 25g 以下；每日反式脂肪酸摄入量不超过 2g；儿童少年、孕妇、乳母不应饮酒，男性一天饮用酒的酒精量不超过 25g，女性不超过 15g。

二、备孕妇女及孕产妇的营养评估

（一）健康史评估

1. 社会人口学资料　询问备孕妇女及孕产妇的年龄、身高、体重、住址、职业、信仰和文化程度等，以初步判断她们的营养需求。

2. 目前健康状况　在常规健康史评估的过程中常可间接发现营养不足或过剩。询问备孕妇女和孕产妇的健康状况是否有改变，如急性和慢性疾病造成的能量消耗，外伤、药物和手术等都会影响营养状况。疾病和创伤引起的应激反应、呕吐和腹泻可导致体液和电解质的丢失；发热性疾病会加速新陈代谢；某些疾病如糖尿病、胆囊纤维化和腹腔疾病等都与特定的营养障碍有关；缺铁性贫血的孕产妇可能会出现精力不济和注意力不集中。针对备孕妇女，可采用营养风险筛查表（NRS2002）进行营养状况筛查。

3. 日常生活状况　询问膳食基本情况、有无特殊饮食及其原因，有无烟、酒及其他个人嗜好，排尿排便的次数、量、颜色和性状，日常活动与自理能力等。

4. 既往健康史　针对备孕和孕产妇，尤其要询问其是否经历过大病、手术或创伤等，这些通常与营养需要增加有关；还需询问她们是否患有慢性疾病，如癌症可能会影响营养物质利用率。此外，应询问备孕妇女或孕产妇有无牙齿或口腔问题等，这些均可影响营养物质的摄入。另外，还需考虑到食物和水源性病原体的风险，因而还要询问最近的外出旅行情况。

5. 家族史　特定的遗传条件可以影响备孕妇女或孕产妇的消化、吸收和代谢过程。询问她们是否存在食物不耐受或过敏史，家族中是否有克罗恩病、糖尿病、贫血（如珠蛋白生成障碍性贫血）、冠心病、动脉粥样硬化或肥胖等家族或遗传病史。

6. 系统回顾 系统回顾可以查找导致营养风险的各系统过去或现在的健康问题,详见表 2-2。

表 2-2 孕产妇营养评估的系统回顾主要内容

项目	原因
一般状况 ● 您有不明原因的体重下降、头晕、疲乏无力、注意力不集中吗?	● 提示代谢问题,如糖尿病、甲状腺疾病、恶性肿瘤、缺铁性贫血或脱水
表皮组织 ● 您是否有皮肤颜色的变化、伤口愈合不良等?	● 提示维生素和矿物质的缺乏、蛋白质营养不良或代谢紊乱
眼、耳、口、鼻、咽喉 ● 您是否有眼睛干燥或视力下降? ● 您是否有鼻出血? ● 您是否有龋齿?	● 说明可能存在维生素 A 缺乏和眼干燥症 ● 提示可能存在维生素、矿物质或蛋白质的缺乏 ● 提示糖的摄入可能过量
心血管系统 ● 您是否有胸痛或胸部压迫的感觉?	● 可能与高胆固醇、高甘油三酯或高能量膳食有关
消化系统 ● 您有腹胀吗? ● 您是否有腹泻或便秘?	● 便秘说明高纤维膳食和液体摄入不足 ● 腹泻说明可能存在高膳食纤维饮食、遗传或基因紊乱导致的食物过敏
生殖系统 ● 您是否有月经不规律或多次流产?	● 饮食失调可导致月经紊乱 ● 母亲营养障碍可导致胎儿发育阻滞
肌肉与骨骼系统 ● 您是否有肌肉无力?	● 可能存在钾盐缺乏或者脱水
神经系统 ● 您是否有紧张或易激惹? ● 您是否有头痛、麻木、刺痛或肌肉痉挛?	● 可能有 B 族维生素缺乏或低钙血症
免疫系统 ● 您是否经常感染? ● 您是否经常过敏?	● 经常感染说明可能有蛋白质营养不良 ● 提示可能对食物过敏

(二)膳食调查

膳食调查是通过调查不同人群或个体在一定时间内摄入的各种食物的种类和数量、饮食习惯及烹调方法,了解调查对象通过膳食所摄取的能量和各种营养素的数量和质量,然后与膳食参考摄入量进行比较,以此来评定正常营养需要得到满足的程度。

膳食调查常用的方法有询问法、记账法、称重法、食物频率法等,每种方法都各有优点和不足,实际调查时多将两种或多种方法结合使用,以提供较为准确的调查结果。

1. 询问法 又称 24h 回顾法。即通过询问并记录调查对象 24h 内各种主副食品的摄入情况,一般连续调查 4~7d,然后计算平均每天营养素和能量的摄入量,与参考摄入量进行比较,评价被调查对象的供需是否平衡。询问法简便易行,可量化食物摄入量,是最常用的一种膳食调查方法。但对调查员的要求较高,资料相对比较粗糙。

2. 记账法 是通过查阅调查对象在过去某一时期内各种食物的消费总量,并根据同一时期的进餐人数,计算出平均每人每日各种食物摄入量的方法。适用于食物消耗账目清楚的集体伙食单位或家庭调查。记账法的优点是简便、快速,但由于该调查结果只能得到全家或集体中人均摄入量,难以分析个体膳食摄入状况。

3. 称重法 即对某一家庭或个人每日每餐各种食物的食用量进行称重,然后计算出每人每日各种营养素的平均摄入量。调查时间一般定为4~7d,太长消耗人力物力,太短又不能反映真实水平。适用于比较严格的团体、个体和家庭膳食调查。称重法的优点是能准确反映被调查对象的食物摄取情况,也能看出一日三餐食物分配情况;缺点是花费的人力和时间较多,不适合大规模的营养调查。

4. 食物频率法 是以问卷调查的形式,获得被调查者在指定的一段时间内摄入某些食物频率的一种方法。通过调查个体每日、每周、每月甚至每年所食各种食物的次数或种类,了解经常性的食物摄入种类,以评价膳食营养状况。

对备孕期妇女或孕产妇的膳食调查可在询问法的基础上,配合称重法或食物频率法对其个人的膳食营养做出较为准确的评估。如果被调查妇女总是与家人共同进餐,也可以通过记账法对其膳食营养做出初步评估。

(三) 体格检查

1. 妊娠准备期妇女

(1) 身高和体重

1) 身高:是评价生长发育和营养状况的基本指标之一。测量方法:用身高计、身高坐高计,或利用墙壁及软尺进行测量。被测者脱去鞋袜、帽子,背靠身高计,两眼平视前方,两臂自然下垂,两脚呈40°~60°,膝伸直,头、背部、臀部、脚跟紧靠立柱,测量者轻轻把滑板移动至头顶后读数,测两遍取平均值。

2) 体重:能较好地反映远期和近期的营养状况,且较灵敏。体重一日之内随饮食、大小便、出汗等的影响而波动,因此测量时间也应固定。被测者最好清晨空腹,排空膀胱仅穿内衣,立于体重计的中央,读数并记录。

国外通常用 BroCa 公式:标准体重(kg)= 身高(cm)−100

国内通常用 BroCa 改良公式:标准体重(kg)= 身高(cm)−105;有时也用平田公式:标准体重(kg)= [身高(cm)−100] × 0.9。

体重的评价标准:测量体重 < 标准体重的 60%　　　　严重营养不良

测量体重 = 标准体重的 60%~80%　　中重营养不良

测量体重 = 标准体重的 80%~90%　　轻度营养不良

测量体重 = 标准体重的 90%~110%　　营养正常

测量体重 > 标准体重的 120%　　肥胖

3) 体质指数(body mass index,BMI):BMI= 体重(kg) / 身高(m)^2。WHO 成人标准:BMI 在 18.5~24.9 为正常,<18.5 为营养不良,在 25.0~29.9 为肥胖前状态,在 30.0~34.9 为一级肥胖,在 35.0~39.9 为二级肥胖,≥40.0 为三级肥胖。亚洲成人标准:BMI 在 18.5~22.9 为正常,<18.5 为体重过轻,在 23.0~24.9 为肥胖前期,在 25.0~29.9 为中度肥胖,≥30.0 为重度肥胖。国内标准:BMI 在 18.5~23.9 为正常,<18.5 为营养不良,24.0~27.9 为超重,≥28.0 为肥胖。

(2) 皮褶厚度:皮褶厚度是人体一定部位连同皮肤和皮下脂肪在内的皮肤皱褶的厚度。测量皮褶厚度可以估算体内的脂肪量及体脂变化,可间接反映能量的摄入情况。常用测量部位为肱三头肌、肩胛下和脐旁,其中最常用的为肱三头肌。测量皮褶厚度通常用特定的皮褶计,连续测量三次,取平均值,单位用 mm 表示。

肱三头肌皮褶厚度(triceps skin fold,TSF):被测者立位,上臂自然下垂,取左上臂背侧肱三头肌肌腹中点,即左肩峰至尺骨鹰嘴连线中点上方约 1~2cm 处。测量者位于被测者后方,用左手拇指和示指从测量点旁 1cm 处将皮肤连同皮下脂肪顺臂之长轴捏起皮褶测量。成年女性参考值为 16.5mm。测量值大于正常值的 120% 为肥胖;90%~120% 为正常;80%~90% 为轻度营养不良,60%~80% 为中度营养不良,<60% 为重度营养不良。

(3) 上臂围与上臂肌围:上臂围(upper-arm circumference,AC)是上臂中点的围长,是反映能量和蛋白质营养状况的指标之一。测量时被测者左上臂自然下垂,用软尺测量上臂外侧肩峰至鹰嘴连线中点的围长。

上臂肌围(arm muscle circumference,AMC)主要反映骨骼肌的强壮程度,虽然与锻炼有关,但与蛋白质的摄入量和血清蛋白的浓度密切相关,可反映机体对蛋白质的满足程度。

上臂肌围的计算公式:AMC=AC(cm)−TSF(cm)×3.14。成年女性参考值为 23.2cm。测量值大于正常值的 90% 为营养正常,80%~90% 为轻度蛋白质营养不良,60%~80% 为中度蛋白质营养不良,<60% 为重度蛋白质营养不良。

2. 妊娠期妇女　妊娠期妇女需要重点关注的是体重增长情况。当前我国孕妇营养物质补充已经不是不足或缺乏,突出问题为超量进食,导致妊娠期体重增长过度。妊娠前体重过重或妊娠期体重增长过度,可能导致妊娠期糖尿病、妊娠期高血压疾病、巨大儿、剖宫产率增加等。2009 年美国国家科学院提出了妊娠前不同体质指数人群的妊娠期体重增长适宜范围,详见表 2-3。

表 2-3　妊娠前不同体质指数人群的妊娠期体重增长适宜范围

妊娠前 BMI	妊娠期体重增长 /kg	每周体重平均增长 /kg
<18.5	12.5~18	0.44~0.58
18.5~24.9	11.5~16	0.35~0.50
25.0~29.9	7.0~11.5	0.23~0.33
≥30.0	5~9	0.17~0.27

(四)实验室检查

人体营养状况的实验室检测是采用生理、生化的实验手段,对受检者的血液、尿液等进行多项生化指标的检测,以便早期发现亚临床症状、营养储备水平低或营养过剩等征兆,从而及早采取有效的防治措施(表 2-4)。

表 2-4　部分营养素实验室检查结果

营养素	检测指标	参考值范围
蛋白质	血清总蛋白	60.0~87.0g/L
	血清白蛋白	35.0~55.0g/L
	血清球蛋白	20.0~30.0g/L
脂类	血清甘油三酯	0.40~1.70mmol/L
	血清总胆固醇	2.80~5.80mmol/L
	血清高密度脂蛋白	1.10~2.00mmol/L
	血清低密度脂蛋白	0.00~4.00mmol/L
钙	血清钙	2.2~2.7mmol/L
锌	发锌	125~250μg/g
	血清锌	800~1 100μg/L

续表

营养素	检测指标	参考值范围
铁	全血血红蛋白浓度	妇女 >120g/L
		孕妇 >110g/L
	血清铁	500~1 840μg/L
	血清转铁蛋白饱和度	成人 >16%
维生素 A	血清视黄醇	成人 >400μg/L
	血清胡萝卜素	>800μg/L
维生素 B₁	4h 负荷尿	>200μg(5mg 负荷)
维生素 B₂	4h 负荷尿	>800μg(5mg 负荷)
维生素 C	血浆维生素 C 含量	4~8mg/L
	4h 负荷尿	5~13mg(500mg 负荷)
维生素 D	血清维生素 D	30~100ng/ml
叶酸	血清叶酸	3~16μg/L
	红细胞叶酸	130~628μg/L
其他	尿糖	(−)
	尿蛋白	(−)
	尿肌酐	0.7~1.5g/24h
	全血丙酮酸	4~12.3mg/L

在取得备孕期妇女或孕产妇的健康史、膳食调查、体格测量和实验室检查结果之后,应综合以上资料进行全面的营养状况评价。上述四个方面的调查结果有时存在相关性,有时会出现不一致的情况,这是由于膳食调查结果仅说明调查期间食物或营养的摄取情况,实验室检查结果反映机体近期的营养状况,而体格检查则说明较长时期的营养状况,特别是原发性的营养缺乏病,从摄取不足到出现缺乏症状需要一个过程。因而,调查结果出现不一致时应做具体分析。

(五) 心理评估

1. 认知功能

(1) 观察与会谈:通过观察与会谈,评估孕产妇是否掌握孕期或产后营养相关知识,以及有无与营养相关的感知觉障碍。

(2) 评定量表测量:可应用简易精神状态量表、蒙特利尔认知评估量表等对孕产妇的认知功能进行评估。

2. 情绪与情感

(1) 观察与会谈:通过观察孕产妇的面部表情、身体表情、言语表情,并通过会谈评估孕产妇的情绪与情感状况,是否伴有食欲减退、体重下降等。

(2) 评定量表测量:应用 Zung 的 SAS、SDS 或医院焦虑抑郁量表等评估孕产妇的情绪状态。

(3) 医学检测:通过检测孕产妇的呼吸频率、心率、血压、皮肤颜色、睡眠状态等变化可得到她们情绪与情感异常的客观资料。

3. 应激与应对

(1) 会谈:可通过会谈了解孕产妇有无应激源以及如何应对。应激源是否对进食有影响如食欲缺乏,是否出现疲乏、睡眠障碍、焦虑等反应。

(2) 评定量表测评:可用生活事件量表、住院病人压力评定量表、简易应对方式问卷、社会支持评定量表等评估孕产妇的应激源、应对方式及社会支持情况。

（3）医学检测：检测有无因应激而致的生理功能变化，如心率增快、血压升高等。

4. 健康行为

（1）观察与会谈：通过观察与会谈了解孕产妇有无吸烟、喝酒等不健康行为，有无节食或暴饮暴食行为；询问孕产妇活动或运动的类型与频率；询问孕产妇每天的睡眠时间与睡眠质量。

（2）评定量表测评：可用健康促进生活方式问卷评估孕妇的生活方式是否健康。

5. 自我概念

（1）观察：观察孕产妇的外表、面部表情、非语言行为以及情绪状态，这些表现是否影响进食状况。

（2）会谈：通过会谈了解孕产妇对自我体像的认知、自我认同与自尊、是否有自我概念的现存问题，判断是否影响饮食情况。

（3）评定量表测评：可用 Rosenberg 自尊量表或 Tennessee 自我概念量表对孕产妇的自我概念进行评估。

6. 精神信仰

（1）观察与会谈：通过观察与会谈评估孕产妇有无与宗教信仰相关的饮食禁忌等。

（2）评定量表测评：可用精神信仰经验指数、米勒精神信仰量表进行评估。

（六）社会评估

1. 角色

（1）观察：通过观察评估孕产妇的角色胜任情况、角色满意度、有无角色适应不良所致焦虑及食欲缺乏等。

（2）会谈：通过会谈评估孕产妇的角色数量、角色感知、角色满意度等，了解其有无角色适应不良所致焦虑、心悸、头痛、失眠及营养问题。

2. 家庭

（1）观察与会谈：通过观察与会谈评估孕产妇的家庭结构、主要照顾者、经济状况、已有几个孩子等，以了解她们可能获得的营养支持情况。

（2）膳食调查：通过 24h 膳食回顾，并与国家推荐量进行比较可了解孕产妇是否存在营养问题，同时记录她们是否服用维生素及其他营养补充产品。

3. 文化

（1）观察：通过观察孕产妇的表情、眼神、手势、服饰等，了解她们的非语言沟通文化及宗教信息，判断可能影响饮食的宗教及文化因素。

（2）会谈：通过会谈评估孕产妇的饮食习惯和禁忌等，询问孕产妇对健康饮食的看法和界定，以及对营养不良或过剩的态度。

4. 环境

（1）会谈：通过会谈，评估孕妇的家庭环境和工作环境中有无影响进食的因素等；是否享有医疗保险，有无稳定的社会关系，社会支持能否满足需要，家庭是否和睦，个人生活方式是否健康等，以更好地判断营养获得情况。

（2）观察：观察孕产妇所住病室是否具备光线明亮、温度和湿度适宜、安静、整洁、无异味等有利于进食的环境。

三、营养状况异常的生理及行为表现

在对备孕期或围生期妇女进行营养评估后，评估者需掌握一些常见的营养异常状况和相应的行为表现（表 2-5），以便对被评估者的状态做出正确判断。

Note:

表2-5　常见的营养异常状况及表现

异常营养状况	系统/器官	临床表现
神经性厌食症		
减肥过度导致	行为	继续节食减肥
		一直减肥但仍感觉胖
		对进食存在恐惧
		专注于食物,尤其是热量和脂肪含量
		单独进食
		强迫性锻炼
	表皮组织	不耐冷,手足冰冷
		虚弱和疲惫
		干燥、脆弱的皮肤和头发,脱发
		四肢体毛增长
		瘢痕或皮肤黄染
	呼吸	呼吸急促
	心血管	低血压
		心律失常
	胃肠道	便秘
	肌肉骨骼	骨骼肌萎缩
		脂肪组织损伤
	神经系统	抑郁、焦虑
	泌尿生殖系统	闭经
暴食症		
无节制的暴饮暴食后努力清除体内食物,试图减肥。特点是强烈的内疚和羞愧感	行为	专注于体重
		严格的节食和锻炼
		诱导呕吐或者服用泻药减肥
		饭后频繁上卫生间
	五官	颈部和面部肿胀
		牙釉质破坏　与含胃酸的呕吐物有关
		喉咙痛
	表皮组织	严重的皮肤肿胀、脱水
	心血管	心律失常　与电解质失衡有关
	胃肠道	呕吐、胃灼热、腹胀、消化不良
	精神神经系统	抑郁、情绪波动、感觉失控
	泌尿生殖系统	闭经或月经不调
糖尿病		
胰岛素生成不足或碳水化合物代谢障碍而导致胰岛素的利用能力下降	一般情况	口渴感觉增加
		疲劳
	表皮组织	严重的皮肤水肿
		常见的皮肤感染
	五官	视物模糊
	呼吸	丙酮的呼吸气味
	胃肠道	尽管在减肥,食欲仍增加
		恶心、呕吐
	泌尿生殖系统	闭经
		频繁的膀胱和阴道感染
	神经系统	抑郁
		思维混乱

Note:

续表

异常营养状况	系统 / 器官	临床表现
缺铁性贫血		
由于铁缺乏造成的红细胞减少	表皮组织	肤色苍白
		舌痛
		指甲脆弱
	五官	额头疼痛
	呼吸	呼吸急促
	心血管	直立性低血压
	胃肠道	食欲减退
	神经系统	疲劳
恶性营养不良		
蛋白质摄入量不足,吸收不良,癌症,免疫缺陷综合征等引起的蛋白质缺乏	表皮组织	皮肤晦暗,有鳞屑
		头发褪色
		凹陷性水肿
	胃肠道	腹胀
		肝大
	肌肉骨骼	极度的肌肉萎缩
	精神神经系统	神情淡漠
		发育迟缓
营养消瘦症		
是一种因缺乏能量和蛋白质而引起的营养缺乏病,产生原因包括严重的感染、烧伤、饮食失调、慢性肝病、癌症和艾滋病等	五官	老化
	表皮组织	皮下脂肪和肌肉萎缩
	胃肠道	严重的消瘦
	骨骼肌肉	生长迟缓
	精神神经系统	神情淡漠
		发育迟缓

(罗碧如)

第三节　健康教育评估

　　健康教育(health education)贯穿于助产服务的整个过程,包括医院和社区,教育的对象包括孕产妇、家庭及社区人群。妊娠准备期间,指导她们采取健康的生活方式,促进健康,预防疾病;妊娠以后,指导孕期营养、心理调适等;分娩以后,指导产妇及新生儿护理等。在进行健康教育评估时应注意以下问题:

- 提升语言与非语言性的沟通能力。
- 以孕产妇为中心,与她们建立良好的关系。
- 邀请孕产妇一起明确健康教育需求并制订计划。
- 确定影响孕产妇健康教育需求的因素及对策。
- 调动孕产妇参加健康教育的内在积极性。

一、健康史评估

评估孕产妇健康史的目的是了解他们的背景资料,并进一步分析这些信息对健康教育内容和方式的影响。

1. **社会人口学资料** 询问孕产妇的年龄、住址、职业、信仰和文化程度,以初步判断孕产妇对健康教育的需求。

2. **目前健康状况** 评估孕产妇的目前健康状况,判断她们是否面临与妊娠和分娩相关的健康问题,了解她们对这些问题及其严重性的认知。评估孕产妇有无焦虑、恐惧和服用药物的情况,因为这些问题可能导致她们在参加学习时不能集中注意力,从而影响健康教育效果。询问孕产妇:"在生活中哪些因素会影响您采取健康的生活方式?"。

3. **日常生活状况** 询问膳食与运动情况,有无烟、酒及其他个人嗜好,排尿排便的次数和性状,日常活动与自理能力等。以便明确孕产妇是否有必要进行这些方面的健康教育。

4. **既往健康史** 通过询问孕产妇的既往健康史,明确她们的学习能力、新的学习需求、需要纠正的错误概念等。询问她们:"您有健康方面的问题吗?",如果有则继续询问:"您接受过医务人员的指导吗? 指导内容有哪些?"。存在多种健康问题可能影响她们的学习能力,而从未接触过医务人员者可能接受能力较差。

5. **家族史** 评估家族史可帮助判断孕产妇的健康风险,明确学习需求。询问孕产妇:"您的直系亲属中有人患病吗? 是什么疾病?",以帮助判断有无遗传性或家族性疾病风险,从而指导制订健康教育计划。

6. **系统回顾** 在进行系统回顾时(表 2-6),需明确哪些部位的问题可能影响健康教育。

表 2-6 健康教育相关系统回顾的主要内容

项目	原因
一般状况	● 明确可能影响孕产妇学习能力的问题,如疲乏者应缩短学习时间
皮肤	● 评估有无影响孕产妇参加学习的问题,如瘙痒影响注意力的集中
头和五官 ● 您有头痛吗? ● 您有视力或听力障碍吗?	● 有这些问题者需改变健康教育的方式,甚至暂停健康教育
呼吸系统 ● 您有无呼吸困难?	● 有此问题者应缩短学习时间或暂停学习
心血管系统 ● 您患有心血管疾病吗?	● 有心血管疾病者常感疲乏,应缩短学习时间
消化系统及泌尿系统 ● 您有消化系统或泌尿系统的问题吗?	● 消化道的问题如恶心、呕吐、腹泻及泌尿系统的尿频、尿急等可影响学习效果
神经系统 ● 您有记忆、麻木等问题吗?	● 有这些问题可能会影响孕产妇集中注意力及操作性课程的学习
骨骼肌 ● 您有关节炎、关节痛、肌无力吗?	● 这些问题可能影响操作性课程的学习
血液及免疫系统	● 贫血可致疲乏,免疫力低下者应避免参加集中式课程的学习

二、体格检查

体格检查的目的是了解有无影响健康教育的问题,主要体格检查内容见表 2-7。

表 2-7　健康教育相关体格检查的主要内容

项目	目的
一般状况 ● 意识状态、生命体征	● 有异常时需推迟健康教育
皮肤 ● 有无发绀、苍白、黄疸	● 这些情况会影响健康教育
视力和听力	● 有障碍时需调整健康教育计划
呼吸系统	● 缺氧等时应推迟健康教育
心血管系统	● 脉搏和血压有异常时不能进行健康教育
腹部	● 肝脏疾病可导致虚弱等影响学习效果
骨骼肌	● 肌无力、关节异常或疼痛时可影响操作性课程的学习
神经系统	● 感觉功能障碍等可影响学习效果

三、心理评估

1. 认知功能

(1) 观察与会谈:通过观察与会谈,评估孕产妇通过哪些途径学习妊娠和分娩的相关知识,是否掌握孕期及产后保健相关知识,以及有无与学习相关的感知觉障碍,便于制订合理的健康教育内容与方法。

(2) 评定量表测量:可应用简易精神状态量表、蒙特利尔认知评估量表等对孕产妇的认知功能进行评估。

2. 情绪与情感

(1) 观察与会谈:通过观察孕产妇的面部表情、身体表情、言语表情,并通过会谈评估孕产妇的情绪与情感状况以及影响因素,更好地制订健康教育计划。

(2) 评定量表测量:应用 Zung 的 SAS、SDS 或医院焦虑抑郁量表等评估孕产妇的情绪状态,以制订针对性的健康教育计划。

(3) 医学检测:通过检测孕产妇的呼吸频率、心率、血压、睡眠状态等变化可得到她们情绪与情感异常的客观资料。

3. 应激与应对

(1) 会谈:通过会谈了解孕产妇目前有无应激源及其应对方法,以制订切实有效的健康教育方法和内容。

(2) 评定量表测评:可用生活事件量表、住院病人压力评定量表、简易应对方式问卷、社会支持量表等评估孕产妇的应激源、应对方式及社会支持情况。

(3) 医学检测:检测有无因应激而致的生理功能变化,如心率增快、血压升高等。

4. 健康行为

(1) 观察与会谈:通过观察与会谈了解孕产妇有无吸烟、喝酒等不健康行为,有无节食或暴饮暴食行为;询问孕产妇活动或运动的类型与频率;询问孕产妇每天的睡眠时间与睡眠质量等,以更好地制订健康教育计划。

Note:

(2) 评定量表测评:可用健康促进生活方式问卷评估孕妇的生活方式是否健康,以制订针对性的健康教育计划。

5. 自我概念

(1) 观察:观察孕产妇的外表、面部表情、非语言行为以及情绪状态,以判断她们对自我形象的认知,以制订有效的健康教育计划。

(2) 会谈:通过会谈了解孕产妇对自我体像的认知、自我认同与自尊、是否有自我概念的现存问题。

(3) 评定量表测评:可用 Rosenberg 自尊量表或 Tennessee 自我概念量表对孕产妇的自我概念进行评估。

6. 精神信仰

(1) 观察与会谈:通过观察与会谈评估孕产妇有无与宗教信仰相关的饮食及其他行为禁忌。

(2) 评定量表测评:可用精神信仰经验指数、米勒精神信仰量表进行评估。

四、社会状况评估

1. 角色

(1) 观察:通过观察评估孕产妇的角色胜任情况、角色满意度、有无角色适应不良等,以便制订适宜的健康教育计划。

(2) 会谈:通过会谈评估孕产妇的角色数量、角色感知、角色满意度等,如能否较好地适应母亲角色、有无比较难处的人际关系等;同时了解其有无角色适应不良所致焦虑、心悸、头痛、失眠及营养问题。

2. 家庭

(1) 观察与会谈:通过观察与会谈评估孕产妇的家庭结构、主要照顾者、经济状况、已有几个孩子、每天什么时候有时间并愿意参加学习,以评估需要纳入健康教育的对象和内容以及最适合的健康教育时间。

(2) 健康教育调查:通过调查,了解孕产妇及其家庭成员的健康教育需求。

3. 文化

(1) 观察:通过观察孕产妇的表情、眼神、手势、服饰等,了解她们的非语言沟通文化及宗教信息,判断可能影响健康教育的宗教及文化因素。

(2) 会谈:通过会谈评估孕产妇的风俗习惯和禁忌等,以尊重她们的文化,制订相应的健康教育计划。

4. 环境

(1) 会谈:通过会谈,评估孕妇的家庭环境和工作环境是否利于妊娠和产后休养;是否享有医疗保险,有无稳定的社会关系,社会支持能否满足需要,家庭是否和睦,个人生活方式是否健康等,以更好进行健康教育诊断。

(2) 观察:观察孕产妇所住病室是否光线明亮、温度和湿度适宜、安静、整洁、无异味,以评估健康教育的地点。

完成健康教育评估后,应准确地记录评估结果。健康教育可由专职的助产士完成,但在与孕产妇互动过程中的任何时候均是进行健康教育的好时机。

(罗碧如)

思 考 题

1. 如何进行健康史评估？
2. 如何进行体格检查？
3. 心理社会评估的主要内容有哪些？
4. 怎样进行营养评估与健康教育评估？

妊娠准备期妇女的评估

03章 数字内容

学 习 目 标

- 知识目标：
1. 掌握妊娠准备期妇女健康史评估；体格检查、辅助检查及心理社会评估的基本内容；以及妊娠准备期妇女的常见症状和具体表现。
2. 熟悉妊娠准备期妇女在解剖和生理方面的特点；以及妊娠准备期妇女体格检查常见异常结果和临床意义。
3. 了解妊娠准备期妇女常见症状的发生原因和机制；体格检查评估的操作及常见辅助检查的意义。

- 能力目标：
1. 能结合不同年龄妊娠准备期妇女的特点进行健康史、体格检查、辅助检查、心理、社会等全面评估。
2. 能对不同年龄妊娠准备期妇女的评估资料进行准确记录；对身体和心理、社会评估结果进行综合分析。

- 素质目标：
1. 能与妊娠准备期妇女及主要家庭成员有效沟通，及时准确获取评估资料。
2. 评估时，能够一切以妊娠准备期女性的身心健康和价值关怀为中心，指导和帮助妊娠准备期妇女顺利备孕，体现医学人文素质。

王女士,39 岁。10 年前顺产一足月男活婴,现体健。

4 年前出现头晕、乏力、记忆力下降,诊断为"高血压",一直予以"美托洛尔,25mg,1 次 /d,口服"治疗,血压保持在(140~150)/(80~90)mmHg。现王女士和丈夫有再次妊娠计划,担心目前身体状况是否适宜再次妊娠,故前往遗传咨询门诊就诊。

请思考:

1. 针对此种情况,应如何对王女士进行身体评估?

2. 请向王女士进行备孕期间注意事项的健康教育。

妊娠准备期妇女健康的体魄、良好的精神状态及心理适应能力,必定为胎儿的孕育提供最有利的条件,既有利于胎儿的成长,也有利于母亲的身心健康,还能大大降低流产、畸形儿及早产儿的发生率,减少家庭和社会的负担。因此,正确评估备孕期妇女的生理、心理健康状况尤为重要。

第一节　妊娠准备期妇女解剖生理回顾

女性生殖系统包括内、外生殖器。内生殖器位于骨盆内,骨盆的结构及形态与分娩关系密切,因此一并进行回顾。

一、内生殖器

包括阴道、子宫、输卵管以及卵巢,后两者合称为子宫附件(图 3-1)。

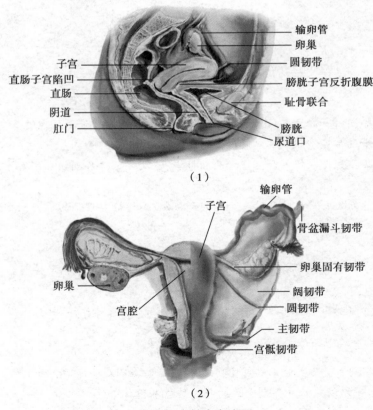

图 3-1　**女性内生殖器**
(1)矢状断面观;(2)后面观。

（一）阴道

阴道（vagina）为性交器官，也是经血排出及胎儿娩出的通道。

1. 位置和形态 位于真骨盆下部中央，为一上宽下窄的管道，前壁长 7~9cm，与膀胱和尿道相邻；后壁长 10~12cm，与直肠相邻。上端包绕子宫颈阴道部，下端开口于阴道前庭后部。环绕宫颈周围的部分称为阴道穹隆。按其位置分为前、后、左、右 4 部分，其中后穹隆最深，与盆腔最低的直肠子宫陷凹紧密相邻，临床上可经此穿刺或引流。

2. 组织结构 阴道表面有纵行的皱褶柱及与之垂直的横嵴，使其具有较大的伸缩性。阴道壁由内向外由黏膜、肌层和纤维组织膜构成。黏膜层由复层鳞状上皮覆盖，无腺体，有许多横行皱襞，有较大伸展性，受性激素影响有周期性变化。肌层由内环、外纵两层平滑肌构成，纤维组织膜与肌层紧密粘贴。阴道壁富有静脉丛，损伤后容易出血或形成血肿。阴道发育异常可影响性生活和分娩，阴道炎症、肿瘤、息肉等易影响宫腔镜操作及妊娠和分娩。

（二）子宫

子宫（uterus）是孕育胚胎、胎儿和产生月经的器官（图 3-2）。

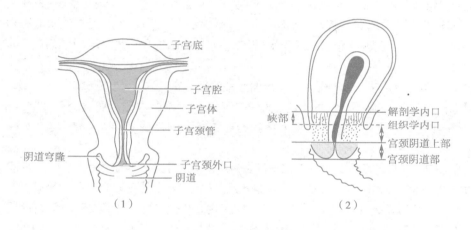

图 3-2 子宫各部
(1) 子宫冠状断面；(2) 子宫矢状断面。

1. 位置和形态 位于盆腔中央，前为膀胱，后为直肠，下接阴道，两侧为输卵管和卵巢。当膀胱空虚时，成人子宫的正常位置呈轻度前倾前屈位。呈前后略扁的倒置梨形，未孕成年女性子宫长 7~8cm，宽 4~5cm，厚 2~3cm，重 50~70g，容量约 5ml。子宫分为宫体和宫颈，子宫体顶部为宫底部。宫底两侧为宫角，与输卵管相通。子宫下部较窄呈圆柱状，称为子宫颈，育龄期妇女子宫体与子宫颈的比例为 2∶1。子宫体与子宫颈之间形成最狭窄的部分称子宫峡部，在非孕期长约 1cm。子宫或宫颈发育不良可影响妊娠。

2. 组织结构 子宫体和子宫颈的组织结构不同。

（1）子宫体：由 3 层组织构成，由内向外分为子宫内膜层、肌层和浆膜层。

1）子宫内膜：分为 3 层，分别为致密层、海绵层和基底层。内膜表面 2/3 为致密层和海绵层，统称为功能层，受卵巢性激素影响，发生周期变化而脱落。基底层为靠近子宫肌层的 1/3 内膜，不受卵巢性激素影响，不发生周期变化。

2）肌层：此层较厚，非孕时厚约 0.8cm，由大量的平滑肌组织、少量弹力纤维以及胶原纤维组成。分为 3 层，外层纵行，中层肌纤维交叉排列，内层环形，肌层内含血管，子宫收缩时，肌层中较大的血管被挤压，能有效制止子宫出血。

3）浆膜层：为覆盖宫底部及其前后面的脏腹膜。在子宫前面，近子宫峡部处的腹膜向前反折覆盖膀胱，形成膀胱子宫陷凹。在子宫后面，腹膜沿着子宫壁向下，至子宫颈后方及阴道后穹隆再折向直肠,形成直肠子宫陷凹,也称为道格拉斯陷凹。

(2) 子宫颈:主要由结缔组织构成,内含平滑肌纤维、弹力纤维以及血管。子宫颈管黏膜为单层柱状上皮,黏膜内腺体分泌碱性黏液,形成黏液栓堵塞子宫颈管,能防止细菌侵入宫腔,在排卵期则变得稀薄,利于精子通过。急、慢性子宫颈炎、息肉、肿瘤易造成宫颈粘连,影响妊娠和分娩。

(三) 输卵管

输卵管(oviduct)为卵子与精子结合的场所,也是运送受精卵的通道。

1. 位置和形态　为一对细长而弯曲的肌性管道,内侧与子宫角相通,外端游离而与卵巢接近,全长8~14cm。根据输卵管的形态,由内向外分为4部分:①间质部:为通过子宫壁的一段,狭窄而短;②峡部:紧接间质部的一段,管腔较窄;③壶腹部:在峡部外侧,管腔较宽大,为正常受精部位;④伞部:在输卵管最外侧端,开口于腹腔,管口处有许多指状突起,有"拾卵"作用。

2. 组织结构　输卵管壁由三层组织构成,外层为浆膜层,是腹膜的一部分;中层由内环行、外纵行的两层平滑肌组成,该层肌肉的收缩有协助拾卵、运送受精卵以及一定程度地阻止经血逆流,防止宫腔内感染向腹腔内扩散的作用;内层为黏膜层,由单层高柱状上皮组成。上皮细胞分为纤毛细胞、无纤毛细胞、楔状细胞以及未分化细胞。纤毛细胞的纤毛摆动,能协助运送受精卵;无纤毛细胞有分泌作用。输卵管肌肉的收缩和黏膜上皮细胞的形态、分泌以及纤毛摆动,均受性激素的影响而有周期性变化。炎症、脓肿易引起输卵管阻塞或积水,影响输卵管的结构和功能,导致不孕不育。

(四) 卵巢

卵巢(ovary)是产生与排出卵子,并分泌甾体激素的性器官。

1. 位置和形态　呈扁椭圆形,位于输卵管的后下方。卵巢的内侧以卵巢固有韧带与子宫相连,外侧以骨盆漏斗韧带与盆壁相连。卵巢的体积随着年龄不同而变异较大,育龄期妇女卵巢大小约4cm×3cm×1cm,重5~6g。

2. 组织结构　卵巢的表面无腹膜覆盖,表层为单层立方上皮,称为生发上皮。上皮的深面有一层致密纤维组织,称为卵巢白膜。再往内为卵巢实质,又分为外层的皮质和内层的髓质。皮质是卵巢的主体,由大小不等的各级发育卵泡、黄体以及退化形成的残余结构及间质组织组成;髓质由疏松结缔组织及丰富的血管、神经、淋巴管以及少量与卵巢韧带相延续的平滑肌纤维构成。卵巢发育异常亦影响妊娠。

二、外生殖器

女性外生殖器是指生殖器官外露的部分,又称外阴,位于两股内侧间,前为耻骨联合,后为会阴,包括阴阜、大阴唇、小阴唇、阴蒂和阴道前庭(图 3-3)。

1. 阴阜　为耻骨联合前面的脂肪垫,青春期该部开始生长呈倒三角形分布的阴毛。阴毛的疏密和色泽存在种族和个体差异。

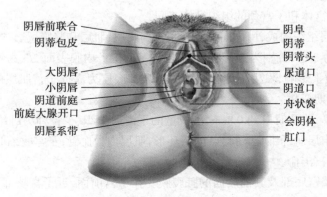

阴唇前联合　阴阜
阴蒂包皮　阴蒂
　阴蒂头
大阴唇　尿道口
小阴唇　阴道口
阴道前庭　舟状窝
前庭大腺开口
阴唇系带　会阴体
　肛门

图 3-3　**女性外生殖器**

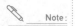

2. **大阴唇**　为两股内侧一对纵行隆起的皮肤皱襞,自阴阜向后延伸至会阴。外侧面为皮肤,有色素沉着和阴毛,内含皮脂腺和汗腺;内侧面湿润似黏膜。大阴唇皮下组织松弛,含丰富的血管、神经及淋巴管,外伤后易形成血肿。未产妇女两侧大阴唇自然合拢,产后向两侧分开,绝经后大阴唇逐渐萎缩。

3. **小阴唇**　位于两侧大阴唇内侧的一对薄皮肤皱襞,表面湿润、无毛,富含神经末梢。两侧小阴唇前端融合,并分为前后两叶,前叶形成阴蒂包皮,后叶形成阴蒂系带。大小阴唇后端会合,在正中线形成阴唇系带。

4. **阴蒂**　位于两侧小阴唇顶端下,为与男性阴茎相似的海绵样组织,具有勃起性。分为阴蒂头、阴蒂体及两个阴蒂脚三部分。

5. **阴道前庭**　为两侧小阴唇之间的菱形区域,前为阴蒂,后方以阴唇系带为界。前庭区域内有尿道口、阴道口。覆盖阴道口的一层有孔薄膜,称处女膜,圆形或新月形。阴道口与阴唇系带之间一浅窝,称为舟状窝(又称阴道前庭窝),经产妇受分娩影响,此窝消失。

三、血管、淋巴及神经

女性生殖器官的血管与淋巴管相伴行,各器官间静脉及淋巴管以丛、网状相吻合。

(一) 动脉

女性内、外生殖器官的血液供应主要来自卵巢动脉、子宫动脉、阴道动脉以及阴部内动脉。

1. **卵巢动脉**　自腹主动脉发出,在腹膜后沿腰大肌前行,向外下行至骨盆缘处,跨过输尿管和髂总动脉下段,经骨盆漏斗韧带向内横行,再向后穿过卵巢系膜,分支经卵巢门进入卵巢。卵巢动脉在进入卵巢前,尚有分支行走于输卵管系膜内供应输卵管,其末梢在子宫角附近与子宫动脉上行的卵巢支相吻合。

2. **子宫动脉**　为髂内动脉前干分支,在腹膜后沿骨盆侧壁向下向前行,经阔韧带基底部、宫旁组织到达子宫外侧,相当于子宫颈内口水平约2cm处,横跨输卵管至子宫侧缘,此后分为上下两支;上支较粗,沿子宫体侧缘迂曲上行,称为子宫体支,至子宫角处又分为宫底支、输卵管支及卵巢支;下支较细,分布于子宫颈及阴道上段,称为子宫颈 - 阴道支。

3. **阴道动脉**　为髂内动脉前干分支,分布于阴道中下段前后壁、膀胱顶、膀胱颈。阴道动脉与子宫颈 - 阴道支和阴部内动脉分支相吻合。阴道上段由子宫动脉子宫颈 - 阴道支供应,阴道中段由阴道动脉供应,阴道下段主要由阴部内动脉和痔中动脉供应。

4. **阴部内动脉**　为髂内动脉前干终支,经坐骨大孔的梨状肌下孔穿出骨盆腔,环绕坐骨棘背面,经坐骨小孔到达坐骨肛门窝,并分出 4 支:①痔下动脉分布于直肠下段及肛门部;②会阴动脉分布于会阴浅部;③阴唇动脉分布于大、小阴唇;④阴蒂动脉分布于阴蒂以及前庭球。

(二) 静脉

盆腔静脉与同名动脉伴行,但数目比其动脉多,在相应器官及其周围形成静脉丛,且相互吻合,使盆腔静脉感染容易蔓延。卵巢静脉与同名动脉伴行,右侧汇入下腔静脉,左侧汇入左肾静脉,故左侧盆腔静脉曲张较多见。

(三) 淋巴

1. **外生殖器淋巴**　分为两部分:①腹股沟浅淋巴结:分上下两组,上组沿腹股沟韧带排列,收纳外生殖器、阴道下段、会阴及肛门部的淋巴;下组位于大隐静脉末端周围,收纳会阴及下肢的淋巴。其输出管大部分汇入腹股沟深淋巴结,少部分汇入髂外淋巴结。②腹股沟深淋巴结:位于股静脉内侧,收纳阴蒂、腹股沟浅淋巴,汇入髂外及闭孔等淋巴结。

2. **盆腔淋巴**　分为三组:①髂淋巴组由闭孔、髂内、髂外及髂总淋巴结组成;②骶前淋巴组位于骶骨前面;③腰淋巴组位于腹主动脉旁。

(四) 神经

女性内外生殖器官由躯体神经和自主神经共同支配。

1. **外生殖器的神经支配** 主要由阴部神经支配;由第Ⅱ、Ⅲ、Ⅳ骶神经分支组成,含感觉和运动神经纤维,走行与阴部内动脉途径相同。在坐骨结节内侧下方分成会阴神经、阴蒂背神经及肛门神经3支,分布于会阴、阴唇及肛门周围。

2. **内生殖器的神经支配** 主要由交感神经和副交感神经支配。交感神经纤维由腹主动脉前神经丛分出,进入盆腔后分为两部分:①卵巢神经丛:分布于卵巢和输卵管;②骶前神经丛:分布于子宫体、子宫颈、膀胱上部等。

四、骨盆

是胎儿娩出的骨产道,骨盆的结构、形态直接影响分娩过程。

(一) 骨盆的组成

1. **骨盆的骨骼** 骨盆由左右两块髋骨、骶骨及尾骨组成。每块髋骨又由髂骨、坐骨和耻骨融合而成;骶骨由5~6块骶椎合成,呈三角形,前面凹陷成骶窝,其上缘明显向前突出,形成骶岬,是妇科腹腔镜手术的重要标志之一,也是产科骨盆内测量对角径的重要据点;尾骨由4~5块尾椎组成(图3-4)。

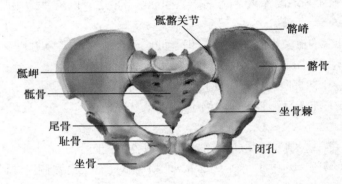

图3-4 正常女性骨盆

2. **骨盆的关节** 骶骨与髂骨之间以骶髂关节相连;骶骨与尾骨之间以骶尾关节相连;两耻骨之间有纤维软骨,形成耻骨联合。骶尾关节为略可活动的关节。分娩时,下降的胎头可使尾骨向后。若骨折或病变可使骶尾关节硬化,尾骨翘向前方,致使骨盆出口狭窄,影响分娩。

3. **骨盆的韧带** 起到连接骨盆各部的作用。有两对较为重要:一对是骶、尾骨与坐骨结节之间的骶结节韧带;另一对是骶、尾骨与坐骨棘之间的骶棘韧带。其中,骶棘韧带宽度即坐骨切迹宽度,是判断中骨盆是否狭窄的重要指标。妊娠期受性激素的影响,韧带较为松弛,各关节的活动性亦稍有增加,有利于胎儿娩出。

(二) 骨盆分界

以耻骨联合上缘、髂耻缘、骶岬上缘的连线为界,将骨盆分为假骨盆和真骨盆两部分。分界线以上部分为假骨盆,又称大骨盆;分界线以下为真骨盆,又称小骨盆。假骨盆与分娩无关,但其某些径线的长短,关系到真骨盆的大小,测量假骨盆的径线可作为了解真骨盆情况的参考。真骨盆是胎儿娩出的骨产道,可分为3部分:骨盆入口、骨盆腔及骨盆出口。骨盆腔为一前壁短、后壁长的弯曲管道:前壁是耻骨联合和耻骨支,长约4.2cm;后壁是骶骨与尾骨,骶骨弯曲的长度约11.8cm;两侧为坐骨、坐骨棘及骶棘韧带。坐骨棘位于真骨盆中部,在产程中是判断胎先露下降程度的重要骨性标志。

(三) 骨盆的平面及径线

为了便于理解分娩时胎儿通过骨产道的过程,一般将骨盆分为3个假想平面。

1. **骨盆入口平面** 即真、假骨盆的交界面,呈横椭圆形或近圆形,前方为耻骨联合上缘,两侧为髂耻缘,后端为骶岬上缘。有4条径线(图3-5)。

(1) 入口前后径:也称真结合径,是耻骨联合上缘中点至骶岬上缘中点的距离,平均约为 11cm,是胎先露部进入骨盆入口的重要径线。入口平面狭窄,分娩时出现臀先露、肩先露、面先露的概率是正常骨盆的 3 倍。

(2) 入口横径:两侧髂耻缘间的最大距离,平均约 13cm,为入口平面最长径线。

(3) 入口斜径:左右各一,左骶髂关节至右髂耻隆突间的距离为左斜径,反之为右斜径,平均约12.7cm。

2. 中骨盆平面　即骨盆最狭窄平面,呈前后径长的纵椭圆形。其前为耻骨联合下缘,两侧为坐骨棘,后为骶骨下端。有 2 条径线(图 3-6)。

(1) 中骨盆前后径:耻骨联合下缘中点通过两侧坐骨棘连线中点至骶骨下端间的距离,平均约11.5cm。

(2) 中骨盆横径:为两坐骨棘间的距离,平均约 10cm,其长短与胎先露内旋转关系密切。

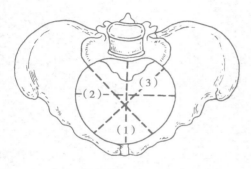

图 3-5　骨盆入口平面各径线
(1) 前后径;(2) 横径;(3) 斜径。

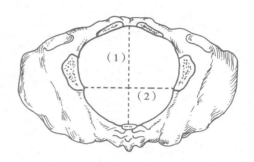

图 3-6　中骨盆平面各径线
(1) 前后径;(2) 横径。

3. 骨盆出口平面　即骨盆腔的下口,由两个不同平面的三角形组成。前三角顶端为耻骨联合下缘,两侧为耻骨降支。后三角顶端为骶尾关节,两侧为骶结节韧带。骨盆出口平面共有 4 条径线(图 3-7)。

(1) 出口前后径:指耻骨联合下缘到骶尾关节间的距离,平均约为 11.5cm。

(2) 出口横径:指两侧坐骨结节内侧缘的距离,也称坐骨结节间径,平均约为 9cm。出口横径是胎先露部通过骨盆出口的径线,与分娩关系密切。常与中骨盆平面狭窄并存,易致继发性宫缩乏力和第二产程停滞,胎头双顶径不能通过骨盆出口平面。不宜强行阴道助产,否则会导致严重的软产道裂伤和新生儿产伤。

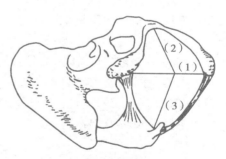

图 3-7　骨盆出口平面各径线
(1) 出口横径;(2) 出口前矢状径;(3) 出口后矢状径。

(3) 出口前矢状径:耻骨联合下缘至坐骨结节间径中点间的距离,平均约 6cm。

(4) 出口后矢状径:骶尾关节至坐骨结节间径中点间的距离,平均约 8.5cm。若出口横径稍短,而出口后矢状径较长,两径之和大于 15cm 时,正常大小的胎头可利用后三角区经阴道娩出。

(四) 骨盆类型

按照 Callwell 和 Moloy 的骨盆分类法,可将骨盆分为 4 种类型(图 3-8)。

1. 女型　骨盆入口呈横椭圆形,髂骨翼宽而浅,入口横径较前后径稍长,耻骨弓较宽,坐骨棘间径≥10cm。为女性正常骨盆,最适宜分娩,在我国妇女骨盆类型中占 52.0%~58.9%。

2. 扁平型　骨盆入口呈扁椭圆形,前后径短而横径长。耻骨弓宽,骶骨失去正常弯曲,变直向后翘或深弧形,故骶骨短而骨盆浅。在我国妇女中较为常见,占 23.2%~29.0%。此型骨盆横径长,前后径短,易导致胎儿以枕横位入盆,抬头持续横位到盆底,呈胎头低横位。

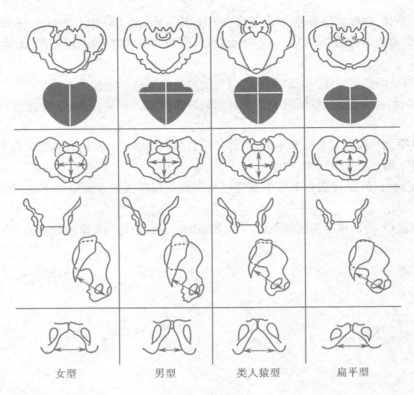

图 3-8 **骨盆类型**

　　3. **类人猿型**　骨盆入口呈长椭圆形,骨盆入口、中骨盆和骨盆出口的横径均缩短,前后径大于横径。骨盆两侧壁稍内聚,坐骨棘较突出,坐骨切迹较宽,耻骨弓较窄,骶骨向后倾斜,故骨盆前部较窄而后部较宽,骶骨往往有 6 节,骨盆较其他类型深,在我国妇女骨盆类型中占 14.2%~18.0%。这类骨盆,分娩时常伴有中骨盆狭窄影响胎头入盆。入口平面前半部较窄,不适合胎头枕部衔接,后半部较宽,骨盆平面向前旋转而成为持续性枕后位或持续性枕横位,造成难产。

　　4. **男型**　骨盆入口略呈三角形,两侧壁内聚,坐骨棘突出,耻骨弓较窄。坐骨切迹窄呈高弓形,骶骨较直而前倾,致出口后矢状径较短。骨盆腔呈漏斗形,往往造成难产。此型骨盆较少见,在我国妇女中仅占 1.0%~3.7%。

(刘　颖)

第二节　妊娠准备期妇女健康史评估

　　全面评估妊娠准备期妇女的健康史非常重要。对社会人口学资料的评估有助于了解妊娠准备期妇女的背景资料,以便进行妊娠健康教育和妊娠后的建档管理。评估目前健康状况可以评判有无影响妊娠的现存或潜在的健康问题;了解既往健康史有助于评估目前症状的病因和诱因;评估其月经史、婚育史和性生活史可帮助判断妊娠结局;评估其个人史和家族史有助于了解妊娠准备期妇女是否具有遗传性或传染性疾病的可能,是否会影响胎儿的健康。

　　在评估妊娠准备期妇女的泌尿生殖系统时,可能会导致评估者和被评估者某种程度的不适,因此需要注意以下问题:

- 与评估对象建立融洽的关系,从礼节性交谈开始,态度和蔼,语言亲切,耐心细致,关心尊重评估对象。

- 询问健康史应有目的性,勿遗漏关键性的内容,以免造成漏诊或误诊。

- 避免暗示性提问、逼问、重复提问,避免使用有特定意义的医学术语。

Note:

- 尊重被评估者的隐私权,遇有不愿说出真情者,可先行检查,明确病情后再补充询问相关问题。
- 某些文化背景不允许女性讨论与性相关的话题,也不允许接受男性对其进行体格检查。
- 根据被评估者的年龄选择适合的健康问题进行提问。

一、妊娠准备期妇女的全面健康史评估

(一)社会人口学资料

1. 妊娠准备期妇女的资料　主要包括被评估者的姓名、年龄、职业、受教育程度、家庭住址、籍贯、宗教信仰等。如果妊娠准备期妇女的年龄大于35岁,则需要进行遗传咨询和检测;询问职业是为了判断其工作的性质和劳动强度,重点明确有无有毒物质或射线接触史、工作环境是否存在污染等;询问家庭住址有助于选择最佳产前检查地点;询问籍贯可了解被评估者的饮食等风俗习惯;评估文化程度有助于确定健康教育的内容与方式;询问宗教信仰可了解其对备孕的认知、对妊娠的看法以及社会支持情况。

2. 配偶的资料　包括配偶的年龄、职业、文化程度、个人生活方式、健康状况等。配偶的年龄和文化程度会影响其对备孕期知识的获取和依从性;职业环境是否存在污染、放射线、毒物等;吸烟、酗酒、熬夜等不良生活方式会影响胎儿的健康状况;个人健康状况不佳,尤其是患有遗传性疾病、传染病等,会对妊娠准备期妇女和即将孕育的胎儿造成威胁。

(二)目前健康状况

主要指生殖系统的健康状况,与孕育史、性功能和自我保健密切相关。询问时先询问症状,性相关问题可放在健康史询问的终末阶段进行。如果被评估者存在生殖系统的问题,注意其主诉并进行系统的分析,阴道分泌物、疼痛、肿块、痛经、闭经或月经失调、尿路症状等均可能与妇女生殖系统疾病密切相关。另外,注意询问有无其他可能影响妊娠及分娩的疾病,如心脏病、肝功能不全、肾功能不全以及系统性红斑狼疮、甲状腺功能异常等。

(三)日常生活状况

了解妊娠准备期妇女可能存在的不良行为,并可根据妇女不同的生活习惯,帮助其找出适宜的方法,维持和恢复健康以利于受孕。询问餐食、食欲及体重;排便、排尿情况;睡眠、休息及放松的方式与习惯;有无规律的身体锻炼,活动的强度及持续时间等;有无烟酒、麻醉品或其他特殊嗜好。

(四)既往健康史

既往健康史包括曾患何种疾病、手术史和既往妊娠分娩史等。询问妊娠准备期妇女是否患有结核、肝炎、性病、盆腔炎等,有无手术史、心血管疾病史及药物过敏史,并询问其治疗方法、治疗效果及目前的健康状况。还要重点询问有无不孕史及治疗情况,有无流产、死胎、死产及具体情况,是否分娩过出生缺陷儿,既往的分娩方式、处理情况,既往新生儿情况等。一般询问可依照表3-1进行。

(五)个人史

1. 出生及成长情况　询问被评估者的生活和居住情况、出生地和曾居住地区、有无烟酒嗜好、有无药物毒物使用史、有无猫狗等宠物接触史、自理程度、生活方式、卫生习惯等。评估妊娠准备期妇女的个人史可以了解其生殖系统疾病和不孕不育的原因,指导其进行有效的自我健康照护。

2. 月经史　询问初潮年龄、经量、月经是否规律、月经周期及经期持续时间、经期伴随症状等。经量多少可通过询问每日使用卫生巾数量获知;经期伴随症状包括痛经、乳房胀痛、水肿、精神抑郁或易激动等,如有痛经应具体询问疼痛部位、性质、程度以及痛经起始和消失的时间。

3. 婚育史　评估婚姻状况时应询问是未婚或已婚、结婚年龄、是否近亲结婚(直系血亲及三代旁系血亲)、配偶健康状况、有无性传播疾病史等。生育情况包括足月产、早产、流产次数以及现存子女数。如足月产1次,无早产,流产2次,现存子女1人,可简写为1-0-2-1,或以孕3产1(G_3P_1)表示。询问分娩方式,有无难产史,新生儿出生情况,有无产后大出血或产褥感染史,自然流产或人工流产原因及具体情况,末次分娩或流产的日期、采用何种避孕措施及其效果等。

表3-1　妊娠准备期妇女既往健康史的评估内容

项目	原因
既往疾病史	
● 您是否患过某些疾病？	● 母婴传播疾病，如乙型肝炎、艾滋病、衣原体感染、人乳头瘤病毒感染等
● 您是否做过泌尿生殖系统的手术？	● 泌尿生殖系统手术可影响生殖健康
● 您最近一次妇科体检是什么时候？	● 妇科体检可检查生殖系统是否存在炎症、肿瘤等
慢性疾病	
● 您是否有过性传播疾病？	● 性传播疾病可导致不孕；性传播疾病反复发作提示性伴侣未予治疗或多个性伴侣的可能
● 您是否有过生育方面的问题？	● 如有不孕不育问题，可进行针对性的指导和检查
● 您是否有过糖尿病、甲状腺疾病等？	● 糖尿病可能增加阴道感染的概率
● 您是否有过四肢瘫痪或半身不遂？	● 甲状腺疾病可导致月经不规律
	● 残疾或行动障碍者可增加产科风险
免疫状况	
● 您是否注射过乙肝疫苗？	● 乙肝病毒可通过性传播，也可由受感染的母亲传染给新生儿
过敏史	
● 您是否对某些食物或药物过敏？	● 利于更好地进行营养和用药指导
药物	
● 您是否使用过抗生素、避孕药、雌激素等药物？	● 长期使用抗生素或大量雌激素治疗可增加假丝酵母菌感染的概率
	● 长效避孕药的使用可引起月经周期的紊乱
其他	
● 您是否长期暴露于放射线或化学物质？	● 放射线或化学物质暴露可增加不孕风险
● 您周围是否有肺结核等传染性疾病患者？	● 给予针对性的指导和检查

4. 性生活史　评估非常重要，许多存在性问题或性困惑的妇女也愿意讨论这些问题；性经历与发生交叉感染的风险密切相关，如性传播疾病、乙肝等；性功能状态的变化有可能提示疼痛、感染、激素变化、疾病、月经状态的改变等。因涉及隐私问题，询问性生活史，需在确保护患关系融洽的基础上进行。建议查阅（女）性生活质量调查问卷，询问性功能的有关情况。如询问：

（1）您除了丈夫外，还有其他性伴侣吗？

（2）您是否避孕？用什么方式避孕？

（3）您是否担心感染艾滋病或其他性传播疾病？

（4）您是否采取措施预防性传播疾病的感染？如果有，是什么措施？

（5）你们性生活的频度如何？

（6）您的性生活是否和谐？

（六）家族史

收集家族史的目的是发现可能潜在的生理或心理疾病。注意询问妊娠准备期妇女及其丈夫的家族有无近亲结婚，双方家族中三代有无遗传性疾病（如血友病、白化病等）、可能与遗传有关的疾病（如糖尿病、高血压、恶性肿瘤等）及传染病（如肺结核、乙型肝炎等）。

（七）系统回顾

详细具体的系统回顾有助于发现现存或潜在的健康问题，具体的评估内容见表3-2。

Note:

表 3-2　妊娠准备期妇女系统回顾的主要内容

项目	原因
一般健康状况 ● 您最近感觉怎样？ ● 您觉得自己的精力旺盛吗？	● 疲劳或活动耐力减低是最轻微的健康问题 ● 疲劳会影响性生活的欲望和能力
表皮组织 ● 您是否患过皮疹？有没有过皮肤损伤？皮肤的颜色有无改变？ ● 头发有无异常？	● 皮疹、肿块表明有病理改变 ● 雌激素和孕激素会导致皮肤、头发和指甲的改变
头和颈 ● 您头痛吗？ ● 您是否有流泪、畏光等眼部不适？ ● 您是否有咽喉痛？ ● 您有淋巴结和甲状腺肿大吗？	● 头痛是口服避孕药常见的不良反应 ● 性传播疾病可致口咽和眼睛发生病变，如梅毒二期可发生口腔溃疡，淋病可发生淋病性结膜炎 ● 沙眼衣原体感染时会出现流泪、畏光、眼睑水肿、结膜充血水肿 ● 淋巴结肿大可与感染、恶性肿瘤有关 ● 甲状腺肿大可影响性功能
呼吸系统 ● 您有胸闷、气促、呼吸困难吗？	● 肺部疾病可致胸闷、呼吸困难等不适
心血管系统 ● 您的心脏、血管有没有问题？ ● 是否有心血管疾病、血栓性静脉炎？ ● 您是否吸烟或者您过去是否吸烟？如果是的话，吸烟的量和时间分别是多少？	● 心血管系统症状可能与口服避孕药有关 ● 慢性心血管疾病会影响性功能 ● 吸烟和口服避孕药会增加患心血管疾病的风险
乳房 ● 您有没有感到乳房疼痛？ ● 有没有发现乳房有肿块或者分泌物？	● 乳房胀痛可能与激素的变化有关 ● 乳房有肿块或分泌物需进一步检查
消化系统 ● 您有没有肝病史？ ● 您有没有出现食欲减退、体重减轻、腹痛？	● 有肝病史者需给予相应指导和检查 ● 有食欲减退或腹痛、体重不明原因下降者需行进一步检查
生殖系统—月经史 ● 您的月经初潮是什么时候？ ● 月经周期是多少天？ ● 每次月经持续多少天？ ● 经量是多、适中还是少？ ● 您的末次月经是什么时候？ ● 您是否有痛经？是否在经期时感觉小腹坠胀？ ● 在经期前，您是否会感到乳房胀痛、腹胀或情绪变化？是否会感到疲惫、头痛或关节痛？	● 初潮延迟、月经周期不规律、月经量过少等可能与饮食不规律导致的营养障碍有关，也可能与克罗恩病等慢性病、环境压力、高强度体育训练、甲状腺功能减退、镇静剂和激素的使用有关 ● 痛经可能与子宫位置及子宫内膜异位症等有关 ● 有经前期综合征者可指导其放松技巧以缓解身心压力
生殖系统—产科史 ● 您怀孕过几次？ ● 存活的孩子有几个？ ● 您是否有过人工流产或自然流产？ ● 您是否有过妊娠合并症或并发症？ ● 您是否有过产后并发症？	● 根据以往妊娠的情况给予相应指导

Note：

续表

项目	原因
生殖系统—避孕史 ● 您是否服用避孕药? ● 您如何避免性传播疾病?	● 口服避孕药有较多不良反应;有些人对避孕套的乳胶过敏
内分泌系统 ● 您的月经周期有没有改变? ● 您是否有情绪波动? ● 您是否有糖尿病? ● 您是否有甲状腺疾病?	● 下丘脑、垂体因素都是导致闭经的可能原因 ● 激素水平波动会影响情绪状态 ● 糖尿病会增加阴道念珠菌感染的风险 ● 甲状腺功能减退会引起月经过多、性欲减退和不育 ● 甲状腺功能亢进会导致月经紊乱或者闭经

二、妊娠准备期妇女的重点健康史评估

因为各种原因而不能对妊娠准备期妇女进行全面健康史评估时,应围绕以下几个问题进行重点健康史评估:

1. 您以往是否患过什么病?现在有无内、外科疾病?是否服用过药物?
2. 您的月经周期是多少天?是否规律?月经量是否正常?
3. 您怀孕过多少次?每次结果如何?在妊娠过程中有无异常?
4. 您的避孕措施是什么?
5. 您和您丈夫的家族中有无遗传性疾病?
6. 您的丈夫、子女及双方父母是否支持您的妊娠意愿?
7. 最近家庭中是否发生过重要的生活事件?
8. 您和主要家庭成员的饮食习惯如何?
9. 您和您的丈夫是否抽烟、喝酒?
10. 家里有没有养宠物?

（刘　颖）

第三节　妊娠准备期妇女主要症状问诊

妊娠准备期妇女可能因为某些原发病引起各种异常症状,这些症状不仅会引起备孕妇女身体上的痛苦,还可能导致不孕不育或影响到胎儿的健康。因此,通过系统全面的症状评估,有利于助产士发现备孕期妇女现存或潜在的健康问题,及时治疗,从而为健康、安全的妊娠奠定基础。

一、阴道流血

阴道流血是非妊娠期妇女最为常见的症状之一,它包括月经和因各种病理因素所致的异常阴道流血,本节主要针对异常阴道流血进行阐述。

（一）原因与机制

阴道流血的原因多种多样,可分为以下几类:

1. 内分泌原因所致出血

（1）异常子宫出血（abnromal uterine bleeding,AUB）:是指与正常月经的周期频率、规律性、经期长度、经期出血量中的任何一项不符,源自子宫腔的异常出血。本节内容仅限定于生育期非妊娠妇女,不包括妊娠期、产褥期、青春期前和绝经后的出血。目前分为排卵障碍（ovulatory dysfunction）相关的AUB（AUB-O）、排卵性异常子宫出血。后者包括黄体功能不足（luteal phase defect,LPD）和子宫内膜不

Note:

规则脱落(irregular shed-ding of endometrium)等。其中,AUB-O 系由下丘脑-垂体-卵巢轴功能失调,导致无排卵,子宫内膜持续性受雌激素刺激所致;而排卵性异常子宫出血多因黄体功能不足或子宫内膜不规则脱落和子宫内膜局部异常所致。

(2)排卵期出血:可能与卵泡破裂所致雌激素水平下降,或内膜对雌激素波动过于敏感有关。

2. 炎症有关的出血

(1)外阴、阴道炎症:指各种病原体,如滴虫、真菌、细菌感染导致的外阴或阴道炎症以及溃疡所致的出血。

(2)宫颈炎症:宫颈糜烂、宫颈息肉、宫颈外翻以及各种病原体如结核、阿米巴、梅毒、疱疹等引起的宫颈溃疡,均是宫颈出血的原因。

(3)子宫体炎症:如子宫内膜炎、子宫内膜息肉等可导致不规则出血。

3. 子宫内膜异位症/子宫腺肌病 少数患者可因卵巢无排卵、黄体功能不足或同时合并子宫腺肌病导致经量增多或经前点滴出血;阴道、宫颈处的子宫内膜异位病灶也可发生破裂而出血。

4. 肿瘤所致出血

(1)良性肿瘤:肌壁间子宫肌瘤及黏膜下肌瘤使宫腔增大、子宫内膜面积增加并影响子宫收缩,导致月经经期延长、经量增多、间期缩短或不规则阴道流血等。黏膜下肌瘤如发生感染可表现为不规则阴道流血及阴道流液等。

(2)恶性肿瘤:出血是宫颈癌、子宫内膜癌的特异表现;其他生殖道恶性肿瘤,如外阴癌、阴道癌、子宫肉瘤等均可引起出血。

(3)有分泌功能的卵巢肿瘤:颗粒细胞瘤、卵泡膜细胞瘤、颗粒-卵泡膜细胞瘤等能分泌雌激素导致不同程度的子宫内膜增生,引起月经紊乱而出现阴道不规则流血。

(4)滋养细胞疾病:葡萄胎、侵蚀性葡萄胎、绒毛膜癌均可表现为不等量的阴道流血。

5. 创伤、异物、药物所致的出血

(1)创伤:外阴阴道部位血供丰富,骑跨伤可导致大出血;粗暴性行为可发生阴道壁或后穹隆裂伤,导致阴道流血。

(2)异物:宫内节育器可引起经量过多、经期延长或周期中点滴出血;偶有手术时宫腔残留异物或因患者精神状态异常自行放置异物于阴道内,导致阴道壁组织损伤而出现阴道流血。

(3)药物:长期服用抗凝药物,可引起凝血机制变化而导致出血。

6. 全身性疾病所致出血

(1)凝血功能障碍性疾病:如血小板减少性紫癜、白血病、再生障碍性贫血、凝血因子减少等疾病;肝功能损害、凝血因子生成障碍亦可致出血,并能加重其他病理原因所致的阴道流血。

(2)泌尿道及直肠的疾病:如尿路结石、膀胱癌、痔、直肠癌,因患者难以判断出血的来源,有时以"阴道流血"为主诉。

(二)临床表现

1. 流血特点

(1)经量增多:月经量增多(>80ml)或经期延长,月经周期基本正常,为子宫肌瘤的典型症状;其他如子宫腺肌病、排卵性功血、放置宫内节育器,均可表现为经量增多。

(2)不规则阴道流血:多为无排卵性异常子宫出血,但应注意排除早期子宫内膜癌。性激素等药物应用不当或使用避孕药也可能引起不规则阴道流血。

(3)持续性阴道流血:多为生殖道恶性肿瘤所致,首先应考虑子宫颈癌或子宫内膜癌的可能,同时注意排除凝血功能障碍性疾病。

(4)阴道流血伴白带增多:一般应考虑晚期子宫颈癌、子宫内膜癌或子宫黏膜下肌瘤伴感染。

2. 流血时间

(1)月经间期出血:若发生在下次月经来潮前 14~15d,持续 3~4d,且出血量极少,偶可伴有下腹疼痛或不适,多为排卵期出血。

(2) 经前或经后点滴出血:月经来潮前数日或来潮后数日,持续极少量阴道红褐色分泌物,可见于排卵性异常子宫出血或为安置宫内节育器的副反应。此外,子宫内膜异位症也可能出现类似情况。

(3) 外伤后或接触性阴道流血:外伤后阴道流血常见于骑跨伤后,流血量可多可少;接触性出血常见于性交后或阴道检查后,立即有鲜血出现,应考虑急性宫颈炎、早期宫颈癌、宫颈息肉或子宫黏膜下肌瘤的可能。

(三) 问诊要点

1. 流血的原因 询问是否存在与阴道流血相关的因素,如异常子宫出血、子宫肌瘤、子宫内膜息肉、炎症、外伤等。

2. 特点及伴随症状 询问阴道流血的颜色、量、持续时间,阴道流血的发生有无规律,如是否发生在性生活后、月经来潮前 2 周左右等,以及有无发热、疼痛、贫血、休克等伴随症状。

3. 对妇女的影响 询问被评估者,阴道流血是否导致其烦躁、焦虑、食欲缺乏、头晕、心悸、眼花等,对其工作、生活带来了哪些影响。

4. 应对措施 针对阴道流血,是否及时就诊检查,采取过哪些治疗措施,效果如何。

二、异常白带

白带(leucorrhea)由阴道黏膜渗出物、宫颈管腺体及子宫内膜腺体分泌物等混合而成。正常白带呈蛋清样或白色糊状,量少,无臭味。生殖道在各种病理因素的刺激下,分泌物增多,性状发生改变,即为异常白带。

(一) 原因及临床表现

1. 炎症所致的白带异常 根据致病微生物的不同,炎症性白带的性状有较大区别。

(1) 滴虫性阴道炎:典型表现为灰白或者灰绿色、稀薄、泡沫样的白带。与其他细菌混合感染,则可呈脓性,并有腥臭味。白带中可查见阴道毛滴虫。

(2) 外阴阴道假丝酵母菌病:典型者白带呈凝乳状或豆渣样,外阴瘙痒、灼烧痛较严重,显微镜下可见假丝酵母菌芽孢和假菌丝。

(3) 细菌性阴道病:白带呈灰白色,质稀薄,有鱼腥臭味,有时可见泡沫,实验室检查未发现滴虫、真菌、淋球菌等特异性微生物,可见线索细胞。

(4) 生殖道化脓性炎症:如宫颈管炎、宫腔积脓、输卵管积脓可有脓性白带排出,呈黄色或黄绿色,质稠,有恶臭。在输卵管炎中可有腹痛—排脓—腹痛减轻的表现。

(5) 宫颈慢性炎症:宫颈的慢性炎症导致子宫颈肥大,宫颈腺体增生,分泌旺盛,可表现为正常性状的黏液性白带量显著增加。

(6) 少见原因:如阿米巴所致阴道炎呈黏液样白带,排出物中可查见阿米巴滋养体。

2. 肿瘤所致的白带异常 多系恶性肿瘤组织本身坏死及合并感染所致,另有因恶性腺体病理性分泌所致,通常有以下几种性状:

(1) 脓性白带:恶性组织的大量坏死,极易导致化脓性感染而排出黄色、黄绿色脓性白带,如阴道癌、宫颈癌。

(2) 血性白带:因组织破坏,血液混入分泌物排出,见于早期宫颈癌、子宫内膜癌。在宫颈息肉及放置宫内节育器的妇女亦可出现血性白带,应注意鉴别。

(3) 水性白带:系由大量组织坏死,并有微生物或细胞内具有溶组织作用酶类分解所致,呈淘米水样,见于晚期的宫颈癌、阴道癌。黏膜下子宫肌瘤合并严重感染,亦可有此类表现。在原发性输卵管癌中,来自输卵管的癌组织渗液及坏死脱落物积聚,通过输卵管收缩,流入宫腔经阴道排出,典型者呈阵发性黄色或红色水性白带排出。

(4) 正常性状的白带:宫颈高分化腺癌,癌组织保留分泌功能,因而可仅表现为白带的量增多,而无性状上的变化。

3. 异物刺激所致的白带异常　各种原因进入生殖道的异物,导致生殖道内感染、溃疡形成而引起病理性的白带增多,如子宫托、阴道隔膜滞留、手术遗留以及自行向阴道或宫颈塞入异物等。

4. 其他原因所致的白带异常

(1) 盆腔充血、淤血性疾病:各种引起盆腔充血或淤血的疾病如子宫肌瘤、盆腔淤血综合征,均可引起白带增多。

(2) 内分泌原因:生殖道尤其是宫颈腺体的分泌受激素水平影响,因而激素水平异常增高亦可表现为白带增多。卵巢功能失调者中也可有白带量的增多。

(3) 尿瘘、粪瘘:尿液、粪便及泌尿道、直肠的分泌物自瘘管进入阴道,并经阴道排出。因患者难以区别分泌物的来源,故以白带增多就诊。而这类疾病多合并有感染,伴有阴道内炎症性白带流出。

（二）问诊要点

1. 异常白带的特点　询问被评估者白带的颜色、性状、气味、量以及有无瘙痒、出血、渗液等伴随症状。

2. 异常白带的原因　询问有无引起白带异常相关的因素,如会阴部卫生不良、内裤透气性不佳、性生活不洁、流产后过早性生活等,有无妇科肿瘤、糖尿病等疾病,有无大量服用雌激素类药物或长期使用抗生素等。

3. 对妇女的影响　询问被评估者是否因此出现焦虑、烦躁,会阴部皮肤破溃,是否因为瘙痒等伴随症状影响睡眠,因为伴有白带异味影响社交等。

4. 应对措施　询问其是否因异常白带而进行及时就诊检查,采取过哪些治疗措施,效果如何。

三、下腹疼痛

下腹疼痛是育龄期妇女常见的症状,其病因较为复杂,表现多样,系统问诊对明确病情和判断护理问题非常重要。

（一）原因及机制

1. 急性炎症　在急性炎症中,组织受炎症因子作用发生充血、水肿,刺激组织间或其所处器官包膜上神经末梢而引起痛觉。细菌毒素、炎症因子还可以直接刺激神经末梢引起痛觉。非孕期女性常见的急性症状,如急性子宫内膜炎、急性输卵管炎、急性盆腔炎、输卵管卵巢脓肿等,均可导致患者器官的明显炎症而引起下腹疼痛。

2. 器官及组织穿孔破裂　破裂本身撕裂局部神经组织引起强烈的痛觉;而破裂所致出血及内容物释放又对腹膜产生化学刺激引起疼痛。较常见的有卵巢黄体破裂、巧克力囊肿破裂及各种肿瘤或操作所致的脏器穿孔,如绒毛膜癌所致的子宫穿孔,宫腔操作所致的子宫穿孔。穿孔大小不等,可有不同表现,较严重者可表现为剧烈下腹疼痛。

3. 血运障碍　由于各种原因引起的动脉灌注或静脉回流障碍,引起受累器官组织淤血、肿胀和血管活性因子的释放而引起腹痛。常见病因有卵巢及输卵管囊肿扭转、卵巢肿瘤蒂扭转、浆膜下子宫肌瘤蒂扭转、子宫扭转。子宫肌瘤红色变性所引起的腹痛可能与血运障碍造成瘤体内栓塞和溶血有关。

4. 痛经　根据发生原因不同分为原发性痛经与继发性痛经两种。

(1) 原发性痛经:一般认为系由前列腺素、白三烯刺激子宫收缩,发生子宫张力增加或子宫肌过度痉挛造成的。血管升压素、缩宫素亦与原发性痛经有关,宫颈狭窄、子宫屈曲、先天性子宫畸形以及逆流的经血刺激盆腔神经末梢也是原发性痛经的原因之一。

(2) 继发性痛经:原因较多,如子宫炎症、子宫肌瘤、子宫腺肌病等。其中,子宫腺肌病的表现较为典型,它表现为继发性、进行性加重的经期下腹痛。

5. 肿瘤性疼痛　肿瘤在早期多无明显的疼痛症状,持续性顽固性的疼痛是晚期肿瘤的特点,提

Note:

示肿瘤组织已侵犯较大的神经支。此外肿瘤组织坏死、内出血、感染也可导致明显的疼痛。

6. 慢性疼痛　慢性附件炎、慢性盆腔结缔组织炎、盆腔静脉淤血等,均可引起慢性的下腹痛,原因为组织在长期慢性刺激下发生的不可逆转的淤血水肿、增生。

7. 其他　活动后腹痛多为器官、肿瘤扭转造成;腹部受压后疼痛应考虑到囊肿、肿瘤的破裂。

(二) 临床表现

引起疼痛的原因不同,其疼痛发作的缓急、发生的部位、性质、疼痛程度及伴随症状等也不相同。

1. 发作缓急　疼痛发作急骤者多是由组织器官穿孔或血运障碍等因素造成的;而缓慢发作并逐渐加剧的疼痛多是肿瘤性疼痛的特点。

2. 部位及放射部位　疼痛的部位提示病变的脏器,如下腹部疼痛多来源于子宫;而一侧下腹痛应考虑同侧附件改变;双侧下腹疼痛提示双附件的急性炎症;全腹压痛及反跳痛多为腹膜炎症。疼痛的放射部位对判断病变脏器亦较重要,向大腿内侧及腹股沟放射的疼痛,多由同侧的子宫附件病变引起;腰骶部的放射痛多与宫颈病变有关;腹腔内出血则多放射至肩胛部。

3. 疼痛性质　锐痛、剧痛多提示组织器官急性缺血、穿孔;隐痛、钝痛多因慢性炎症、充血所致,输卵管妊娠在未破裂流产前也表现为隐痛不适;绞痛是子宫、输卵管等空腔器官收缩的结果;顽固性疼痛多见于晚期肿瘤。

4. 发作的时间　月经中期疼痛多系排卵性疼痛;经期下腹疼痛则考虑原发性痛经、子宫腺肌病、盆腔子宫内膜异位症;周期性下腹痛而无月经来潮者,注意有无先天性生殖道闭锁、畸形或宫颈粘连。

5. 伴随症状　伴有停经、不规则阴道流血多考虑妊娠相关疾病;伴有畏寒、发热症状者,提示疼痛与感染有关;伴有晕厥、休克者,如有全腹疼痛,则提示严重内出血;伴有恶病质表现者,多为晚期恶性肿瘤。

(三) 问诊要点

1. 下腹疼痛的特点　询问下腹疼痛的部位、程度、性质、起病缓急、发作时间、缓解方式、有无牵涉痛或放射痛、与月经的关系以及有无腹泻、呕吐、阴道流血、休克等伴随症状。

2. 下腹疼痛的原因　询问是否存在可能引起下腹疼痛的疾病,如卵巢囊肿、子宫肌瘤、盆腔炎症等,有无不洁食物摄入。

3. 对妇女的影响　是否因下腹疼痛而影响工作、生活,是否影响睡眠质量,是否导致患者焦虑、烦躁、抑郁等心理反应。

4. 应对措施　针对下腹疼痛,患者是否及时就诊检查,采取过哪些处理措施。如是否服用过止痛药物,效果如何,有无不良反应;是否进行过热敷,效果如何;患者是否因疼痛而采取某种强迫体位,该体位是否能够缓解疼痛。

四、下腹部包块

下腹部包块是非孕期妇女就诊时的常见主诉,较大的腹部包块可由其本人或家属偶然发现,较小或位置较深的盆腔包块多在妇科查体或超声检查时发现。

(一) 原因及临床表现

下腹部包块可来源于盆腹腔内多种器官,以来源于子宫及双侧附件居多。

1. 子宫增大

(1) 子宫肌瘤:子宫增大、变硬。浆膜下肌瘤可扪及由蒂与宫体相连的包块,但应注意和卵巢肿瘤鉴别;若为黏膜下肌瘤,子宫可表现为均一性增大;肌壁间肌瘤者在子宫体表面可触及单个或多个不规则突起。

(2) 子宫腺肌病:子宫呈均匀性增大,一般不超过 3 个月妊娠大,可伴有压痛。

(3) 子宫畸形:双子宫和残角子宫,在子宫一侧可扪及与之大小、硬度相似的包块,两者相连。

(4) 子宫阴道积血或宫腔积脓:青春期后无月经而有周期性下腹疼痛,如触及盆腔包块考虑系生

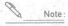

殖道闭锁引起的子宫阴道积血所致。宫腔积脓常见于子宫内膜癌和宫颈癌患者。

2. 输卵管、卵巢肿块

(1) 炎性包块：多为双侧病变，可呈大小不等的不规则包块，伴有压痛。急性炎症时有发热、腹痛等症状。

(2) 肿瘤：单侧、囊性、活动、表面光滑的卵巢包块多为良性肿瘤；双侧、固定、实性或半实性、表面不平、结节状的卵巢包块多为恶性。卵巢的良性肿瘤偶见巨大者，可占据整个盆、腹腔。

(3) 卵巢非赘生性囊肿：多为单侧、囊性、壁薄、表面光滑的包块，直径一般小于 6cm。卵巢子宫内膜异位囊肿多活动差或固定，囊性偏实，可有触痛。

3. 肠道肿块

(1) 粪块：位于左下腹条块状，质较实，略能推动，压之变形。灌肠后包块消失。

(2) 阑尾脓肿：位于右下腹，包块固定、有明显压痛、边界常不清，多为囊实性。多有转移性下腹痛、发热及白细胞增多。

(3) 肠管粘连：肿块边界不清，部分区域叩诊鼓音，以往有手术史或盆腔感染史。

(4) 肠系膜包块：部位高，活动度较大。

4. 泌尿系肿块

(1) 充盈膀胱：位于下腹正中，囊性、表面光滑、不活动，导尿后消失。

(2) 盆腔异位肾：可位于髂窝或盆腔内，较正常肾略小，形状类似，静脉肾盂造影可确诊。

(3) 多囊肾：部分妇女因肾体积的极度增大，可在下腹触及其下缘。

(4) 肾盂积水：包块位置较高，囊性，紧张度可不一致，活动度差。

5. 腹腔、腹壁或网膜肿块

(1) 包裹性结核性腹膜炎：肿块为囊性，边界不清，表面光滑，活动度差，腹部有揉面感。

(2) 腹壁血肿：有手术或外伤史，肿块位于腹壁内，边界不甚清楚。

(3) 腹膜后肿瘤：实性或囊性，与后腹壁固定，不活动。

(4) 子宫直肠陷凹脓肿：位于后穹隆上方，囊性或囊实性，明显触痛，有发热及急性盆腔腹膜炎体征。后穹隆穿刺抽出脓液可确诊。

(二) 问诊要点

1. 下腹部包块的特点　询问下腹部包块的发现时间、大小变化，有无腹痛、腹泻、便秘、恶心、呕吐等伴随症状。

2. 下腹部包块的原因　询问有无引起下腹部包块的相关因素或疾病史，如便秘、子宫肌瘤、盆腔炎症等。

3. 对妇女的影响　询问患者是否因为下腹部包块而感到焦虑、恐惧，是否影响其睡眠质量，对工作和生活带来了哪些影响。

4. 应对措施　针对下腹部包块，患者是否进行了及时就诊检查，采取了哪些措施，效果如何。

五、外阴瘙痒

外阴瘙痒(pruritus vulvue)是非孕期妇女的常见症状之一，可由局部病变或全身疾病引起。瘙痒部位多在阴蒂、小阴唇，重者可扩展到大阴唇、阴道口、会阴及肛门区，甚至大腿内侧。瘙痒程度则因疾病种类和个体瘙痒阈值的差异而有不同，严重者影响生活和工作。瘙痒可呈间歇性、阵发性或持续性，但多以夜间为甚。

(一) 原因及临床表现

1. 局部原因

(1) 外阴阴道感染：外阴阴道假丝酵母菌病及滴虫性阴道炎是最常见的原因，感染后阴道流液增加刺激外阴皮肤而引起瘙痒。

(2) 外阴局部病变：外阴皮肤病如慢性营养不良、外阴静脉曲张、外阴湿疹、银屑病、神经性皮炎等均可引起外阴瘙痒；外阴鳞状上皮细胞增生可引起外阴刺痒。

(3) 药物过敏或化学药品刺激：碱性肥皂、避孕器具或避孕套上的润滑剂、各类香水及除臭剂等可因直接刺激外阴局部或致局部皮肤过敏引起外阴瘙痒。

(4) 尿液刺激：糖尿、高酸度尿、尿路感染的脓尿、尿失禁或尿瘘等尿液反复或持续刺激外阴皮肤，引起外阴皮炎或湿疹可致外阴瘙痒。

(5) 不良卫生习惯：不注意外阴清洁，污垢积于大小阴唇；汗液、皮脂腺分泌物及经血刺激；长期穿紧身不透气的内裤或经常使用会阴护垫阻止阴部汗液蒸发等因素均可引起外阴瘙痒。

2. 全身性疾病

(1) 全身性疾病的局部症状：糖尿病患者的尿液刺激外阴皮肤，并促发外阴阴道假丝酵母菌病引起外阴奇痒；黄疸、维生素 A 和维生素 B 缺乏、痛风、尿毒症、胃肠疾病及恶性肿瘤等慢性疾病所产生的异常代谢产物刺激外阴皮肤，引起瘙痒。此时，外阴瘙痒可为疾病早期症状或全身症状的一部分。

(2) 全身性过敏反应：某些过敏因素或药物引起荨麻疹或药物疹等全身性变态反应。

(3) 精神性因素：神经质或癔症的患者，可因心理因素或情绪激动导致外阴瘙痒，或由于心理因素夸大了外阴瘙痒的感受性。一般找不到瘙痒的病因或查不到明显的皮肤病变。

(二) 问诊要点

1. 外阴瘙痒的特点　询问外阴瘙痒的部位、范围、程度、持续时间及缓解方式，有无皮肤红肿、溃烂、疼痛等伴随症状。

2. 外阴瘙痒的原因　询问有无引起外阴瘙痒的诱因存在，如糖尿病、尿瘘、粪瘘、长期服用抗生素或大量服用雌激素等，有无外阴、阴道炎症，有无接触过敏物质等。

3. 对妇女的影响　询问是否因为外阴瘙痒而导致焦虑和烦躁、影响睡眠质量，给生活和工作带来了哪些影响。

4. 应对措施　询问患者是否因为外阴瘙痒而就诊，做了哪些检查，检查结果有无异常，采取了哪些处理措施，效果如何等。

（刘　颖）

第四节　妊娠准备期妇女体格检查

妊娠准备期妇女应在准备妊娠前半年进行全面的体格检查，包括生命体征、身高、体重、甲状腺触诊、心肺听诊、肝脏与脾脏触诊、四肢及脊柱检查等。除此之外，还应进行女性生殖系统专科检查。体格检查的目的在于排除可能影响孕妇和胎儿的疾病，发现影响优生的相关因素，降低影响受孕及导致不良妊娠结局的风险。

一、一般体格检查

首先对妊娠准备期妇女进行全身状态的概括性观察，以视诊为主，配合触诊、听诊、嗅诊进行检查。检查内容包括生命体征、发育、意识、身高、体重、皮肤等。

(一) 生命体征

1. 体温　临床常用的体温测量方法包括腋测法、口测法和肛测法。腋温的正常值是 36~37℃，口温的正常值是 36.3~37.2℃，肛温的正常值是 36.5~37.7℃。

基础体温（basal body temperature，BBT）指当人体处在清醒而又非常安静，不受肌肉活动、精神紧张、食物及环境温度等因素影响时的基础状态下的体温。正常育龄期妇女排卵后卵巢形成黄体，黄体分泌孕激素会使基础体温上升 0.3~0.5℃，从而使体温出现高低两相变化，即双相型。高温期持续 14d 左右，如果没有妊娠，黄体萎缩，停止分泌孕激素，则体温下降，月经来潮。如果高温期短于 11d，则说明黄体功能不足。如果妊娠,因黄体受到胚胎分泌的绒毛膜促性腺激素的支持,转变为妊娠黄体,继续分泌孕激素,则体温将持续高温。若无排卵,则无黄体形成,基础体温呈单相型。

(1)测试要求:被测试妇女在清晨醒来,在尚未起床、说话、进食等任何活动之前,将体温表放在舌下,测量口腔温度 5min。将每天的测量值记录于基础体温单上,按日连成曲线。每天测量的时间应固定,夜班工作者应在休息 6~8h 后,刚睡醒时测量。生活中如有感冒、发热、性生活、失眠、用药治疗等特殊情况,应记录在基础体温单上,以便进行参考。

(2)结果判断:基础体温呈双相型、有性生活史的育龄期妇女,如出现高温相持续 18d 不下降,早孕可能性大;如高温相持续超过 3 周仍不下降,则早期妊娠的可能性更大。

2. 脉搏　触诊桡动脉检查。妊娠准备期妇女在安静、清醒状态下,脉搏为 60~100 次 /min。注意脉搏次数有无增快、减慢、不齐的情况,同时关注是否有其他症状,如果出现胸闷、倦怠等症状,或者有病理性的心动过缓,需到心内科就诊,以便及时处理,避免增加妊娠风险。

3. 呼吸　通过观察妊娠准备期妇女每分钟的胸廓起伏次数确定呼吸频率。平静状态下呼吸频率为 12~20 次 /min。超过 20 次 /min 为呼吸过速;低于 12 次 /min 为呼吸过缓。

4. 血压　正常情况下血压不超过 140/90mmHg。孕前测量血压是为了与妊娠后相比较,若妊娠准备期妇女诊断出高血压病,需全面检查,综合评估,以决定是否妊娠。否则,妊娠准备期妇女患有高血压病,有致胎儿畸形和流产的风险。

(二)发育及意识状态

观察妊娠准备期妇女发育、营养及精神状态,意识是否清楚,表情是否自然,行走是否自如等。

(三)身高及体重

测量身高的目的是通过计算与体重的比例来估算体重是否在正常范围,并估计骨盆的大小。身高小于 140cm 者可发生头盆不称,易导致难产。体重测量是孕前检查的必测项目,其目的有二:一是有助于监测孕期体重增长情况;二是针对体重过重或过轻的情况给出具体建议。如果超重(BMI≥24kg/m²)则日后患妊娠合并症或并发症的风险增大;如果过轻(BMI<18.5kg/m²),对排卵、月经都可能会有影响,同样不利于妊娠。

(四)乳房检查

检查两侧乳房是否对称,皮肤有无改变,如皮肤有无"橘皮"样变化或肿胀与皮疹;乳头是否对称、有无内陷、有无分泌物;轻触乳房,检查有无硬结、肿块;肿块的活动度以及有无压痛,腋窝和锁骨上窝淋巴结有无肿大。

除了以上几项,还需进行甲状腺触诊、心肺听诊、腹部及四肢触诊等,评估有无异常体征。

二、女性生殖系统专科检查

女性生殖系统专科检查的目的是了解妊娠准备期妇女的外阴、阴道、宫颈、子宫、卵巢和输卵管的健康情况,以确定是否适合妊娠、分娩。通过检查,可发现一些日常容易忽视的异常问题或疾病,如阴道炎、宫颈炎及一些常见的妇科疾病,如子宫肌瘤等,甚至少见的生殖器官畸形也可能被发现。检查前应完全排空膀胱;为了不影响阴道清洁度的检查,检查前不要清洗阴道;由于需要使用窥器撑开阴道,所以检查时要尽量放松。

1. 阴道窥视　置入阴道窥器,观察阴道前、后、侧壁黏膜情况;阴道分泌物的量、性质、颜色,有无异味;观察宫颈大小、颜色、外口形状,有无糜烂、息肉、撕裂、囊肿等。

2. 双合诊　检查者将一手的中指和示指放入阴道,另一手在腹部配合检查,是盆腔检查中最重要的项目,该检查可以了解妊娠准备期妇女子宫位置、大小、形状、质地、活动度、有无压痛以及阴道情况,可进一步了解双侧输卵管的情况。

双合诊检查具体操作程序介绍如下(图 3-9):

(1)第一步:检查者戴无菌手套,将一只手的中指和示指沿阴道后壁轻轻插入,检查阴道通畅度和深度,有无畸形、瘢痕、肿块和宫颈穹隆部情况;再触宫颈大小、形状、硬度及宫颈口情况,有无接触性出血。

(2) 第二步:将阴道内两指放在宫颈后方,另一只手掌心朝下手指平放在患者腹部平脐处,当阴道内手指向上向前方抬举宫颈时,腹部手指往下按压腹壁,并逐渐向耻骨联合部移动,通过内、外手指同时分别抬举和按压,相互协调,即可触清子宫的位置、大小、形状、软硬度、活动度及有无压痛。正常子宫位置一般是前倾略前屈。

(3) 第三步:检查子宫情况后,将阴道内两手指由宫颈后方移向一侧穹隆部,尽可能往上向盆腔深部触及,与此同时另一手从同侧腹壁髂棘水平开始,由上往下按压腹壁,与阴道内手指相互对合,以触摸该侧子宫附件区有无肿块、增厚或压痛。正常卵巢偶可扪及,触后稍有酸胀感,正常输卵管不能扪及。

3. **三合诊** 是经直肠、阴道、腹部联合检查(图 3-10)。检查方法是双合诊结束后,一手示指放入阴道,中指插入直肠以替代双合诊时的两指,其余检查步骤与双合诊时相同,是对双合诊检查不足的重要补充。通过三合诊可了解后位子宫的大小,发现子宫后壁、宫颈旁、直肠子宫陷凹、宫骶韧带及盆腔后壁病变,估计盆腔内病变范围及其与子宫或直肠的关系。

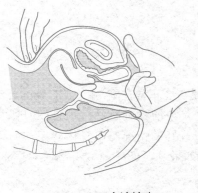

图 3-9 双合诊检查

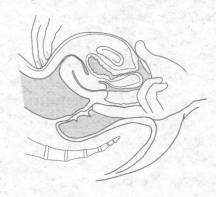

图 3-10 三合诊检查

(刘　颖)

第五节　妊娠准备期妇女辅助检查

妊娠准备期妇女建议在妊娠前 3 个月进行必要的辅助检查,具体包括常规实验室检查、阴道分泌物检查、病毒筛查、妇科超声常规检查以及其他相关检查。应详细告知妊娠准备期妇女检查前的注意事项:

● 前一天晚上应饮食清淡,特别注意不要饮酒,不要吃太甜、太咸的食物,以免影响次日的结果。前一天晚上 8 点钟之后一般要求禁食,检查当日不要吃早餐,也不要饮水,因为有些检查项目结果可能会受食物因素的影响。

● 检查前一晚要早些休息,避免饮用浓茶、咖啡等刺激性饮料,以免影响睡眠。

● 检查当日晨起后留取第一次尿,放在干净的小瓶子里,等待检验。尿常规要留取中段尿,即先排出 1/3 后开始留尿,然后排尽。做子宫 B 超检查需要憋尿,被检查者可以随身携带一瓶水,以便憋尿时随时喝水。

● 大便标本最好是当天检查前留,20min 内送到化验室。如果在家留,要密封后放入冰箱保鲜,6h 内送到化验室,总量有莲子大小即可。

Note:

一、常规检查

包括血常规、尿常规、血型(含 ABO、Rh)、血糖、肝功能、乙型肝炎血清学五项检测、肾功能、甲状腺功能等检查。

1. **血常规检查** 准备妊娠前 1~3 个月检查,通过血常规检查可以了解妊娠准备期妇女有无潜在感染,以及是否患有贫血或者血液系统其他疾病。如果患有严重的贫血,很有可能会导致孕期铁的供给量不足,引起胎儿宫内发育迟缓,而且不利于产后恢复。通过检测血小板,可以了解妇女的凝血功能,以及是否有血液系统或免疫系统疾病,减少因血小板减少造成的新生儿出血性疾病。对红细胞平均体积(MCV)及脆性的检查,有助于发现地中海贫血基因携带者。

2. **尿常规检查** 准备妊娠前检查,留取中段尿,以晨起第一次尿为佳。

(1)目的:是通过尿常规检查能够了解妊娠准备期妇女肾脏状态和全身营养状况,了解有无泌尿系感染以及糖尿病,从而减少生殖道感染、宫内感染、胎儿死亡和胎儿宫内发育迟缓。另外,尿常规检查还有助于肾脏疾患的早期诊断,妊娠会加重肾脏的负担,严重的可能出现肾功能衰竭,并增加高血压疾病的风险,而且病情会随着妊娠的继续而加重,引起流产、早产、胎儿宫内发育受限等,甚至必须终止妊娠。

(2)内容:包括尿液一般检查(尿量、颜色、气味、透明度),尿液化学检查(尿隐血、酸碱度、尿胆红素、尿酮体、尿蛋白、尿葡萄糖、尿亚硝酸盐、尿比重)以及尿沉渣检查(红细胞、白细胞、上皮细胞、管型等)。

3. **血型** 包括 ABO 血型和 Rh 阳/阴性。血型检查的目的是预测是否会发生母婴血型不合致溶血,减少胎儿溶血导致的流产、死胎、死产、新生儿黄疸等,并为可能需要的输血做准备。

4. **血糖测定** 检查目的是进行糖尿病筛查,以减少流产、早产、胎儿畸形等风险。

5. **肝功能检测** 准备妊娠前 3 个月检查,要求清晨空腹抽血,前一天避免油腻饮食。肝功能检查的目的是了解妊娠准备期妇女的身体状态和营养状态,是否感染及肝脏损伤情况。可以指导其更好地选择生育时机,减少母婴传播。肝功能检查内容包括总蛋白、清蛋白、球蛋白、前清蛋白、谷丙转氨酶、谷草转氨酶、γ-谷氨酰转氨酶、碱性磷酸酶以及胆红素检查。

6. **乙肝血清学检查** 在准备妊娠前 3 个月检查,乙肝血清学检查可以了解妊娠准备期妇女是否患有乙肝,目的是对病毒携带者给予相应处理,降低母婴传播率,进行孕期监测。包括:①乙肝五项:乙肝表面抗原、乙肝表面抗体、乙肝 e 抗原、乙肝 e 抗体、乙肝核心抗体;②乙型肝炎病毒脱氧核糖核酸。

7. **肾功能检测** 准备妊娠前 3 个月检查,要求清晨空腹抽血,前一天避免油腻饮食。肾功能检查的目的是了解妊娠准备期妇女的肾脏功能,指导生育时机选择;减少胎儿宫内发育迟缓。肾功能检查内容包括尿素氮、血肌酐以及尿酸。

8. **血脂检查** 包括总胆固醇、三酰甘油、低密度脂蛋白胆固醇和高密度脂蛋白胆固醇。

9. **甲状腺功能检查** 用于评价妊娠期妇女甲状腺功能,指导妇女选择生育时机,减少流产、早产、胎儿宫内发育迟缓、死胎、死产、子代内分泌及神经系统发育不全、智力低下等。

二、阴道分泌物检查

阴道分泌物检查是指白带涂片显微镜检查,正常成年妇女阴道会有少量白色黏性分泌物,称为白带。白带是由阴道黏膜分泌物、宫颈腺体及子宫内膜的分泌物混合而成,其中含有较多脱落的上皮细胞、阴道杆菌、少量白细胞,偶见少量红细胞。当生殖道出现炎症或肿瘤继发感染时,白带会发生色、质、量的异常变化。

1. **检查内容和方法** 阴道分泌物检查包括清洁度检查以及滴虫、真菌、淋病双球菌的检测。阴道清洁度是判断阴道有无炎症的指标,并有助于了解卵巢的内分泌功能。检查方法是取阴道分泌物在显微镜下观察,以含阴道杆菌、上皮细胞、白细胞的多少来区别清洁度。

2. 结果及临床意义　阴道清洁度分为四度,见表3-3。Ⅰ度:有大量阴道杆菌及上皮细胞,无杂菌、白细胞,视野干净,是正常分泌物;Ⅱ度:阴道杆菌及上皮细胞中量,少量白细胞及杂菌,仍属于正常阴道分泌物;Ⅲ度:有少许阴道杆菌及鳞状上皮,较多杂菌及白细胞,提示有较轻的阴道炎症;Ⅳ度:无阴道杆菌,只有少许上皮细胞,有大量白细胞及杂菌,提示有相对较重的阴道炎症,如外阴阴道假丝酵母菌病、滴虫性阴道炎。如筛查出滴虫、假丝酵母菌、淋球菌、沙眼衣原体感染或其他阴道炎症等妇科疾病,应先彻底治疗后再妊娠,以免在妊娠后引起流产、死胎、早产、胎儿宫内发育迟缓等危险。

表3-3　阴道清洁度特征

清洁度	阴道杆菌	球菌	上皮细胞	脓细胞或白细胞
Ⅰ度	++++	−	++++	0~5 个 /HP
Ⅱ度	++	−	++	5~15 个 /HP
Ⅲ度	−	++	−	15~30 个 /HP
Ⅳ度	−	++++	−	>30 个 /HP

三、病原体筛查

主要包括风疹病毒、巨细胞病毒、弓形体、梅毒螺旋体、支原体、衣原体、淋球菌等感染检查。妊娠准备期妇女如果家中养过猫、狗等宠物或与动物有过接触,在近期吃过半熟或生肉、生鱼,近期接触过风疹患者或皮肤出现过红斑、皮疹,或曾有输血、器官移植经历等,应进行此项检查。这些特殊的病原体有可能引起胎儿宫内感染,同时也是造成新生儿出生缺陷的重要原因之一。

1. 风疹病毒 IgG 抗体测定　可以发现风疹病毒易感个体,减少子代先天性风疹综合征(先天性心脏病、耳聋、白内障、先天性脑积水等)的发生。

2. 巨细胞病毒 IgM 抗体和 IgG 抗体测定　可以筛查妊娠准备期妇女有无巨细胞病毒感染以及感染状况,从而减少新生儿耳聋、智力低下、视力损害、小头畸形等。

3. 弓形体 IgM 和 IgG 抗体测定　可以筛查妊娠准备期妇女有无弓形体感染以及感染状况,以减少流产、死胎、胎儿宫内发育迟缓等。

4. 梅毒螺旋体筛查　可以筛查妊娠准备期妇女有无梅毒感染,以减少流产、死胎、死产以及母婴传播。

5. 支原体、衣原体、淋球菌三联筛查　生殖道支原体感染易导致炎性损伤和细胞纤维化,并且会堵塞管腔引发输卵管性不孕。不孕症妇女生殖道支原体、沙眼衣原体、病球菌感染,易导致继发性不孕,其检出率较原发性不孕妇女检出率高。近年有作为常规检查的趋势。

四、传染、免疫及遗传相关检查

1. 传染性疾病筛查　在准备妊娠前 6~9 个月检查,主要了解妊娠准备期妇女有无感染性疾病,如乙肝、丙肝、淋病、艾滋病等以便及时治疗,防止对胎儿的伤害。其中乙肝病毒携带者,可通过产前或产后注射免疫球蛋白等措施预防母婴传播。

2. 免疫相关检查　包括检测抗核抗体、抗子宫内膜抗体、抗精子抗体、抗卵巢抗体、抗心磷脂抗体等。这些抗体与复发性流产关系密切。①抗核抗体:该抗体通过补体激活后,介导胎盘损伤,阻碍胚胎发育,导致流产;②抗子宫内膜抗体:该抗体可干扰受精卵的着床和发育,从而导致流产或早产;③抗精子抗体:该抗体可导致受精卵溶解,或破坏受精后的前期胚胎发育,导致早期自然流产;④抗卵巢抗体:该抗体可诱发卵巢自身免疫反应,使卵泡发育障碍,生长卵泡减少,妨碍着床,造成不孕;⑤抗心磷脂抗体：该抗体可增加血栓素水平，影响前列腺素生成，引起母体及胎盘发生血管痉挛和供血不足，并易导致胎盘栓塞，还可引起血小板聚集，血栓形成加剧，促使胎盘病变加重，进而引起胎盘或胎儿缺血缺氧，从而导致流产。

3. 遗传相关检查　可在相关问诊的基础上，进行生殖系统畸形、严重精神病、先天性遗传疾病等医学检查。妊娠准备期妇女如果曾经有过反复流产史、胎儿畸形史或者其丈夫有遗传病家族史，夫妻双方可分别进行染色体检测。染色体检测能预测生育的后代患染色体病的风险，及早发现遗传疾病及本人是否有影响生育的染色体异常、常见性染色体异常，以采取积极有效的干预措施。

五、影像学检查

包括妇科 B 型超声检查、子宫输卵管造影检查。

(一) 妇科 B 型超声检查

是利用二维超声诊断仪，通过荧屏上不同强弱程度的光点、光团、光带或光环，显示探头所在部位脏器或病灶的断面状态、与周围其他器官的关系，还可以应用于实时动态观察和照相。此项检查应在月经后做，常用方法有两种：

1. 经腹 B 超检查　此种方法应用最多，即将超声探头放在下腹部来观察盆腔内情况。一般采用弧阵探头和线阵探头 (3.5MHz) 扫查。检查前被检查者需要适度充盈膀胱，即俗称的憋尿，形成良好的"透声窗"，因为只有膀胱充盈到一定程度，才能将子宫从盆腔深处挤到下腹部，从而用腹部超声观察到子宫及卵巢。检查时被检查者取仰卧位，暴露下腹部，检查区皮肤涂耦合剂。检查者手持探头，以均匀适度压力滑行探测观察。

2. 经阴道 B 超检查　是通过选用高频探头 (5~7.5MHz) 经阴道以获得高分辨率图像的检查方法。检查前常规消毒探头，套上一次性使用的橡胶套 (常用避孕套)，套内外涂耦合剂。检查前被检查者需要排空膀胱，取膀胱截石位，检查者将探头轻柔地放入被检查者阴道内，旋转探头，调整角度以获得满意切面。经阴道超声检查时，被检查者不必充盈膀胱，且由于接近子宫和卵巢，图像清晰，因此检查结果较为准确。特别适合于肥胖妇女或对盆腔深部器官的观察，检查效果更佳。但此种方法不适宜有出血者，如月经期、阴道不规则出血；亦不适宜有传染病者，如阴道炎、性病等。

妇科 B 超检查的目的是了解妊娠准备期妇女的盆腔状态，以及子宫、卵巢、输卵管是否存在异常或疾病，也可用于监测排卵。如果出现异常，需要在妊娠之前先进行治疗，从而减少被检查者不孕、流产及早产等不良妊娠结局。

(二) 子宫输卵管造影

属于有创检查，通过导管将造影剂注入宫腔及输卵管，在 X 线或超声下观察造影剂的流动与分布情况，从而了解输卵管是否通畅、阻塞部位及宫腔形态，多用于评估习惯性流产患者宫颈松弛度、宫颈及子宫有无畸形、输卵管是否通畅等。

六、其他检查

1. 胸部透视　了解妊娠准备期妇女有无结核。X 线检查之后 3 个月内不宜妊娠，故此项检查要在计划妊娠前 3 个月或之前做，若不能确保这个时间间隔，则不做，或推后妊娠。

2. 心电图检查　对妊娠准备期妇女心血管疾病的诊断有重要意义，如冠状动脉的供血不足，心电图可显示 T 波倒置、ST 段的下降或呈弓背样抬高改变，心肌梗死还可有异常 Q 波的出现等。

3. 激素测定　有排卵障碍和年龄 ≥35 岁的女性均应进行基础分泌测定，于月经周期第 2~4d 测定卵泡刺激素、黄体生成素、雌二醇、雄激素、催乳激素基础水平。排卵期黄体生成素测定有助于预测排卵时间，黄体期孕激素测定有助于提示有无排卵、评估黄体功能。

4. 粪便检查　了解妊娠准备期妇女胃肠、肝脏、胰腺功能健康状况。包括粪便的颜色和性状检测、显微镜检查 (红细胞、白细胞、脂肪颗粒、寄生虫卵或原虫等) 和隐血试验。

5. 口腔科检查 检查口腔内是否有龋齿、未发育完全的智齿及其他口腔疾病。妊娠期间原有的口腔隐患会恶化,严重的还会影响到胎儿的健康。

6. 微量元素检测 检查妊娠准备期妇女体内钙、锌、铁等微量元素,上述元素的缺乏会直接影响到胎儿的发育和健康。

知识拓展

妊娠准备期妇女(孕前 3 个月)保健指南

项目	内容		
常规保健	评估孕前高危因素	全面体格检查	血压、体质量与体质指数;妇科检查
必查项目	血常规、尿常规、血型(ABO 和 Rh 血型)、空腹血糖水平	肝肾功能、HBsAg 筛查	梅毒血清抗体检查(RPR、TP) HIV 筛查 地中海贫血筛查
备查项目	子宫颈细胞学检查 TORCH 筛查 子宫颈分泌物检测 淋球菌和沙眼衣原体	甲状腺功能筛查 75g OGTT(高危妇女) 血脂检查	妇科超声检查 心电图 胸部 X 线
健康教育指导	合理营养,控制体质量 有遗传病、慢性疾病和 传染病而准备妊娠的妇 女,应予以评估并指导	合理用药;避免接触 有毒有害物质和宠物	改变不良生活方式;避免高强度的工作、高噪声环境和家庭暴力;保持心理健康;合理选择运动方式;补充叶酸 0.4~0.8mg/d;或经循证医学验证的含叶酸的复合维生素

(刘 颖)

第六节 妊娠准备期妇女心理社会评估

妊娠准备期妇女不仅要具备健康的身体状态,而且在精神心理及社会适应方面也要处于良好状态,如此不仅有利于成功受孕,而且也提高了孕育健康胎儿的机会。

一、妊娠准备期常见心理社会变化

妊娠准备期妇女及家庭主要成员在备孕期间均有不同的心理变化。负面的心理变化未及时调整,可延续至孕期或产后,对胎儿和孕产妇的身心健康会产生极大的影响。

(一)妊娠准备期妇女的心理社会变化

主要表现为以下几种类型:

1. 期待 随着对婚后生活的适应,妊娠准备期妇女会对新生命的到来产生盼望和期待的心理,为此会做好身心调适,积极备孕。

2. 无所谓 部分妊娠准备期妇女热衷于二人世界,不想过早被家庭、孩子等琐事缠身,即使面临老人的催促,也抱着顺其自然的心态,备孕态度可能不会非常积极。

3. 焦虑 面对婚后的生活不适应、父母催生、难于平衡工作和家庭关系等,妊娠准备期妇女易产生焦虑心理。加之有的妊娠准备期妇女多年不孕,盼子心切,病急乱投医,四处就诊花费了大量的精力和时间,而越焦虑越难以受孕,给自身和家庭带来更多的负面情绪。随着"三孩政策"的开放,许多高龄妇女有生育愿望,而高龄妇女不孕发生率增高、妊娠后流产概率增大、分娩时的危险性也增高,她们会担心自己是否还具有生育功能以及能否生出健康的孩子等,担心一胎子女能否接受二胎、三胎子女等。因此,她们在备孕期亦存在焦虑心理。

4. 抑郁　由于现代社会竞争及压力的增大,妊娠准备期妇女担心妊娠及哺乳的漫长过程可能对她们的工作造成巨大冲击,担心失业。有些妇女担心自己不能胜任母亲角色、担心重男轻女的思想及老人对孩子的过分期待等,也会给她们造成严重的精神负担。因此,妊娠准备期妇女可能因为诸如此类的压力源而存在焦虑、抑郁等负性情绪。

(二)家庭主要成员的心理社会变化

妊娠准备期女性的丈夫及双方父母可能因过分期待、重男轻女或担心能否受孕等问题而产生焦虑,甚至因反复备孕未成功而产生抑郁。其他子女会因为父母备孕期间没有更多时间陪伴而产生被忽视,甚至敌视的心理变化。

二、妊娠准备期心理社会评估

在评估妊娠准备期妇女的心理社会状态时,需要考虑到妊娠准备期妇女及其家庭主要成员两个方面。

(一)妊娠准备期妇女及其家庭主要成员的心理评估

对妊娠准备期妇女及其家庭主要成员的心理评估具体包括认知功能、情绪与情感、应激与应对、健康行为、自我概念、精神信仰六个方面,评估方法具体介绍如下:

1. 认知功能　妊娠准备期妇女及主要家庭成员在感知、学习记忆和思维方面如果出现障碍,对备孕及后期妊娠不利。评估认知水平需关注个体的年龄、教育水平、生活经历、文化背景、疾病经验等影响因素。

(1)评估要点:有无视、听、嗅觉过敏、减退,或出现错觉、幻觉等感知觉障碍?有无注意力、记忆力、思维出现障碍?有无定向力障碍?家庭主要成员有无认知障碍?

(2)评估工具:常用的测量工具见第二章第一节。

2. 情绪与情感　妊娠准备期妇女及家庭主要成员可能出现期待、焦虑、无所谓、敌意、抑郁等情绪变化,应进行正确评估。

(1)评估要点:您对家庭新成员到来有何想法?您的爱人和其他子女、双方父母支持您备孕吗?您和您的家人对备孕、怀孕分娩过程当中可能遇到的生理、心理和社会方面的问题,持怎样的态度?您和家人对未来有焦虑、抑郁或者恐惧情绪吗?遇到问题,您和您的家人如何控制和调整情绪?

(2)评估工具:助产士通过观察和会谈,测量生命体征、皮肤颜色、温度、睡眠状态、食欲、体重等可评估备孕妇女的情绪和情感状态;应用评定量表测评是评估情绪与情感较客观的方法,常用的测量工具见第二章第一节。

3. 应激与应对　备孕对于女性及主要家庭成员来说是一种应激,他们对应激的认知及所采取的行为措施与其社会人口学资料、以往备孕及妊娠经历等密切相关。

(1)评估要点:您和家人对备孕是否有压力?对备孕过程中可能遇到的问题,有紧张、焦虑甚至恐惧情绪吗?您是一个容易紧张的人吗?紧张时都有哪些表现?遇到不开心的事情,您通常采取怎样的态度和行为?是喜欢说出来还是闷在心里?遇到突发情况,您的认知能力,如注意力、记忆力、思维活跃程度、判断力等是增强还是减弱呢?您容易争吵、冲动、毁物、伤人或自残吗?遇事时是否寻求家人、亲友、同事的帮助?对他人提供的帮助是否满意?

(2)评估工具:助产士可通过会谈、观察、医学测量进行评估,也可运用应激源量表、应对方式量表、社会支持量表、人格测验等测量工具对妊娠准备期妇女的应激源、影响因素、应激反应和应对方式进行测评。

4. 健康行为　通过评估,了解备孕妇女是否保持充足睡眠、平衡膳食、适量运动、戒烟、戒酒等健康行为,以便进行针对性指导。

(1) 评估要点:您和家人饮食习惯是怎样的? 您和家人喜欢做什么样的运动? 一周运动几次? 运动多长时间? 您和家人是否吸烟、喝酒、吸毒? 是否害怕就医? 您和家人对他人是否容易急躁、产生戒心?

(2) 评估工具:常用的评定量表包括健康促进生活方式问卷、酒精依赖疾患识别测验、A 型行为评定量表等。

5. 自我概念　妊娠准备期妇女的自我概念是其对身体外形和功能的认识和评价;对自身年龄、性别、职业、家庭成员、社会名誉、地位的认知和感受;对个人智力、能力、道德水平的认知与判断;对尊重自己、维护个人尊严、人格等的一种心理意识和情感体验。另外,自我概念的形成,还受文化环境、人际关系、社会经济状况、职业及个人角色等的影响。因此,妊娠准备期妇女的自我概念会影响其对备孕的态度。

(1) 评估要点:您对自己的外貌、身材满意吗? 您对自己的职业、社会名誉、地位、人际关系、职业、经济状况、家庭地位满意吗? 您认为自己在家庭和社会当中是被尊重的吗? 您如何评价您的童年生活? 您介意妊娠过程中自己身体生理上的变化吗?

(2) 评估工具:适用于妊娠准备期妇女的自我概念量表有 Roseenberg 自尊量表,Tennessee 自我概念量表。

6. 精神信仰　助产士应了解妊娠准备期妇女和家庭主要成员有无宗教信仰,与信仰有关的认知或活动有无影响到备孕过程。评估过程中应保持客观、尊重、开放、积极的态度,若个体不愿讨论,切不可强求。

(1) 评估要点:您有精神信仰或宗教信仰吗? 您认为怀孕生子的目的和意义是什么? 面对妊娠的困难时,什么能给您带来力量和希望? 面对即将到来的妊娠,您和家人会有精神困扰吗? 您有出现哭泣、叹气或退缩的行为吗? 有出现注意力下降、焦虑等表现吗? 请求过助产士或其他人,给予精神协助吗?

(2) 评估工具:常用的评估量表见第二章第一节。

(二) 妊娠准备期妇女及其家庭主要成员的社会评估

1. 角色　妊娠准备期妇女可能承担家庭、社会多种角色,助产士需评估她们的角色适应状况。

可通过问诊和观察获取评估资料,评估要点包括:您是否做好准妈妈的角色准备? 您和您的家人清楚自己角色的权利和义务吗? 是否具有即将为人母的责任感和奉献精神? 能否接受妊娠后生理、心理、社会方面的改变?

2. 家庭　备孕和妊娠是家庭的一个重要压力源,家庭面临着备孕成功与否及如何接纳新成员的压力。同时,备孕也会带来家庭关系、权利结构、家庭功能等各方面的改变,出现家庭危机。具体评估可参照 Friedman 的家庭评估模式进行。

(1) 评估内容:通过问诊和观察,了解家庭主要成员人数、关系、主要照顾者、经济状况等。Friedman 家庭评估模式涉及家庭生活的方方面面,需要拟定详细的评估计划,评估内容主要包括家庭的一般资料,如家庭的组成类型、文化背景、社会阶层、业余活动等;家庭的发展阶段及发展史;家庭环境资料,如居家和社区特征等;家庭的角色沟通、价值观、情感健康功能;家庭应对压力的能力和策略等。

(2) 评估要点:您家有几口人? 您结婚多久了? 您的家庭和睦快乐吗? 家庭主要成员的主要行为方式是怎样的? 您如何看待吸烟、酗酒等生活行为? 家庭主要成员之间是否相互支持关爱个人利益,服从家庭整体利益? 家庭主要成员之间的交流顺畅吗? 决定备孕,您和其他的家庭主要成员对此感到高兴吗? 孩子出生后,您认为您和家庭主要成员能够胜任新的角色吗? 您清楚为人父母的权利责任和义务吗? 您和家人的饮食习惯是否健康? 备孕期有无适量补充维生素?

3. 文化　备孕期妇女的健康状态影响备孕结果,而健康与文化背景的关系密不可分。

（1）评估内容：通过问诊和观察，了解与健康密切相关的信仰、价值观、社会关系、食物的烹调方式与进餐时间、个人习惯和爱好等。

（2）评估要点：备孕期遇到困难时，您如何看待？一般从何处寻求力量和帮助？通常情况，什么对您最重要？您认为什么是健康，不健康又指什么？通常您在什么情况下，才认为自己有病并就医？您认为导致您健康问题的原因是什么？对您的身心造成哪些影响？严重程度如何？您希望通过治疗达到哪种效果？饮食习惯有什么禁忌吗？有吸烟、喝酒等个人嗜好吗？

4. 环境　物理环境的优劣会影响备孕妇女的生活条件和心态，社会环境的差异会进一步决定备孕妇女对妊娠的态度和解决问题的方式。

（1）评估内容：通过问诊和观察，评估备孕妇女的物理环境和社会环境，包括生活方式、社会关系、可及的医疗卫生服务体系；有无因病原微生物、物理化学因素、气候与地理因素变化而出现恶心、呕吐、头晕、头痛、眼花、感觉障碍、肌肉无力、呼吸困难等；是否自觉改变不良的饮食习惯、吸烟、酗酒等。

（2）评估要点：您生活的自然环境干净卫生吗？社会保障健全吗？您和家人的经济来源是怎样的？您现在的生活方式是怎样的？家庭主要成员间、职场中人际关系融洽吗？长期处于紧张状态吗？有酗酒、药物成瘾等问题吗？家族成员中有高血压、糖尿病、消化性溃疡等慢性病吗？

（刘　颖）

第七节　妊娠准备期妇女常见健康问题

一、妊娠准备期妇女现存健康问题

1. 知识缺乏：缺乏妊娠准备期健康管理、健康维护的相关知识。

2. 焦虑　与缺乏妊娠准备期健康管理和健康维护的相关知识，担心备孕是否成功、能否胜任母亲角色、个人心理素质、身材、与配偶及家庭的支持不足等因素有关。

3. 营养失调：低于机体需要量　与缺乏正确的营养知识、疾病、经济和饮食习俗等因素有关。

4. 营养失调：高于机体需要量　与缺乏正确的营养知识、不良的饮食习惯、活动量不足等因素有关。

5. 便秘　与排便习惯、液体摄入不足、疾病、缺乏锻炼和活动有关。

6. 活动无耐力　与疾病、肥胖、营养不良、心理因素、活动不足有关。

7. 睡眠型态紊乱　与疾病、药物、生物钟紊乱、心理因素、环境变化等因素有关。

8. 身体意象紊乱　与营养过剩、缺乏活动、疾病等因素有关。

9. 无效性性生活型态　与疾病、性欲改变、担心性生活失败、担心妊娠对精力和体貌有影响等有关。

10. 应对无效　与备孕和工作冲突、担心妊娠影响体貌、经济条件、心理素质、配偶及家庭的支持不足等因素有关。

二、妊娠准备期妇女潜在健康问题

1. 潜在并发症：失血性休克。

2. 有孕母和胎儿双方受干扰的危险　与高龄、高血压控制不佳、应用降压药有关；与遗传、感染、中毒等因素有关。

3. 有感染的危险　与长期阴道流血，机体抵抗力下降以及会阴部清洁卫生欠佳有关。

4. 有活动无耐力的危险　与长期大量出血可能导致严重贫血有关。

5. 有孤立的危险　与不能顺利妊娠，缺乏家人支持以及不愿与人沟通有关。

（刘　颖）

第八节　妊娠准备期妇女评估实践

本节将针对章前导入的案例进行健康评估。

一、健康史评估

1. 社会人口学资料

项目	妊娠准备期妇女信息	项目	妊娠准备期妇女信息
姓名	王女士	年龄	39 岁
国籍	中国	民族	汉族
学历	研究生	职业	教师
婚姻状况	已婚	联系人(关系)	李先生(丈夫)
工作单位	××中学	户口所在地	××区 ××路 33 号
家庭住址	××区 ××路 33 号	保险类型	省医保

2. 目前健康状况　目前健康状况良好。无异常阴道分泌物、阴道流血,无下腹疼痛、下腹包块,无尿路刺激症状、外阴瘙痒等。平时月经规律,无痛经、闭经或月经不调。无心脏病、肝功能不全、肾功能不全以及系统性红斑狼疮、甲状腺功能异常等。

3. 日常生活状况　食欲正常、饮食规律、膳食合理,低盐低脂饮食,无暴饮暴食,无消瘦;二便正常,无尿频、尿急、尿痛,无便秘;睡眠良好,喜欢阅读、散步等休息及放松的方式,偶有加班熬夜;有规律的身体锻炼,每周至少 3 次慢跑,每次 1h;无烟酒、麻醉品或其他特殊嗜好。

4. 既往健康史　既往有"高血压"病史 4 年,血压最高达 160/90mmHg,服用"美托洛尔",25mg,1 次 /d。近一年血压控制在 130/80mmHg 以下,已停药半年准备怀孕。建议咨询内科及妇产科医生,确定妊娠是否合适。否认肝炎、结核、疟疾、性病等传染病病史;否认心脏病史;否认糖尿病、脑血管疾病、精神病史;否认手术、外伤、输血史;否认食物、药物过敏史。

5. 个人及婚育史　出生并久居本地,无血吸虫、疟疾等传染病疫区、疫情、疫水接触史;无烟酒嗜好、无药物毒物使用史、无猫狗等宠物接触史。初潮为 13 岁,(4~5) d/(25~30) d,月经量中等,无痛经;27 岁结婚,配偶健康状况良好;生育史 1-0-0-1。

6. 家族史　父亲 62 岁时诊断"糖尿病",至今 5 年,一直规律服用降糖药治疗。其他直系亲属健在、健康。家族中及其丈夫的家族中无人患遗传性疾病、恶性肿瘤、肺结核、传染性疾病史。

7. 系统回顾　见表 3-4。

表 3-4　系统回顾结果

项目	评估结果
一般健康状况 ● 您最近感觉怎样?	**妇女诉:**正准备妊娠,一般状况较好。 **注意事项:**备孕期间,夫妻双方都要注意生活规律、戒烟戒酒、不服用药物、保证良好的休息和睡眠、保持心情愉快。不要疲劳,否则会影响性生活的欲望和能力。
心血管系统 ● 您有无头晕、头痛、视物模糊的症状? ● 您有无心悸、胸闷、心前区疼痛等心血管疾病症状? ● 您有无血栓性静脉炎?	**妇女诉:**无上述症状。 **注意事项:**该患者既往有"高血压"病史,需详细评估;高血压疾病本身及用药均有致畸风险,且高血压患者也有流产风险;慢性心血管疾病会影响性功能。

续表

项目	评估结果
呼吸系统 ● 您有发热、鼻塞、胸闷、气促、咳嗽、呼吸困难吗?	**妇女诉**:无上述症状。 **注意事项**:如在备孕期间出现上呼吸道感染,可以多喝水、注意休息,不要随便用药。如比较严重,应及时到医院就诊。
消化系统 ● 您有无肝病史? ● 您有无食欲减退、腹痛、腹泻、体重下降等不适症状?	**妇女诉**:无上述症状。 **注意事项**:如有上述症状应行进一步检查并有针对性治疗,有可能推迟备孕。
泌尿系统 ● 您有无尿频、尿急、尿痛、尿不尽感或尿道灼热感、血尿等?	**妇女诉**:无上述症状。 **注意事项**:如有上述症状,应尽快到医院就诊,鉴别各种泌尿系统感染和疾病等,并进行治疗,推迟备孕。
神经及内分泌系统 ● 您有无头晕、头痛等症状? ● 您血糖是否正常? ● 您有无甲状腺肿大?	**妇女诉**:无上述症状。 **注意事项**:该患者父亲有"糖尿病",故需详细评估有无"三多一少"症状,有无不良饮食习惯。糖尿病可以使女性性欲下降,不易受孕,另外还可增加外阴阴道假丝酵母菌感染的风险;甲状腺功能减退会引起月经过多、性欲减退和不育,甲状腺功能亢进会导致月经紊乱或者闭经。
生殖系统 ● 您有无外阴瘙痒? ● 有无阴道分泌物增多? ● 阴道分泌物有无臭味?	**妇女诉**:无上述症状。 **注意事项**:如出现外阴瘙痒、阴道分泌物多且有异味,应及时检查并治疗。

二、体格检查

1. **一般情况**　身高 165cm,体重 55kg,体温(腋温)36.7℃,脉搏 73 次/min,呼吸 18 次/min,血压 120/70mmHg。

2. **全面体格检查**

(1) 发育及意识状态:发育正常,营养中等,面容正常,神志清楚,查体合作。

(2) 皮肤及淋巴结:全身皮肤红润,无黄染,未见皮疹、出血点,无肝掌、蜘蛛痣,全身浅表淋巴结未触及肿大。

(3) 头颈部:头颅无畸形、压痛、包块,无颜面及眼睑水肿,睑结膜无苍白,巩膜无黄染,双侧瞳孔等大等圆,直径约 4mm,对光反射灵敏,眼球运动自如,无震颤。耳郭无畸形,外耳道无异常分泌物,乳突无压痛,听力正常,鼻翼无扇动,鼻中隔无偏曲,鼻腔无异常分泌物,鼻通气良好。口唇无发绀,口腔黏膜无充血、糜烂、溃疡,舌苔正常,伸舌居中,咽不红,扁桃体无肿大。颈软,无抵抗,颈静脉无怒张,气管居中,肝颈静脉回流征阴性。甲状腺无肿大,未闻及明显血管杂音。

(4) 呼吸系统:胸部无畸形,胸骨无压痛。呼吸运动未闻及明显异常,肋间隙未见增宽和变窄。双侧呼吸动度一致,语颤无增强及减弱,双肺叩诊呈清音,双肺呼吸音清晰,未闻及干湿啰音及胸膜摩擦音。

(5) 心血管系统:心前区无隆起,心尖搏动位于左侧第 5 肋间锁骨中线内 0.5cm 处,未触及震颤,心界叩诊不大,无心包摩擦音。心率:73 次/min,律齐,未闻及心音分裂及额外心音。瓣膜区听诊未闻及杂音,未闻及心包杂音。

(6) 消化系统:腹部无明显膨隆,无腹壁静脉曲张,腹部柔软,无压痛及反跳痛,无包块。肝脾肋下未触及,墨菲征阴性,肾脏无叩击音,移动性浊音阴性。肠鸣音未见异常。肛门无异常。

(7) 运动系统:脊柱呈生理弯曲,四肢无畸形,无下肢静脉曲张、杵状指(趾),关节活动自如,双下肢无水肿。四肢肌力、肌张力无异常，双侧膝、跟腱反射无亢进、减弱。

（8）乳房：双侧乳房对称，无压痛，无硬结、肿块；皮肤无"橘皮"样变化，无皮疹；乳头对称、无内陷、无溢液；腋窝和锁骨上窝淋巴结无肿大。

3. 女性生殖系统专科检查　外阴发育正常，无静脉曲张，阴毛呈倒三角式分布，大小阴唇对称，无局部隆起、破溃、充血等。置入窥器，见阴道壁完整，中等量乳白色分泌物，宫颈光滑。宫口闭合，呈"一"字形，留取阴道分泌物备检。双合诊检查示子宫前位，质软，无压痛，双侧附件区未扪及包块，无压痛。

三、辅助检查

1. 血液检查　血常规、甲状腺功能、肝功能、肾功能、凝血功能检查结果均正常，血型 AB、Rh（+）。

2. 尿液检查　尿常规正常。酮体阴性，未见白细胞、细菌、管型。

3. 阴道分泌物检查　正常，未查见假丝酵母菌、滴虫等。

4. 病原体筛查　风疹病毒、巨细胞病毒、弓形体、梅毒螺旋体均为阴性。

5. B 超　妇科 B 超检查：子宫、卵巢、输卵管均未见异常。

6. 其他检查　胸部透视、心电图检查、传染性疾病筛查、粪便检查等均未发现异常。王女士属于高龄产妇，建议对其生育能力进行评估，测定激素水平。并检查输卵管造影，明确输卵管通畅性。

四、心理社会评估

1. 认知功能　王女士视觉、听觉、味觉、嗅觉、智力及精神等均为正常，无疼痛感等不适。丈夫、孩子、双方父母及家族中也无上述问题者。

2. 情绪与情感　王女士及家庭主要成员对妊娠充满期待，配偶和长子、双方父母支持备孕。对备孕、妊娠分娩的过程当中可能遇到的生理、心理和社会方面的问题，持乐观积极态度。对未来有焦虑，但无抑郁或者恐惧情绪。遇到问题，王女士能与家人充分沟通，以运动、看书、听音乐、倾诉等健康积极的方式排解负面情绪。

3. 应激与应对　王女士及家人，对备孕、妊娠等所致的机体生理、情绪、认知和行为等方面的变化有充分的预估，未感到有压力。但王女士担心自己年龄偏大，亦担心"高血压"病对妊娠不利。有紧张和焦虑，但无恐惧情绪。建议咨询专科医生。心情不佳时，能够同家人、朋友倾诉，并感恩朋友对她的开解和陪伴。遇突发情况，王女士能保持正常，可以冷静、客观地判断并处理事情，不会与人发生争吵、冲动、毁物等情况。注意力、记忆力，思维活跃程度，判断力等均维持在正常水平。

4. 健康行为　王女士和家人饮食习惯、食欲正常，三餐饮食规律，膳食平衡，低盐低脂饮食，注意补充叶酸、钙、铁、锌以及多种维生素。最近 6 个月内体重无明显增减。精神放松、心态平和、性格开朗、睡眠充足。休闲时间喜欢散步、阅读等。每周至少 3 次慢跑，每次 1h 左右。丈夫吸烟 20 年，已戒烟 3 年，无酗酒等不良嗜好。王女士父亲患"糖尿病"5 年，目前血糖控制稳定。母亲及公婆否认有高血压、糖尿病、恶性肿瘤等疾病。

5. 自我概念　王女士对自己的外貌身材满意。对自己的职业、社会名誉、地位、人际关系、职业、经济状况、家庭地位满意。童年生活幸福。

6. 精神信仰　无宗教信仰，相信能够正常受孕。

7. 社会评估　王女士本人已做好准妈妈的角色准备，清楚自己角色的权利和义务；有即将为人母的责任感和奉献精神；能接受妊娠后生理、心理、社会方面的改变。丈夫、孩子、双方父母支持备孕，家人间的交流顺畅，价值观一致。结婚 12 年，家庭和睦，生活规律。居住环境宽敞明亮，舒适健康，经济收入稳定，医疗保障完善。

五、健康问题

1. 知识缺乏：缺乏妊娠准备期健康管理、健康维护的相关知识。

对其进行针对性的健康指导，指导其如何保证妊娠准备期的健康。缺乏高龄及应对血压升高等相关知识，建议咨询专科医生。

2. 焦虑　与高龄、担心胎儿有危险有关。

评估焦虑程度，对备孕妇女和家庭主要成员进行高龄备孕等相关健康教育，帮助缓解焦虑情绪。

（刘　颖）

思 考 题

1. 助产士对妊娠准备期女性在进行健康史问诊时，需询问哪些内容？
2. 妊娠准备期女性常见的症状有哪些？不同症状问诊要点有哪些？
3. 对妊娠准备期女性的体格检查包括哪些内容？
4. 对妊娠准备期女性常用的辅助检查有哪些？结果有何临床意义？
5. 如何对妊娠准备期女性进行心理社会评估？
6. 妊娠准备期女性常见的健康问题有哪些？
7. 如何对高龄妊娠准备期女性进行健康评估？

N URSING

第四章

妊娠期妇女的评估

04章 数字内容

───── 学 习 目 标 ─────

● **知识目标：**

1. 掌握妊娠期妇女健康史评估的基本内容；妊娠期妇女的常见症状、具体表现及其问诊要点；妊娠期妇女产科体格检查的项目、方法及其记录方式；妊娠期常见辅助检查项目；妊娠期妇女心理社会评估的基本内容。

2. 熟悉妊娠期妇女生殖系统体格检查的内容和方法；妊娠期各种辅助检查项目最常用的检测方法及临床意义；妊娠期妇女及其家庭成员的心理变化特点。

3. 了解妊娠期妇女在解剖和生理方面的变化特点；妊娠期妇女常见症状的发生原因和机制；妊娠期妇女一般状态检查的内容、方法和特点；妊娠期各种辅助检查的操作过程。

● **能力目标：**

1. 能结合妊娠不同时期妇女的特点进行健康史、身体状况、辅助检查、心理社会等全面评估。

2. 能对妊娠期妇女的评估资料进行准确记录和综合分析，并根据评估结果提出现存或潜在的健康问题。

● **素质目标：**

1. 能与妊娠期妇女及其家属有效沟通，及时准确获取评估资料。

2. 在对妊娠期妇女做体格检查时，能够保护服务对象个人隐私。

3. 在对妊娠期妇女进行辅助检查时，能够树立高度的责任心，体现对服务对象的人文关怀。

李女士,38 岁,因阴道少许流血 4d 入院。

4d 前无明显诱因始出现阴道流血,量不多,无腹痛。目前孕 32 周,既往人工流产 3 次。

体格检查:心率 80 次/min,血压 110/70mmHg。子宫软,无压痛,胎头高浮,胎心 140 次/min,耻骨联合上方可闻及胎盘杂音。

初诊为前置胎盘。孕妇目前精神紧张,情绪焦虑,进食和睡眠均不佳。

请思考:

1. 如何对此孕妇进行健康史评估?

2. 如何对此孕妇进行有关阴道流血症状的问诊?

3. 医嘱行 B 型超声检查,请说明此检查的意义和结果判断。

4. 如何对此孕妇进行心理社会方面的评估?

妊娠(pregnancy)是胚胎和胎儿在母体内发育成长的过程。受精是妊娠的开始,胎儿及其附属物自母体排出是妊娠的终止,妊娠全过程约为 280d(40 周),分 3 个时期,其中妊娠未达 14 周称为早期妊娠,第 14~27^{+6} 周称为中期妊娠,第 28 周及其后称为晚期妊娠。在妊娠的不同时期,母体和胎儿会发生一系列解剖和生理方面的变化,或者因各种原因而导致某些病理变化,从而表现出各种症状和体征,由此会给孕妇及其家人的日常生活及其心理社会造成影响。因此,为了明确孕妇和胎儿的健康状况,及早发现和纠正异常情况,需要定期对孕妇进行产前评估。我国目前推荐的产前评估孕周分别是妊娠 6~13^{+6} 周、14~19^{+6} 周、20~24 周、25~28 周、29~32 周、33~36 周、37~41 周(每周 1 次),高危妊娠应酌情增加产前评估次数。产前评估包括健康史问诊、体格检查、辅助检查、心理社会评估等内容。

第一节 妊娠期妇女解剖生理回顾

在胎盘产生的激素和神经内分泌系统的作用下,妊娠期妇女无论在身体外形还是身体各系统,尤其是生殖系统均会发生结构和功能的改变,同时,胚胎、胎儿也随之逐渐发育,共同为分娩做好准备。

一、妊娠期母体变化

(一)身体外观变化

随着妊娠时间的延长,妇女的体貌变化主要表现在体型、体重和皮肤变化三个方面。

1. **体型** 妊娠 4 个月时,随着子宫体积的增大,孕妇的腹部会微微突起,到 6 个月时,子宫、乳房增大明显,这时孕妇体态会变得更加丰满。其腹部会明显突出,站立或行走时,表现为腰椎前凸。孕妇的行动也变得迟缓,尤其在站起或坐下时表现吃力,随着孕周的增加,这种表现会更加突出。

2. **体重** 正常孕妇一般于妊娠 13 周之前体重无明显变化,以后随着妊娠期的推进,平均每周增加 350g,正常不应超过 500g。至妊娠足月时,体重平均会增加 12.5kg,体重增加除了孕妇自身的脂肪沉积、乳房增大、血液和组织间液增加外,还包括胎儿、胎盘、羊水、子宫的增大。

3. **皮肤** 妊娠期孕妇会出现面颊、乳头、乳晕、腹白线、外阴等处的色素沉着。面部会呈现蝶形分布的褐色斑,即妊娠黄褐斑。其发生与垂体分泌促黑素细胞刺激激素增加促使黑色素增加有关,同时也与大量雌、孕激素有黑色素细胞刺激效应有关。

（二）乳房和生殖系统变化

1. 乳房　在垂体催乳素、雌激素、孕激素、人胎盘生乳素等激素的影响下，自妊娠早期乳房开始增大，充血明显，孕妇自觉乳房发胀或偶有刺痛。乳房浅静脉明显。乳头增大、着色、变硬、易勃起。乳晕增大且颜色加深，其外围皮脂腺肥大形成散在的小隆起，由米粒到绿豆大小，称为蒙氏结节（Montgomery's tubercles），其发生与乳晕腺增生有关。在妊娠晚期，尤其近分娩期，挤压乳房时可有数滴稀薄黄色液体溢出，称为初乳（colostrum）。

在激素的影响下，除了乳房外观的变化，其内部结构也发生了明显改变。乳腺管进一步增生并分支，在每个乳腺管末端形成腺泡，腺泡呈圆形或卵圆形，大小不一。伴随着细胞的活跃生长，这些腺泡也迅速增大增多。至妊娠晚期，腺泡扩张更加明显，小叶间纤维组织受挤压而减少，毛细血管增多。

2. 生殖系统

（1）外阴：局部充血，皮肤增厚，大小阴唇有色素沉着。结缔组织松软，伸展性增加，有利于分娩。部分孕妇可因增大子宫压迫造成盆腔静脉回流障碍而出现外阴静脉曲张。

（2）阴道：黏膜充血水肿，着色呈紫蓝色。阴道皱襞增加，结缔组织变松软，伸展性增加。分泌物增多，呈白色糊状，此与阴道脱落细胞增多有关。阴道的 pH 值会降低，不利于一般致病菌的生长，其主要与上皮细胞糖原水平增加致使乳酸含量增多有关。

（3）子宫：是妊娠期变化最明显的器官。①总体变化：随着妊娠期的延长，宫体逐渐增大变软，由非孕时的 (7~8) cm × (4~5) cm × (2~3) cm 可增大至妊娠足月时的 35cm × 25cm × 22cm，重量由非孕时 50g 可增至妊娠足月时约 1 100g，宫腔容量从非孕时的 5ml 增至妊娠足月时约 5 000ml。子宫形态也由非孕时倒置的梨形变成不对称的球形。②增大原因：主要因肌细胞的肥大所致，另有少量肌细胞增生、血管增多及结缔组织增生。肥大的肌细胞内含有丰富的肌动蛋白和肌球蛋白，为临产后的宫缩提供了物质基础。③伴随变化：随着子宫增大，子宫的循环血流量也逐渐增加，子宫动脉由非妊娠时的屈曲状至妊娠足月时变直，以适应胎盘内绒毛间隙血流量增加的需要。子宫各韧带也会随着子宫增大而增粗、变长和改变走行方向。

1）不同时期的变化：在妊娠早期，增大的子宫形态不规则，受精卵着床部位的子宫壁会明显突出，至妊娠 12 周后，增大的子宫逐渐均匀对称并超出盆腔，可在耻骨联合上方触及。妊娠晚期子宫呈不同程度右旋，与乙状结肠占据盆腔左侧有关。

2）不同部位的变化：子宫各部位的增长速度不一，宫底部于妊娠晚期增长速度最快。宫体部含肌纤维最多，子宫下段其次，宫颈部最少。此特点适应临产后子宫阵缩向下依次递减，促使胎儿娩出。

子宫峡部是位于子宫体与子宫颈之间最狭窄的部分。非孕时长约 1cm，妊娠 12 周后，子宫峡部逐渐变软、伸展拉长变薄，扩展成为宫腔的一部分，临产时可伸展至 7~10cm，形成子宫下段，成为软产道的一部分。

子宫颈于妊娠早期充血、组织水肿而外观肥大、着色，质地软。宫颈管内腺体肥大，黏液分泌增多，形成黏液栓，其内富含免疫球蛋白及细胞因子，具有保护宫腔免受外界病菌侵袭的作用。子宫颈主要成分为胶原丰富的结缔组织，不同时期结缔组织分布不同，可使子宫颈在妊娠期关闭、分娩期扩张和产褥期复旧。

（4）输卵管：妊娠期输卵管伸长，但肌层并不增厚，黏膜上皮细胞变扁平，在基质中可见蜕膜细胞，有时黏膜也可见到蜕膜样改变。

（5）卵巢：妊娠期略增大，停止排卵和新卵泡发育。一侧卵巢可见妊娠黄体，其于妊娠 6~7 周前分泌雌、孕激素以维持妊娠，妊娠 10 周后黄体功能由胎盘取代，黄体开始萎缩。

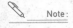

（三）其他系统变化

1. 呼吸系统　妊娠早期孕妇的胸廓即可发生改变，表现为横径加宽，周径加大，横膈上升，呼吸时膈肌活动幅度增加。在妊娠中期，孕妇耗氧量增加 10%~20%，而肺通气量约增加 40%，孕妇有过度通气现象，这有利于提供孕妇和胎儿所需的氧气。至妊娠晚期，随着子宫明显增大，腹肌和膈肌活动幅度减小，孕妇以胸式呼吸为主，呼吸次数变化不大，约为 20 次 /min，但呼吸较深，这样可以使气体交换保持不减。

2. 循环系统　妊娠期心脏的结构和功能都会发生一定的变化。

（1）心脏：妊娠晚期因增大的子宫使膈肌升高，心脏向左、上、前方移位，心尖搏动向左移 1~2cm。心脏容量从妊娠早期至末期约增加 10%，心浊音界稍扩大。心率逐渐增加，最高比未孕时约增加 10~15 次 /min，部分孕妇可于心尖部闻及 Ⅰ~Ⅱ 级柔和的吹风样收缩期杂音，其与血流量增加、血流加速及心脏移位使大血管扭曲有关。

（2）心排血量：心排血量的增加是妊娠期循环系统最重要的改变。心排血量从妊娠第 10 周开始增加，至妊娠第 32~34 周达高峰，维持此水平直至分娩。左侧卧位心排血量较未孕时增加 30%。

（3）血压：妊娠早期血压偏低，第 24~26 周后血压轻度升高。妊娠晚期时，孕妇仰卧时增大的子宫压迫下腔静脉，使回心血量减少、心排血量减少，易形成仰卧位低血压综合征（supine hypotensive syndrome）。另外，因妊娠子宫压迫盆腔静脉使血液回流受阻，加之盆腔血液回流至下腔静脉的血量增加，孕妇的下肢、外阴及直肠的静脉压增高，易发生下肢、外阴静脉曲张和痔。

3. 消化系统　①口腔：受雌激素的影响，孕妇齿龈肥厚、水肿、充血，晨间刷牙时易有牙龈出血。②胃肠道：受妊娠期增加的孕激素影响，胃肠平滑肌张力下降，胃肠蠕动减弱，胃排空时间延长，易有上腹部饱胀感，肠蠕动减弱易导致便秘。妊娠中、晚期，因胃部受压及贲门括约肌的松弛，胃内酸性内容物可反流至食管下部引起胃烧灼感。③胆道系统：妊娠期胆道平滑肌松弛，胆囊排空时间延长，使得胆汁淤积，易诱发胆囊炎及胆石症。

4. 泌尿系统

（1）肾脏变化：妊娠期肾脏负担加重，肾血浆流量约增加 35%，肾小球滤过率约增加 50%，孕妇代谢产物尿素、肌酐等排泄增多，其血清浓度低于非孕期。由于肾小球对葡萄糖的滤过能力增高，而肾小管的重吸收能力不能相应增加，故约 15% 的孕妇饭后可出现糖尿，称妊娠生理性糖尿，应注意与真性糖尿病鉴别。

（2）尿路变化：受孕激素的影响，泌尿系统平滑肌张力下降，蠕动减弱，尿流缓慢；自妊娠中期肾盂及输尿管轻度扩张；右旋子宫压迫右侧输尿管，形成机械性梗阻，可致肾盂积水。因此，孕妇易发生肾盂肾炎，且以右侧多见。

（3）排尿变化：妊娠早期，增大的子宫压迫膀胱，易导致孕妇尿频。妊娠 12 周以后，子宫体高出盆腔，压迫症状消失。妊娠末期胎先露进入骨盆，可再次压迫膀胱出现尿频，少数孕妇甚至出现尿失禁。

5. 血液系统　孕妇的血容量自妊娠 6~8 周开始增加，至 32~34 周达高峰，增加 40%~45%，平均约 1 450ml。因为血浆增加多于红细胞的增加，使血液稀释，出现生理性贫血。

血液成分也会发生相应的变化，其中以红细胞、白细胞、凝血因子及血浆蛋白变化为主。

（1）红细胞：虽然妊娠期骨髓不断产生红细胞，网织红细胞会轻度增生，但因为血液稀释，妊娠期红细胞、血红蛋白和血细胞比容均会有所降低。红细胞计数降至 3.6×10^{12}/L，血红蛋白值降至 110g/L，红细胞比容降至 0.31~0.34。妊娠晚期容易缺铁，应注意补充铁剂。

（2）白细胞：妊娠期白细胞计数轻度增加，一般为 $(5~12) \times 10^9$/L，有时可达 15×10^9/L。临产时白细胞计数显著增加，一般为 $(14~16) \times 10^9$/L，有时可达 25×10^9/L。以中性粒细胞增加为主，单核细胞和嗜酸性粒细胞几乎无改变。

（3）凝血因子：妊娠期凝血因子 Ⅱ、Ⅴ、Ⅶ、Ⅷ、Ⅸ、Ⅹ 均增加，使血液处于高凝状态。血小板略有减少。血浆纤维蛋白原增加约50%,红细胞沉降率加快,纤溶活性有所降低。血液处于高凝状态使妊娠期女性发生血管栓塞性疾病的风险增加5~6倍。

(4)血浆蛋白:从妊娠早期即开始下降,至妊娠中期达60~65g/L,其减少主要以白蛋白为主,以后维持此水平直至分娩。

6.内分泌系统

(1)腺垂体变化:在妊娠期可增大1~2倍。由于妊娠期黄体和胎盘分泌大量雌、孕激素的负反馈影响,使垂体促性腺激素分泌减少,故妊娠期卵泡不再发育和成熟。垂体催乳素随妊娠进展而增加,至分娩前可达高峰。促甲状腺激素、促肾上腺皮质激素、促黑素细胞刺激素分泌均会增加。

(2)靶腺变化:妊娠期甲状腺可中度增大,因分泌的激素大部分与甲状腺素结合球蛋白结合,故孕妇不易出现甲状腺功能亢进的表现。胎儿在妊娠20周时可自行合成和分泌甲状腺素,之前主要依赖穿过胎盘的少量母体T_4维持甲状腺功能。甲状旁腺也增生肥大,所分泌的激素于妊娠中晚期增高,有利于胎儿钙的供应。肾上腺皮质醇分泌增加,但仅10%具有活性。醛固酮虽也分泌增加,但大部分会与蛋白质结合,不会导致孕妇严重的水钠潴留。

7.骨骼关节系统　　妊娠期骨盆各关节均变得松弛,具有一定的活动性,以利于分娩。部分孕妇于妊娠晚期因耻骨联合分离可引起疼痛。

二、胚胎及胎儿的变化

(一)胚胎及胎儿的发育

妊娠10周(受精后8周)内的胚体称为胚胎(embryo),自第11周(受精第9周)至出生称为胎儿(fetus)。胚胎期是主要器官分化、形成的阶段,胎儿期是各组织器官进一步发育成熟的时期。一般自第8周末,胚胎可初具人形,头的大小占整体胎体的一半,可以分辨出五官及四肢,超声显像可见早期形成的心脏搏动。以后随着妊娠期的延续,胎儿发育逐渐成熟,以4周(一个妊娠月)为孕龄单位,妊娠不同时期胎儿具有鲜明的发育特征(表4-1)。

表4-1　妊娠不同时期胎儿的发育特征

妊娠时间	胎儿身长与体重	其他发育特征
12周末	身长约9cm,体重约20g	生殖器已发育,四肢可活动
16周末	身长约16cm,体重约110g	可确认性别,皮肤薄而深红,毛发、体毛出现,出现呼吸运动。部分孕妇自觉胎动
20周末	身长约25cm,体重约320g	皮肤暗红,有毳毛与胎脂。出现排尿及吞咽功能。经腹壁可闻及胎心音,胎动活跃
24周末	身长约30cm,体重约630g	各脏器已发育,皮下脂肪开始沉积,出现睫毛和眉毛。细支气管和肺泡开始发育
28周末	身长约35cm,体重约1 000g	皮肤粉红,皮下脂肪沉积不多,眼睛半张,四肢活动好。可有呼吸运动
32周末	身长约40cm,体重约1 700g	面部毳毛已脱,皮肤呈皱缩状。生存能力尚可
36周末	身长约45cm,体重约2 500g	皮下脂肪发育良好,面部皱纹消失,指(趾)甲已达指(趾)尖。生存能力良好
40周末	身长约50cm,体重约3 400g	发育成熟,皮肤粉红,足底皮肤有纹理。男性睾丸已下降,女性大小阴唇发育良好。能很好存活

（二）胎儿的生理变化

1. 呼吸系统　胎儿的呼吸功能通过母婴血液在胎盘进行气体交换完成。但胎儿在出生前会完成呼吸道、肺循环及呼吸肌的发育。胎儿的胸壁运动最早在妊娠 11 周可经 B 超观察到,妊娠 16 周时出现能使羊水进出呼吸道的呼吸运动,新生儿出生后肺泡扩张,开始具备呼吸功能。

2. 循环系统　胎儿的营养供给和代谢产物排出,均需由母体的胎盘完成,故胎儿循环系统的解剖和血液循环均不同于新生儿。

（1）解剖学特点:①1 条脐静脉与胎盘相连,末支为肝的静脉导管,将来自胎盘的含氧量较高的血液引入胎体。②2 条脐动脉将来自胎儿的含氧量较低的混合血注入胎盘,与母血进行物质交换。③动脉导管位于胎儿的肺动脉与主动脉弓之间,出生后 2~3 个月闭锁成动脉韧带。④卵圆孔位于胎儿的左右心房之间,出生后开始关闭,约在出生后半年完全关闭。胎儿循环系统解剖图见图 4-1。

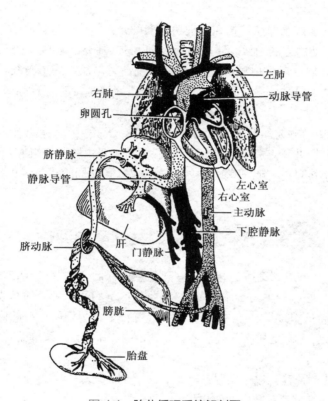

图 4-1　胎儿循环系统解剖图

（2）血液循环特点:来自胎盘的血液分 3 支进入胎儿体内:一支直接入肝,一支与门静脉汇合入肝,这两支最后均由肝静脉入下腔静脉;第三支经静脉导管直接注入下腔静脉。故进入右心房的下腔静脉血为混合血,有来自脐静脉的含氧量较高的血,也有来自下肢及腹部盆腔脏器的含氧较低的血。卵圆孔的开口处位于下腔静脉入口,故下腔静脉入右心房的血液绝大部分直接经卵圆孔进入左心房,而上腔静脉入右心房的血液,一般不通过卵圆孔而是直接流向右心室进入肺动脉。由于肺循环阻力较高,肺动脉血大部分经动脉导管流入主动脉,只有部分血液经肺静脉进入左心房,与经卵圆孔进入左心房的血液混合,再进入左心室,继而入主动脉直至全身,然后经腹下动脉再经脐动脉进入胎盘与母血进行交换。

可见胎儿的血液循环具有以下特点:①两条脐动脉和一条脐静脉通向胎盘,脐动脉将胎儿的静脉血运送到胎盘,经物质交换后,又经脐静脉将动脉血运送回胎儿体内。②连接脐静脉与下腔静脉的静脉导管,使一部分动脉血进入下腔静脉。③连接肺动脉与主动脉的动脉导管,使大部分静脉血进入降主动脉。④来自下腔静脉的动脉血经卵圆孔进入左心房,最后流入主动脉。⑤胎儿体内无纯动脉血,

Note：

而是动静脉混合血,各部分血液的含氧量不同。

3. 消化系统 妊娠 16 周时胃肠功能基本建立,胎儿能吞咽羊水以吸收水分、氨基酸、葡萄糖等营养物质。胎儿肝脏功能不够健全,不能结合红细胞破坏后产生的大量游离胆红素。胆红素主要经胎盘由母体肝脏代谢后排出体外,仅有小部分经胆道排入小肠氧化成胆绿素。胆绿素的降解产物导致胎粪呈黑绿色。

4. 泌尿系统 胎儿肾脏在妊娠 11~14 周时有排泄功能,妊娠 14 周的胎儿膀胱内已有尿液。妊娠后半期胎尿成为羊水的重要来源之一。出生时肾脏已具有比较完善的功能,但结构仍未成熟。

5. 血液系统 胎儿血液系统的变化主要表现在红细胞、血红蛋白及白细胞的发育过程中。

(1) 红细胞:妊娠早期红细胞的生成主要在卵黄囊,以后肝脏、骨髓、脾脏逐渐具有造血功能。妊娠足月时至少 90% 的红细胞由骨髓产生。红细胞数量较多(6.0×10^{12}/L)、体积较大,生命周期约为成人的 2/3。

(2) 血红蛋白:胎儿血红蛋白从结构和生理功能上可分为原始血红蛋白、胎儿血红蛋白和成人血红蛋白三种。随着妊娠期的进展,血红蛋白的数量逐渐增加,种类也从原始型逐渐向成人型过渡。

(3) 白细胞:妊娠 8 周以后出现粒细胞,形成防止细菌感染的第一道防线。妊娠 12 周时,胸腺、脾脏产生淋巴细胞,构成对抗外来抗原的第二道防线。妊娠足月时,白细胞计数可高达 $(15\text{~}20) \times 10^9$/L。

6. 内分泌系统 甲状腺是胎儿最早发育的内分泌腺,于妊娠第 6 周开始发育,妊娠第 10~12 周已能合成甲状腺激素。胎儿肾上腺发育良好,肾上腺皮质主要由胎儿带组成,能产生大量甾体激素,与胎儿肝脏、胎盘、母体共同完成雌三醇的合成与排泄。妊娠 12 周胎儿胰腺开始分泌胰岛素。

(李　宁)

第二节　妊娠期妇女健康史评估

从确诊早孕开始,孕妇应到医院进行登记并建立孕期保健卡,进行产前初次评估和诊断。初次评估时需要详细询问与妊娠相关的健康史资料,主要包括孕妇及其丈夫的基线资料、此次妊娠的过程以及与妊娠相关的高危因素等。在之后的产检中,就可结合孕妇所存在的健康问题,进行针对性的评估。需要注意的是,无论是初次还是后期评估,在特殊情况下可简单而有重点地评估孕妇的健康史。

在评估孕妇健康史时应注意以下问题:

- 重点评估本次妊娠过程及其出现的症状。
- 通过收集既往妊娠史以判断有无妊娠合并症或并发症的可能。
- 特别注意收集营养史的资料。
- 注意收集用药史,尤其是可能对胎儿发育造成影响的药物。
- 评估孕妇对妊娠的反应,是否为计划妊娠。
- 评估丈夫及其他重要家庭成员的支持情况。
- 评估是否有家庭暴力的历史或风险。
- 提问结束后,应主动询问孕妇是否还有需要进一步讨论的问题。

一、妊娠期妇女全面健康史评估

(一) 社会人口学资料

详细收集孕妇及其配偶的社会人口学资料对于发现现存的或潜在的健康问题很有帮助,也有利于建立良好的护患关系。

1. 孕妇的资料 主要包括孕妇的姓名、年龄、职业、家庭住址、文化背景、宗教信仰等。如果孕妇的年龄大于 35 岁则需要进行遗传咨询和产前诊断；职业评估主要为了明确有无有毒物质或射线接触史；评估家庭住址有助于推测妊娠期并发症的情况，如某些地区的孕妇发生妊娠期肝内胆汁淤积症的可能性较高；文化背景及宗教信仰不同的孕妇可能需要不同的孕期照顾。

2. 配偶的资料　包括配偶的年龄、文化程度、个人生活方式、健康状况等。配偶的年龄和文化程度会影响其对妊娠的认知，吸烟、酗酒等不良生活方式会影响胎儿的健康状况，个人健康状况不佳，尤其是患有传染病或遗传性疾病时，可能会对孕妇及其胎儿产生不良影响。

（二）本次妊娠过程

对妊娠过程的评估，妊娠不同时期侧重点各异，其主要目的是明确哪些属于生理现象，哪些属于病理问题，并进一步探讨其影响因素，以便为针对性保健指导提供证据。

1. 妊娠早期　在妊娠早期第一次产前评估时，对妊娠过程的问诊内容较为系统，需要明确是否妊娠、计算预产期、评估相关症状、确定是否存在影响胎儿发育的危险因素等。

（1）确定妊娠：评估孕妇通过何种途径明确自己已经怀孕。询问停经的时间和自身的反应，有无在家中用早孕试纸做过妊娠试验，或者有无到专业机构做过相应的检测。

（2）计算预产期：询问停经的时间，根据末次月经的日期推算预产期（expected date of confinement，EDC）。计算方法为从末次月经第 1d 起，月份减 3 或加 9，日期加 7。如为阴历，月份计算方法相同，但日期应该加 15。

（3）主要症状：与妊娠相关的生理现象包括早孕反应的情况、有无尿频和乳房胀痛等，同时应评估是否存在流产或异位妊娠的危险，如有无阴道流血、有无腹痛等。具体见本章第三节。

（4）危险因素：妊娠后有无发生病毒感染，是否用药，用药的具体情况；有无接触有害物质，如化学物质、放射线等；有无不良的生活习惯，如酗酒、吸烟、吸毒等；有无发生食物过敏并用药；有无从事高强度、高压力的工作，是否存在精神心理问题等。

2. 妊娠中晚期　评估包括两部分内容，即前期评估结果回顾和新增评估内容。

（1）前期评估结果回顾：在对早期评估结果进行回顾的基础上，重点评估原有症状和阳性体征的变化情况、危险因素是否去除、已做的实验室和辅助检查有哪些异常结果。

（2）新增评估内容：询问胎动出现的时间和频度、子宫增大的进展和胎心音听诊的情况，由此判断胎儿的发育是否正常；询问孕妇有无疼痛、头晕、瘙痒、水肿等症状，并通过对有无伴随症状、发生原因和诱因的分析，判断是否为病理问题；在妊娠晚期尤其注意评估有无阴道流血、流液的情况，警惕前置胎盘、胎盘早剥、胎膜早破及早产的发生（具体见本章第三节）。除了症状问诊，还应评估孕妇有无监测血压、血糖，是否做过胎儿畸形的相关筛查，结果如何等，以便对有无妊娠期并发症或妊娠合并症、胎儿有无畸形做出进一步判断。

（三）日常生活状况

询问孕妇的饮食习惯，包括饮食型态、饮食内容和摄入量，尤其是早孕反应对饮食的影响程度及叶酸和钙剂的补充情况；了解休息与活动情况，妊娠对休息和活动有无影响；询问孕妇的排泄情况，妊娠后有无发生改变；孕妇的自理情况如何等。

（四）既往健康史

既往健康史包括既往妊娠分娩史和既往疾病手术史两部分。收集既往健康史资料的目的主要是为了了解可能影响孕妇健康和胎儿生长发育的疾病或高危因素。

1. 既往妊娠分娩史　包括既往的孕产史、分娩方式、产后产妇及新生儿情况。既往分娩次数，有无不孕史，有无流产、早产、难产史；有无产后出血史，出血后如何处理；有无死胎、死产史，新生儿有无先天性疾病或其他异常情况等。

2. 既往疾病手术史　重点询问孕妇是否患有高血压、心脏病、糖尿病、肝病、肾病、系统性红斑狼疮、传染性疾病、甲状腺疾病等影响妊娠的病史，并具体评估治疗方法、治疗效果及目前的健康状况。是否有生殖系统手术史，手术结果是否影响妊娠等。

（五）家族史

收集家族史资料的目的是发现可能潜在的生理或心理疾病。注意询问孕妇及其丈夫家族有无近亲结婚，双方家族中近三代有无遗传性疾病史。

为了保证信息的完整性，助产士可参照以下的问题进行咨询：①您的家族中有人在50岁以前被诊断为心脏病吗？②您的家族中有人患有肺病、肺结核或哮喘吗？③您的家族中有人患有糖尿病吗？④您的家族中有人患有肿瘤吗？⑤您的家族中有出生缺陷、遗传性疾病、血液系统疾病、精神发育障碍吗？⑥您的母亲或姐妹有妊娠期或分娩期并发症吗？

（六）系统回顾

因为妊娠可影响身体的每个系统，因此系统回顾可以帮助评估每一项可能出现的临床症状和体征，并帮助判断在正常生理变化的同时是否存在异常情况。详见表4-2。

表 4-2　妊娠期妇女系统回顾的主要内容

项目	原因
一般健康状况 ● 您自我感觉如何？ ● 您的精神状态怎样？	● 在妊娠早期，感觉疲乏和精力不济是正常现象 ● 在妊娠中期，孕妇善于内省并感觉精力充沛 ● 在妊娠晚期，孕妇可表现出烦躁、情绪波动，并热衷于为孩子的出生做准备 **注意：若出现否认妊娠、退缩、抑郁、精神疾病征象等时需要关注。**
体重 ● 您孕前体重是多少？ ● 怀孕后，您的体重增加或减轻了多少？	● 孕期体重增加值取决于孕前 BMI，孕前 BMI 值越大，孕期体重增加值应越少 ● 迅速而明显的体重增加表明有多胎妊娠或妊娠期高血压疾病所致的体液潴留 **注意：孕期体重增长过少或过多可能导致胎儿宫内生长受限和低出生体重儿。**
外周组织 ● 您的皮肤、头发、指甲有无变化？	● 激素变化可引起皮肤色素沉着、指甲变薄、头皮分泌物增加
头颈部—眼睛 ● 您有无视力方面的问题？	● 眼睛因敏感、视力模糊、视野斑点等原因导致流泪过多，这可能是重度子痫前期的征兆
头颈部—耳朵 ● 您有无听力方面的问题？	● 鼓膜供血增加所致的肿胀，可引起听力下降、耳痛、耳胀等感觉
头颈部—鼻腔 ● 您有无鼻塞、鼻流血方面的问题？	● 雌激素增加所致的血管充血，可引起鼻黏膜水肿
头颈部—口腔/咽喉 ● 您的咽喉有无问题？ ● 怀孕后，您有无发热或发冷的情况？ ● 您有无长期咳嗽的问题？ ● 您的牙齿有无问题？ ● 您有无唾液增加的问题？	● 持久的鼻充血、咽喉疼痛、发热、发冷与上呼吸道感染有关 ● 病毒感染可导致胎儿生长受限、发育迟缓、听力受损、大脑发育迟滞等 ● 长期咳嗽提示有肺炎或结核的可能 ● 牙龈肥大是正常的；若刷牙时出血可能与齿龈疾病有关，需要进一步做牙科检查 ● 唾液增多往往发生于妊娠 2~3 周时，无病理意义
头颈部—颈部 ● 您的颈部有无包块？	● 甲状腺可轻度肿大，若明显肿大可引起甲状腺功能亢进

续表

项目	原因
呼吸系统	
● 您有无气促、呼吸困难或其他的呼吸问题?	● 胸式呼吸、轻度换气过度、气促往往发生于妊娠晚期 ● 呼吸困难与呼吸窘迫有关,以活动耐力下降为主要表现的呼吸困难提示有心血管疾病的可能
心血管系统	
● 您有无心血管疾病史? 有无心悸、头晕等不适?	● 有心血管疾病的孕妇在妊娠期随着心脏负荷的增加,会出现代偿不足的可能;另外需要注意与妊娠期高血压疾病相关的心血管系统的变化 ● 腔静脉受压可引起妊娠仰卧位低血压 **注意:仰卧位会对腔静脉和动脉造成压迫,从而降低心脏的输出量。因此,建议孕妇采取左侧卧位以提高肾灌注和心脏的输出量,从而减轻水肿。**
● 您有无下肢肿胀?	● 孕妇通常会发生下肢水肿和静脉曲张,但也可能与妊娠期高血压疾病有关
● 您有无血栓性静脉炎?	● 孕期血液呈高凝状态,有血栓形成的风险
乳房	
● 您有无乳房疼痛或包块?	● 妊娠早期乳房增大、肿胀、刺痛、敏感性增加都是正常的;但是包块和疼痛也可能与乳腺疾病有关
● 您有无乳汁分泌?	● 妊娠晚期有少许乳汁分泌是正常的
消化系统	
● 您有无恶心、呕吐? 持续时间多久? ● 您有无腹痛?	● 严重的恶心、呕吐与妊娠剧吐有关 ● 腹部疼痛可由于圆韧带的牵拉所致,也可能是流产、异位妊娠或先兆早产的表现 **注意:妊娠期间阑尾炎的诊断有一定困难,因为阑尾会发生向上、向外移位。**
● 您有无黑便或血便? ● 您有无腹泻或其他肠道问题?	● 血便或排便习惯的改变往往提示便秘或痔疮
生殖系统	
● 您末次月经是什么时候?	● 根据末次月经时期推算预产期
● 您有无白带增多?	● 妊娠期间白带增多是正常的;若同时伴有恶臭、瘙痒或灼痛则提示感染的可能
● 您有无阴道流血、异常阴道流液?	● 阴道流血或流液多见于流产、异位妊娠、前置胎盘、胎膜早破或阴道感染等。阴道感染若得不到及时治疗,可引起早产或胎儿感染
肌肉骨骼系统	
● 您有无腿部抽筋?	● 腿部抽筋提示有低钙的可能
● 您有无背痛?	● 妊娠期间的腰椎前凸可引起背痛 ● 严重背痛可能与椎间盘疾病有关
神经系统	
● 您有无情绪改变、睡眠障碍、食欲缺乏?	● 妊娠期间可出现情绪不稳定
● 您有无头昏或晕厥?	● 晕厥提示可能有贫血
● 您有无腕关节的疼痛、麻木感?	● 以手指为主的腕关节疼痛提示可能发生了孕期腕管综合征
内分泌系统	
● 您有无糖尿病史或孕期糖尿病?	● 有糖尿病者要尽早进行管理
免疫系统/血液系统	
● 您有无贫血史?	● 妊娠期可发生生理性贫血;若之前就有贫血,病情可能会加重

Note:

二、妊娠期妇女重点健康史评估

如果已经确诊妊娠,且孕妇因为身体原因无法长时间地配合问诊,可以参照以下问题简要地进行妊娠期健康史的问诊。这些问题围绕既往妊娠经历、当前妊娠状况、高危因素、妊娠期并发症或妊娠合并症展开。

1. 您怀孕过多少次? 每次结果如何? 在妊娠过程中有无异常?
2. 您末次月经是什么时候? 月经周期是多少天? 预产期是什么时候?
3. 本次怀孕后有无接触 X 射线? 有无病毒感染? 有无发热? 是否用过药物? (如果有,请详述)
4. 您以往是否得过什么病? (如果有,请详述)
5. 怀孕后有无阴道流血或流液? (如果有,是在什么时候? 流血或流液的量为多少?)
6. 您怀孕后做过多少次产前检查?
7. 怀孕后到现在,您的体重增加了多少?
8. 您怀孕后是否患其他疾病? (如高血压、糖尿病等)

(李　宁)

第三节　妊娠期妇女主要症状问诊

正常妊娠期妇女在妊娠的不同时期会因为激素的变化和子宫的逐渐增大而表现出一系列的生理性变化,但若出现异常妊娠,则同时会表现出各种不同的病理性症状。通过系统的症状问诊,有利于助产士对孕妇各种症状的发生原因做出判断,同时为制订照护计划奠定基础。

一、停经

停经是妊娠最早的症状。育龄期有性生活史的健康妇女,平时月经周期规则,一旦月经过期,应考虑妊娠。过期 10d 以上,应高度怀疑妊娠,若停经 2 个月以上,则妊娠的可能性更大。

(一) 发生机制与临床表现

月经(menstruation)是伴随卵巢周期性变化而出现的子宫内膜周期性脱落及出血,是女性生殖系统周期性变化的重要标志。月经周期主要通过下丘脑、垂体和卵巢的激素作用进行调节,下丘脑的神经分泌细胞分泌促性腺激素释放激素(gonadotropin releasing hormone,GnRH),其作用于垂体促使其释放卵泡刺激素(follicle-stimulating hormone,FSH)和黄体生成素(luteinzing hormone,LH),两者控制卵巢周期性产生雌激素(estrogen)和孕激素(progestin)。雌激素可使子宫内膜增生,孕激素可在排卵后使增生子宫内膜转化为分泌期内膜,分泌期子宫内膜增厚且腺体增大。如果卵子未受精,在排卵后9~10d 黄体开始萎缩,内膜衰萎而脱落,并伴有出血,即形成月经。如受精卵着床,子宫内膜迅速发生蜕膜样改变,则不会出现月经来潮,即表现为停经。

知 识 拓 展

子宫内膜厚度与辅助生殖技术

一般情况下,月经期的子宫内膜厚 1~4mm;增殖期子宫内膜厚 5~7mm,围排卵期内膜呈"三线征",在增高的雌激素作用下可以继续增厚;分泌期子宫内膜可达 7~16mm。有研究显示,在增殖晚期子宫内膜厚度达到 7mm 是实施辅助生殖技术的基本条件,可见子宫内膜厚度在预测妊娠结局中具有一定意义。对于子宫内膜过薄的患者,临床上需引起足够重视。目前尚无关于薄型子宫内膜的统一定义,临床上多以超声下人绒毛膜促性腺激素日子宫内膜厚度 <7mm 为标准。薄型子宫内膜在体外受精中的发生率为 2.4%。该疾病以子宫动脉血流高阻力、腺上皮生长受限、血管内皮生长因子低表达和血管发育不良为主要病理特征,从而影响子宫内膜容受性。

Note:

（二）问诊要点

1. 停经的时间 询问此次停经的确切时间,并根据末次月经的日期推算预产期。

2. 停经的表现 询问以往月经周期是否规律,经期一般为多少天,月经量大约为多少、月经血的颜色是否正常。停经同时有无伴随其他表现。

3. 对孕妇的影响 询问孕妇对停经相关知识的了解程度,有无因为停经造成心理压力,是否对日常生活造成影响。

二、恶心与呕吐

约有 60% 的孕妇在妊娠第 6 周左右出现晨起恶心、呕吐、食欲减退、喜食酸食或偏食,此类现象称为早孕反应(morning sickness)。这些症状一般不需特殊处理,妊娠 12 周后症状多自然消失。若早孕反应严重,呈持续性剧烈呕吐,不能进食,出现水及电解质平衡失调,影响到孕妇的身体健康必须治疗者,称妊娠剧吐(hyperemesis gravidarum),有恶心、呕吐的孕妇中通常只有 0.3%~1.0% 发展为妊娠剧吐。

（一）原因与机制

妊娠期恶心、呕吐的原因和机制尚不明确。一般认为与孕妇体内人绒毛膜促性腺激素(human chorionic gonadotropin,hCG)增多、胃酸分泌减少及胃排空时间延长有关。另外有人认为,与孕妇的精神状态、心理压力、家庭经济状况等也有一定的关系。

1. 与 hCG 的显著升高有关 其依据有:①早孕反应出现与消失的时间与孕妇血 hCG 值上升与下降的时间相一致;②葡萄胎、多胎妊娠孕妇血 hCG 值明显升高,剧烈呕吐发生率也高。

2. 与甲状腺功能改变有关 60% 的妊娠剧吐孕妇可伴发短暂的甲状腺功能亢进,呕吐的严重程度与游离甲状腺激素显著相关。

3. 与精神压力有关 常常处于紧张、焦急、忧虑状态下的孕妇和经济状况较差的孕妇易发生妊娠剧吐,这说明此症可能与精神、社会因素有关。

4. 其他 有研究证明妊娠期恶心、呕吐与雌激素增多、肾上腺皮质功能低下、大脑皮层与皮质下中枢功能失调和下丘脑自主神经系统功能紊乱有关。也有研究认为,维生素 B_6 缺乏、感染幽门螺杆菌、有严重痛经史等均与妊娠剧吐有关。

（二）临床表现

1. 早孕反应 除了消化道症状,还会伴有畏寒、头晕、疲乏、嗜睡等不适。孕妇虽有晨吐,但体重会随着妊娠进展而增加,不会出现脱水。

2. 妊娠剧吐 妊娠剧吐与普通呕吐有所不同,主要表现为频繁恶心呕吐,不能进食,并引起脱水、酮症和酸中毒,甚至危及孕妇生命。具体表现如下:

（1）症状:妊娠剧吐多见于初孕妇妊娠 10 周以前。典型表现为停经 6 周左右出现恶心、呕吐,晨间为著,并随妊娠进展逐渐加重,至妊娠 8 周左右发展为持续性呕吐、滴水不进,伴有失眠、乏力。由于严重呕吐、饥饿引起水电解质紊乱,可发生脱水和代谢性酸中毒,尿中出现酮体。严重者造成肝肾功能损害,出现黄疸,血胆红素、转氨酶、肌酐和尿素氮升高,尿中出现蛋白和管型。极为严重者出现意识模糊、谵妄甚至昏迷、死亡。

（2）体征:严重的呕吐致机体脱水时,查体可见:体重较之前减轻≥5%;体温轻度升高,血压降低、脉搏增快;面色苍白,皮肤黏膜干燥,眼球凹陷;病情继续发展,患者可出现意识障碍。

（三）问诊要点

1. 排除其他疾病 在确定问诊对象妊娠的基础上,要排除妊娠期其他疾病所致的恶心、呕吐。如葡萄胎可有 hCG 异常增高,B 型超声可显示葡萄胎的宫内特征;合并胃肠炎多有食物中毒或饮食不当史,恶心同时可伴有腹痛或腹泻,大便检查可有白细胞或脓细胞;合并病毒性肝炎者常伴有消化不良及肝区疼痛,血清检查有相应类型的肝炎病毒抗原;伴有神经官能症的呕吐发作与精神刺激有密切关系,且呕吐多于进食后立即发生,不影响营养状态和肝肾功能。

2. 区分早孕反应与妊娠剧吐 早孕反应与妊娠剧吐发生的时间和原因一致,只是症状的严重程度不同,是否有脱水的表现是区别早孕反应与妊娠剧吐的主要依据。

3. 发生原因 询问孕妇激素的检查结果、以往的饮食结构、有无幽门螺杆菌感染史等,尤其注意询问孕妇及其家人对此次妊娠的认知、态度,明确孕妇有无存在心理、社会等方面可以进行护理干预的影响因素。

4. 对孕妇的影响 询问有无头晕、乏力、失眠、尿量减少等表现,尤其要查看肝肾功能及电解质的检查结果。孕妇有无紧张、恐惧、失望等负性情绪。孕妇个人日常生活发生了哪些改变。

5. 应对措施 针对恶心、呕吐症状,孕妇和家人采取了哪些处理措施,效果如何。尤其要区分哪些是积极的,哪些是消极的,对于消极的应对措施要及时引导其纠正。

三、尿频

尿频(frequent micturition)是妊娠期间最常见的症状之一,孕妇经常出现小便次数增多并伴有小便后仍有尿不尽的感觉。单纯尿频是妊娠期的生理现象,但如果伴有尿急、尿痛等不适,需要考虑病理性原因所致。

(一) 原因与机制

1. 尿量增加 怀孕后母体的代谢产物增加,同时胎儿的代谢产物也必须由母体排出,因而大大增加了肾脏的工作量,使尿量增加。

2. 膀胱受压 在妊娠初期和晚期,随着子宫慢慢变大,盆腔内的器官位置发生相对的改变,导致膀胱承受的压力增加,使其容量减少,即便有很少的尿也会使孕妇产生尿意,进而发生尿频。妊娠3个月内,子宫尚未超出盆腔,在盆腔占据大部分位置,直接压迫膀胱;妊娠3个月以后,子宫上升超出盆腔,对膀胱的压迫便也结束;到了妊娠晚期,胎头衔接进入骨盆,可再次压迫膀胱。

3. 激素改变 有研究表明,孕期激素分泌的改变也是尿频的原因之一。如甲状腺素分泌增加可使孕妇的代谢加快,醛固酮分泌增加可导致体内水钠潴留,这些均与尿量增加有关系。

4. 尿路感染 妊娠期妇女容易发生尿路感染,这与输尿管蠕动减少减弱、晚期子宫压迫造成的尿流不畅和尿潴留有关。另外,妊娠后尿液中的葡萄糖、氨基酸等营养物质增多,也为细菌繁殖创造了有利条件。

(二) 临床表现

1. 生理性尿频 其临床特征表现为:①小便次数增多,白天超过7次,晚上超过2次,且两次间隔在2h以内。②不伴有尿急、尿痛、发热、腰痛等现象。③尿色正常,不混浊,没有血尿现象。④产后逐渐缓解。但在产后的前几天,尿频现象会依然存在,这是为了排出妊娠期间滞留体内的额外液体。

2. 病理性尿频 妊娠期尿路感染表现特征:①尿频表现同生理性。②伴有尿急、尿痛、尿不尽感或发热、腰痛等现象。③尿液混浊,甚至出现血尿。

(三) 问诊要点

1. 发生时间 询问孕妇处于妊娠的早期还是晚期,明确尿频与妊娠时期之间的关系。

2. 严重程度 询问孕妇白天、晚上排尿的次数,排尿的平均间隔时间,明确有无尿频,以及尿频的严重程度。

3. 伴随症状 询问孕妇尿频是否伴有尿急、尿痛、发热、腰痛等症状,尿液有无混浊或血样改变,确定尿频发生的原因。

4. 对孕妇的影响 询问尿频对孕妇个人生活的影响情况,如对睡眠、运动、工作的影响等。

5. 应对措施 询问孕妇已采取的措施及其效果,明确哪些方法是值得推广的,如定期做缩肛运动、摄入液体适量等,而哪些是需要进一步纠正的,如憋尿、经常仰卧位等。

四、疼痛

疼痛(pain)是很常见的一种孕期症状,大部分孕妇在整个孕期都会经受各种不同类型疼痛的折磨,但大多数孕期疼痛都属于生理现象,只有少数出于病理原因。

(一) 分类

1. 根据疼痛发生的时间不同分类　在妊娠的不同时期,常见的孕期疼痛有所区别。①妊娠早期:常见的疼痛有头痛、胃痛和乳房痛。②妊娠中期:常见的疼痛有腹痛、腿痛、手指痛。③妊娠晚期:常见疼痛有肩膀痛、腰背痛、耻骨联合痛、外阴痛、坐骨神经痛、牙龈痛、痔疮痛、尿痛、宫缩痛等。

2. 根据疼痛发生的原因不同分类　为适应孕妇和胎儿正常的生理变化,由激素、解剖结构和生理的变化所导致的疼痛,属于生理性疼痛,如妊娠早期的乳房痛、中期的腿痛、晚期的腰痛等。如果因为妊娠期并发症或合并症所导致的疼痛,属于病理性疼痛,如妊娠期高血压疾病的剧烈头痛、异位妊娠的撕裂样腹痛等。

(二) 原因与表现

1. 头痛　孕期头痛一般出现在妊娠早期和中期。在妊娠早期,孕妇可出现头痛、头晕的症状,这主要因体内激素变化不定所致,属于常见的早孕反应。同时,初次妊娠者很容易出现精神紧张和焦虑,从而导致自主神经功能紊乱而引起头痛。在妊娠中期,若孕妇头痛明显,且有逐渐加重的趋势,并伴有视力模糊、上腹不适、尿液变化等,应考虑为妊娠期高血压疾病的可能。

2. 牙龈痛　随着孕周的增加,受大量雌激素影响,孕妇的齿龈变得肥厚,易患齿龈炎,并且伴有出血疼痛。

3. 乳房痛　孕期乳房痛一般出现在妊娠早期。妊娠期由于雌激素、孕激素和催乳素的大量分泌,致使乳腺增大,乳房充血明显。因此,孕妇会感觉乳房发胀,并伴有刺痛。这种情况会在妊娠3个月后明显好转,但重者也可持续整个孕期。

4. 胃痛　孕期胃痛一般出现在妊娠早期和晚期。孕期胃不适常常呈烧灼感,烧灼感逐渐加重而成为烧灼痛,尤其在晚上表现明显。在妊娠早期,激素的改变使得括约肌松弛,致使胃内酸性内容物逆流入食管,刺激黏膜引起烧灼痛。在妊娠晚期,逐渐增大的子宫压迫胃肠,导致胃排空速度减慢,胃液在胃内滞留时间较长,同时加上激素对括约肌的松弛作用,导致胃酸更加容易向上反流,使胸部产生灼热感。

5. 腹痛　是妊娠期最常见的疼痛,在妊娠早期、中期和晚期都可以出现,既可以是生理性的腹痛,也有可能为病理性腹痛。

(1) 妊娠早期腹痛:早孕反应时,因胃酸分泌增多可能会导致生理性的腹痛。但如果出现下腹坠痛、腰痛,同时伴有阴道流血,则应警惕先兆流产的出现。如果出现撕裂样腹痛,进行性加重,应考虑宫外孕流产或组织破裂导致内出血的可能。

(2) 妊娠中期腹痛:自妊娠12周起,子宫会出现不规则的收缩,这种收缩会使孕妇产生腹部发硬的感觉,一般不会感到疼痛,但也有部分孕妇可感到明显疼痛。另外,妊娠中期以后,孕妇常常会感到腹部胀痛,这主要是因子宫四周的韧带受到牵拉所致。随着子宫逐渐增大,子宫四周的韧带由原来松弛状态变为紧张状态,尤其是位于子宫前侧的一对圆韧带会受到过度牵拉。

在妊娠中晚期,重型胎盘早剥可导致突然发生的持续性腹部剧痛;如果羊水较少,胎儿皮肤与羊膜紧贴,每当胎动时孕妇会感到疼痛;如果羊水过多,子宫高度膨胀,孕妇会感到腹部胀痛,尤以胎盘剥离处最明显。

(3) 妊娠晚期腹痛:这时子宫增大明显,除了引起腹部胀痛和肋骨钝痛的生理性疼痛外,妊娠晚期的各种并发症也会引起不同性质的腹痛。

1) 早产:因子宫收缩可引起宫缩痛,开始宫缩不规则,继之可发展为规律性宫缩。

2) 子宫破裂:临产后,子宫上段肌层强烈收缩,子宫下段被牵拉伸展,变薄易破。若孕妇有子宫手术史,在瘢痕处有撕裂样疼痛,很可能是先兆子宫破裂或子宫破裂。

3)卵巢肿瘤蒂扭转:若孕妇患有卵巢肿瘤,妊娠后随着子宫逐渐增大,容易造成卵巢肿瘤移位而发生蒂扭转,从而引起剧烈腹痛。

4)各种外科疾患:如果出现右上腹疼痛向右肩部放射、腰部疼痛、腹部疼痛,并同时伴有发热、恶心、呕吐、腹泻、排气排便异常等消化道症状,很可能合并了胆石症、胆绞痛、肾绞痛、阑尾炎、肠梗阻等外科疾患。

6. 颈肩痛　在妊娠中晚期,孕妇经常会感到颈部发紧和肩胛骨处疼痛,越是接近临产,疼痛感越强烈,尤其当长时间取坐位时,这种疼痛会更明显。其与妊娠中晚期扩大的子宫压迫静脉,影响血液回流,造成血液循环不佳、末梢循环缺血有关。另外,也与孕妇身体重心前移、颈肩部后伸使得颈椎和肩胛骨承受的压力越来越大有关。

7. 腰背痛　在妊娠晚期,随着子宫日渐增大,孕妇的身体重心渐渐前移,在站位或行走时,为保持重心平衡,必须使头、肩部后仰和腹部前凸,这种姿态容易造成腰段脊柱过度前凸,从而引起腰背酸痛。另外,孕激素使支撑关节之间的韧带变得松弛,也增加了腰背痛的风险。这种腰背痛是正常的生理现象,但如果腰痛伴有尿频、尿急等症状,应考虑肾盂肾炎的可能。

8. 耻骨联合痛　在妊娠中晚期,部分孕妇会自觉耻骨联合处疼痛,有牵拉感,上楼梯时更加明显。妊娠期体内激素的改变,特别是孕激素的影响,使得骨盆关节韧带松弛,引起耻骨联合轻度分离,分离后可导致关节疼痛。这种耻骨联合分离所致的疼痛一般程度较轻,但如果出现大幅度耻骨错位,导致韧带拉伤、水肿,疼痛就会加剧,并引起孕妇的行走困难。

9. 外阴痛　在妊娠中晚期,有些孕妇会感觉外阴部肿胀,同时局部皮肤发红,在行走时外阴疼痛剧烈。这是由于外阴部静脉曲张所致。

10. 腿痛　在妊娠中晚期,孕妇常常会出现小腿抽筋的现象,肌肉突然、不自主的强烈收缩,造成肌肉僵硬和疼痛。其原因主要有三个方面:钙质缺乏、体重增加、增大的子宫影响到下肢的血液循环。其中钙质缺乏是最为常见的原因。

11. 手指痛　大多出现在妊娠中晚期。孕妇的拇指、示指、中指及无名指的远端会出现阵发性疼痛和麻木,有针刺或烧灼感,有时还会波及手腕,甚至肩膀。尤其在手部水肿或过度伸、屈腕关节时易触发,双手都可出现,但一般在产后会逐渐消失。主要由于孕妇全身水肿,使腕部积存大量体液,导致腕管内压力增加所致。同时,妊娠期腕部筋膜、肌腱及结缔组织发生变化,使腕管的软组织变紧,造成正中神经受压,引起手部麻木,即"孕期腕管综合征"。

12. 坐骨神经痛　一般出现在妊娠晚期,表现为腰部以下经臀部至下肢的强烈刺痛。其原因有两个方面:①胎儿重量加大了孕妇背部的压力,从而造成对坐骨神经的挤压。②子宫压迫下腔静脉,使得静脉回流不畅,导致下肢凹陷性水肿,这就容易压迫坐骨神经。

(三)问诊要点

1. 时间与部位　询问疼痛起始于妊娠早期、中期还是晚期,是阵发性还是连续性,此信息对于明确病因提供了一定的依据。另外,明确疼痛部位对分析疼痛的原因也极为关键。

2. 性质与程度　询问疼痛的性质是酸痛、胀痛还是刺痛、烧灼痛。妊娠期生理性疼痛一般程度较轻,而病理性疼痛程度相对较重。在问诊的同时,可选用合适的测评工具,如数字评分法、文字描述评定法、面部表情疼痛评定法等测评疼痛程度。

3. 伴随症状　询问有无伴随症状有利于判断病因,病理性疼痛多伴随有其他症状,如妊娠期高血压疾病在剧烈头痛的同时,多伴有眼花、胸闷等表现;先兆流产在腹痛时多伴有阴道流血;妊娠合并肾盂肾炎时,腰背痛的同时可伴有尿急、尿频等。

4. 对孕妇的影响　评估疼痛对孕妇的心理和个人生活造成了哪些影响。有无因疼痛而产生放弃妊娠的想法;有无因疼痛导致食欲减退或睡眠不足;有无因疼痛影响到夫妻性生活等。

5. 应对措施　孕妇是否因疼痛及时到医院就诊,针对疼痛做过哪些相关检查,检查结果有无异常,采取了哪些缓解疼痛的措施,效果如何等。

五、阴道流血

阴道流血(colporrhagia)是妊娠期常见的异常表现之一。阴道流血可来自阴道、宫颈、子宫内膜,但以来自子宫者最多。主要包括流产、异位妊娠、前置胎盘、胎盘早剥等。

（一）病因与机制

1. 流产　凡妊娠不足 28 周、胎儿体重不足 1 000g 而终止者,称为流产(abortion)。发生在妊娠 12 周之前称为早期流产,12 周或之后发生为晚期流产。早期流产胚胎多已死亡,底蜕膜坏死出血,造成胚胎的绒毛自蜕膜剥离,血窦开放而出血。妊娠 8 周以前,因绒毛发育尚未成熟,与子宫蜕膜联系尚不牢固,整个胚泡容易从子宫壁完全剥离,往往出血不多。妊娠 8~12 周时,绒毛发育茂盛并深扎于蜕膜之中,胎盘绒毛剥离不全不能与胎儿同时排出,残留于宫腔内的妊娠物影响子宫收缩,导致出血量较多。发生晚期流产时,如胎膜、胎盘残留同样会发生大量出血。

2. 异位妊娠　受精卵着床于子宫体腔之外称为异位妊娠(ectopic pregnancy),俗称宫外孕(extrauterine pregnancy)。其中以输卵管妊娠最为常见。由于输卵管管腔狭窄,管壁薄,受精卵植入后不能形成完好的蜕膜,因此,当胚胎发育到一定程度,就会发生输卵管妊娠流产或破裂等,致使胚胎死亡或受损。与正常妊娠一样,输卵管妊娠时滋养细胞产生的 hCG 可使子宫内膜出现蜕膜反应,当胚胎死亡或受损时,滋养细胞活力消失,则蜕膜从子宫壁剥离而发生阴道流血。蜕膜呈碎片排出,若蜕膜完整剥离,则可见随阴道流血排出三角形蜕膜管型。

3. 前置胎盘　胎盘正常附着于子宫体前壁、后壁或侧壁。如果 28 周后胎盘附着于子宫下段,甚至下缘达到或覆盖宫颈内口,其位置低于胎儿先露部,称为前置胎盘(placenta previa)。妊娠晚期子宫下段逐渐伸展,宫颈管缩短,临产后的规律宫缩可使宫颈管消失,宫口扩张,而附着于子宫下段及宫颈口的胎盘不能相应伸展而与其附着处分离,使血窦破裂。随着子宫下段不断伸展,出血量会越来越多。

4. 胎盘早剥　妊娠 20 周后或分娩期,正常位置的胎盘在胎儿娩出前部分或全部从子宫壁剥离,即为胎盘早剥(placental abruption)。阴道流血的多少与剥离面大小以及胎盘边缘与子宫壁的附着情况有关。若剥离面小,出血量少并很快自行停止,就不会有阴道流血;若剥离面大,出血持续,但胎盘边缘仍与子宫壁附着,血液集聚于胎盘和子宫壁之间,也不会有阴道流血;只有出血继续增加,血液冲开胎盘边缘,才会有阴道流血。

（二）临床表现

1. 流产　不同类型的流产,阴道流血量多少有别。①先兆流产:在停经后出现少量阴道流血,一般为暗红色或血性白带,少于月经量。②难免流产:由先兆流产发展而来,流血不可避免,流血量增多。③不全流产:阴道流血不止,严重者可引起失血性休克。④完全流产:阴道流血逐渐停止。

2. 异位妊娠　输卵管妊娠流产常发生于妊娠 8~12 周,输卵管妊娠破裂多见于妊娠 6 周左右。胚胎死亡后,常有不规则阴道流血,呈暗红或深褐色,量少呈滴状。少数孕妇流血量较多,似月经。阴道流血可伴有蜕膜碎片或管型。病灶清除后阴道流血多会停止。

3. 前置胎盘　阴道流血发生于妊娠晚期或临产时,表现为无明显诱因、无痛性反复阴道流血。初次出血量一般不多,剥离处血液凝固后,出血自然停止。但如果是完全性前置胎盘,初次出血较早,多在妊娠 28 周左右,出血次数频繁,出血量较多。

4. 胎盘早剥　阴道流血可有可无,可多可少。且常表现为贫血或休克程度与阴道流血量不相符的特点。

（三）问诊要点

1. 时间和性质　流产和输卵管妊娠流血多出现在妊娠早期,而前置胎盘和胎盘早剥多出现于妊娠晚期。流血的颜色是鲜红色还是暗红色,是否混有其他成分,如流产者的阴道流血中可能会有胚胎组织,输卵管妊娠者的阴道流血可伴有蜕膜碎片或管型。

Note:

2. 伴随症状 流产常伴有轻重不一的阵发性下腹痛。输卵管妊娠流产或破裂时,一侧下腹部突发撕裂样疼痛,且伴有恶心、呕吐。前置胎盘阴道流血常常为无痛性。胎盘早剥常有突发的持续性腹部疼痛。

3. 对孕妇的影响 长期反复出血可造成贫血,询问孕妇有无贫血相关的症状、了解血常规检测结果。如果出血量大,可引起休克,了解孕妇有无休克相关表现。

4. 应对措施 孕妇及其家人如何看待阴道流血,采取了哪些治疗和护理措施,效果如何。

六、阴道流液

阴道流液(vaginal discharge)指有较多液体自阴道排出。正常情况下,女性会有少量白带自阴道排出。在妊娠期,白带会明显增多,另外,妊娠期某些合并症或并发症也会引起阴道异常流液。

(一) 原因及机制

1. 生理性白带增多 进入妊娠期后,妊娠黄体会分泌大量雌激素和孕激素,以维持孕卵的着床和发育,12周以后,胎盘逐渐代替黄体继续合成大量雌激素和孕激素,因此,孕妇体内始终保持着高雌激素和高孕激素状态。高激素状态使得阴道上皮增厚、血管充血、渗出液和脱落细胞增多,也使得宫颈肥大、柔软、充血,腺体分泌旺盛。宫颈腺的分泌物、阴道渗出液以及脱落细胞混在一起排出体外,因此妊娠期白带明显增多。

2. 病理性白带增多 若妊娠合并生殖道炎症,尤其是阴道炎和宫颈炎时,白带会显著增多,有臭味,且性状也会发生改变。

3. 胎膜早破 此为妊娠期阴道流液的主要原因,是临产前的胎膜自然破裂。具体见第五章第三节。

(二) 临床表现

1. 生理性白带增多 妊娠期不断有少量液体自阴道流出,颜色呈乳白色,清澈透亮,鸡蛋清样,无味或稍有腥味,不会伴有不适感。

2. 病理性白带增多 若妊娠期有大量液体自阴道流出,且伴有外阴瘙痒和特殊气味,则应考虑病理原因。不同病因其流液的性状也有所不同。

(1) 阴道炎:常见的滴虫阴道炎其分泌物典型特点为稀薄脓性、泡沫状、有异味,分泌物呈灰黄色、黄白脓性是因为含有大量白细胞,若合并其他感染则呈黄绿色,呈泡沫状、有异味是滴虫无氧酵解碳水化合物产生腐臭气体所致。孕妇还容易合并外阴阴道假丝酵母菌病,其分泌物的特征是白色稠厚呈凝乳或豆渣样。

(2) 宫颈炎:由于病原体的种类、炎症的程度有所不同,增多的分泌物可呈乳白色黏液状、淡黄色脓性或血性改变。

3. 胎膜早破 具体表现见第五章第三节。

(三) 问诊要点

1. 发生时间 白带增多可发生于整个妊娠期,而胎膜早破多在妊娠晚期,尤其多发生于妊娠37周后。

2. 流液性质 问诊阴道流液的量、气味、性状有利于判断病因。一般生理性白带量少、无异味、无色或白色,而炎症性白带量大、有异味,呈黏液脓性、浓稠凝乳状、血性等不同性状。

3. 伴随症状 询问阴道流液是否伴有外阴瘙痒、灼痛,以判断是否为阴道炎症所致;若伴有腰骶部疼痛、盆腔部下坠痛,可能为子宫颈炎扩散到盆腔所致。

4. 对孕妇的影响 是否因阴道流液影响到孕妇的饮食、睡眠、社交等。如是否因阴道流液产生的不适引起睡眠不安,是否因异味影响到孕妇的社会交往等。

5. 应对措施 有无及时就医或者自行用药,尤其要注意孕妇所采取的措施是否影响到胎儿的发育。如治疗滴虫性阴道炎的甲硝唑可透过胎盘到达胎儿体内,故在妊娠20周前应禁用。

七、头晕

很多孕妇都有妊娠期头晕的经历。孕期头晕(pregnancy dizziness)是指在妊娠期间因生理、病理等原因而造成的孕妇自觉头重脚轻、站立或行走不稳的感觉。这种现象可发生于妊娠的不同时期。

(一)原因及机制

1. **自主神经调节失调**　妊娠早期孕妇的自主神经系统失调,导致血管调节功能不稳定,可在体位突然发生改变时,因一过性脑缺血而出现头晕。

2. **低血糖**　在妊娠早期,如果早孕反应剧烈,孕妇进食少,可引起低血糖反应而发生头晕。

3. **贫血**　妊娠中期孕妇的血液本身呈稀释状态,而各种营养素的缺乏会进一步加重其贫血程度,导致孕妇出现头晕。

(1)缺铁:为满足胎儿生长发育及妊娠期血容量的增加,孕妇需铁量约为 1 000mg,即妊娠期每日需铁量至少 4mg。一般每日饮食中铁的吸收利用率仅为 10%,即 1.0~1.5mg,虽然在妊娠中晚期铁的最大吸收率可达 40%,仍无法满足需求,容易耗尽体内贮存铁而造成缺铁性贫血。

(2)叶酸或维生素 B_{12} 缺乏:正常成年妇女每日需叶酸 50~100μg,而孕妇每日需 300~400μg 才能满足需求;同时,孕妇肾血浆流量增加使得叶酸在肾内清除加速,肾小管再吸收减少,叶酸从尿中排泄增多。如果孕妇摄入含叶酸和维生素 B_{12} 的食物不足,或患有慢性消化道疾病影响肠道吸收,就会加重叶酸或维生素 B_{12} 缺乏而导致巨幼细胞贫血。

4. **低血压**　多发生于妊娠中晚期,低血压造成脑供血不足而引起头晕。

(1)妊娠中期:胎盘的动、静脉之间形成短路,周围血管阻力下降,使得孕妇的舒张压较妊娠前降低。此外,盆腔的血管显著增多,高度扩张,使血液较多地集中在下腹部,同时逐渐增大的子宫压迫下腔静脉,使回心血量减少,心排血量下降,引起低血压。

(2)妊娠晚期:导致低血压的原因主要有四个方面:①随着胎儿不断增大,增大的子宫对下腔静脉的压迫更明显,使盆腔和下腔静脉的血液回流受阻而引起低血压。②增大的子宫压迫横膈,引起迷走神经兴奋,使心跳减慢,心脏血管扩张,导致血压下降。③妊娠晚期子宫的需血量显著增加,使回心血量减少,继而血压下降。④低血压的发生还与精神、神经性因素有关,神经反射影响心脏功能和血压变化。

妊娠晚期低血压的发生与体位有一定关系。当孕妇长时间取仰卧位时,右旋增大的子宫压迫下腔静脉使血液回流受阻,导致到达心脏的血液骤减,心排血量迅速下降,血压随之降低,临床上将这种情况称为仰卧位低血压综合征。

(二)临床表现

1. **一般表现**　头晕多出现于体位突然改变时,特别是在突然站起、长时间站立或在人群拥挤等空气流通不良的环境中更易发生。头晕同时多伴有眼花,发生后如立即蹲下,或躺下休息数分钟就会缓解。

2. **低血糖**　头晕多出现于妊娠早期呕吐严重的孕妇,头晕的同时可伴有出汗、心悸、饥饿感、软弱无力和四肢冰冷等。

3. **贫血**　头晕多出现于妊娠中晚期。在头晕的同时,可伴有乏力、心悸、气短、食欲缺乏、腹胀、腹泻、皮肤黏膜苍白等。缺铁性贫血进展缓慢,除上述表现外,还可伴有皮肤毛发干燥、指甲脆薄、口腔炎等。巨幼细胞贫血起病较急,除上述表现外,可伴有手足麻木、低热、水肿、脾大、神情淡漠等。

4. **仰卧位低血压综合征**　头晕发生于妊娠晚期,且孕妇取仰卧位数分钟后。除了头晕外,还同时伴有胸闷、恶心、呕吐等症状,检查可发现孕妇频频打哈欠、全身出冷汗、脉搏加快、血压下降,其中收缩压下降 30mmHg 或下降至 80mmHg 以下。当孕妇转为侧卧位后,上述症状即减轻或消失。

（三）问诊要点

1. **原因** 问诊头晕发生的时间、环境、自身体位状态等，为分析头晕的原因提供依据。如妊娠早期体位突然变化或空气流通不良的环境可诱发一般性头晕的发生，妊娠晚期仰卧位可诱发仰卧位低血压综合征的发生。

2. **表现** 问诊头晕的时间长短、严重程度、伴随症状等。病理性头晕的持续时间长、程度重、伴随症状多。如贫血性头晕多伴皮肤、心血管、消化道等部位的缺血表现，低血糖性头晕多伴有自主神经过度兴奋的表现，仰卧位低血压性头晕多伴有休克的其他表现。

3. **对孕妇的影响** 有无因为头晕影响到孕妇的日常活动或情绪状态，如孕妇因为头晕无法正常工作，或因为头晕心情烦躁、情绪易怒等。与头晕相关的疾病是否影响到孕妇及胎儿的健康状况，即使是轻度或中度贫血，都会增加孕妇妊娠和分娩的风险，重度贫血会影响胎儿的生长发育；仰卧位低血压综合征严重者会危及孕妇及其胎儿的生命。

4. **应对措施** 采取了哪些方法缓解头晕，效果如何，有无接受专业部门的指导，是否根据头晕的原因不同采取了针对性的处理方法。

八、便秘

若孕妇排便间隔时间延长，排便次数减少，粪便干燥，引起排便困难就称为孕期便秘（pregnancy constipation）。这是妊娠期妇女常见的健康问题，其不仅会导致孕妇体内毒素的蓄积，造成一系列毒血症症状，而且还会对胎儿的发育造成影响。因此，助产士应该尽早通过评估，做好孕妇便秘的防治工作。

（一）原因及机制

根据便秘发生的原因不同，可分为功能性和器质性两种，孕妇便秘以功能性为主，其发生原因和机制分为以下三个方面：

1. **激素水平的变化** 妊娠后，孕妇血中孕激素增加近 80 倍以上，而胃肠激素的含量却下降，致使胃酸分泌减少、胃肠道肌张力下降及蠕动能力减弱，进而导致食物在胃肠道停留时间延长，使食物残渣中的水分又被肠壁细胞重新吸收，粪便变得干而硬，自然排出困难。

2. **生活方式的改变** 便秘容易出现在妊娠早期，这是因为此时孕妇卧床时间增多，运动相对减少，肠道蠕动减慢。另外，妊娠期孕妇的膳食结构发生改变，粗粮减少，粪便量减少，缺乏对肠壁刺激的推动作用。

3. **其他因素** 增大的子宫会对排便肌造成压迫，使粪便转运速度减慢；盆底肌肉群因既往妊娠或受胎头、子宫的压迫而功能弱化；痔核引起的疼痛等。

（二）临床表现

受便秘的影响，孕妇可出现一系列伴随症状和体征。

1. **一般表现** 孕妇发生便秘后，一直有便意却不能排出，可引起肠胀气，导致腹胀和食欲下降。经常排便用力，还可引发或加重原有的痔疮，发生便血。

2. **毒素蓄积的表现** 长期便秘可增加孕妇体内的毒素，导致机体新陈代谢紊乱、内分泌失调及微量元素的不均衡，从而出现皮肤色素沉着、瘙痒、面色暗沉、毛发干枯等。若毒素重新被回收至血液，会引起轻度毒血症症状，如食欲减退、精神萎靡、头晕乏力，久之又会导致贫血和营养不良，影响到胎儿的发育。

3. **分娩异常** 妊娠晚期严重便秘可导致肠梗阻，从而容易并发早产。便秘孕妇在分娩时，堆积在肠管中的粪便妨碍胎儿下降，易引起产程延长甚至难产。

（三）问诊要点

1. **表现特点** 包括便秘出现的时间及严重程度。

2. **伴随症状** 问诊有无痔疮发生，有无食欲减退、头晕乏力等自觉症状，孕期检查胎儿的发育有

Note:

无迟缓等。

3. 生活习惯　问诊孕妇的饮食习惯、活动规律、睡眠质量、心理状况等。评估是否存在引起和加重便秘的不良生活方式。

4. 应对措施　问诊孕妇曾经采取过哪些方式缓解便秘，效果如何，尤其应该评估有无采取一些不恰当的方式。如口服润滑性的泻药、服用导泻剂、强刺激作用的润肠剂或灌肠等。

九、胎动

胎动（fetal movement）是母亲因胎儿在子宫内的躯体活动冲击子宫壁，所引起的主观感觉。一般情况下，在妊娠 18 周后 B 型超声检查可发现胎动，孕妇在妊娠 20 周左右自觉有胎动。规律、有节奏、变化不大的胎动是胎儿宫内发育正常的信号，而如果胎动的频次、幅度发生明显变化，多提示孕妇或胎儿异常情况的出现，需要助产士加强评估。

（一）原因及机制

胎儿逐渐发育长大后，会伸展屈曲的四肢，这些动作有助于胎儿肌肉的适当发育。胚胎约自第 8 周起即会开始运动，此时脊柱亦开始进行细微的小动作，此时的胎动孕妇还无法察知。自 18 周起，完全发育的四肢开始活跃地运动，少数孕妇在这时可以感觉到胎动，但大部分初孕妇可能还不能识别这种胎动的感觉，直到 20 周左右才会有自觉胎动。

随着胎儿渐长，其拳打脚踢、转身等动作于 32~34 周最显著。此时胎儿处于活跃期，且子宫内可供活动的空间相对较大。自 38 周之后，子宫的空间逐渐被胎儿占据，其运动明显受到限制，且临近分娩时胎头的下降也会限制胎动。

另外，胎动作为一种主观感觉，受情绪、胎盘位置、羊水量等多种因素影响，个体差异较大。

（二）分类

根据胎动出现的时间和胎儿动作的不同进行分类。

1. 妊娠早期的胎动　主要为 B 型超声所见。①妊娠第 7~8 周时：胚芽有轻微的波纹状运动。②妊娠第 9 周左右：出现小的抽动，第 9~10 周有较强的抽动。③妊娠第 10 周以后：出现飘动、浮动及跳动等较强的运动。

2. 妊娠中期以后的胎动　呈多样性，如惊跳、全身运动、孤立的上肢或下肢运动、屈伸头部、转头、转身、伸展、张口、手触面部及打呃、打哈欠、吸吮、吞咽等。

3. 足月后的胎动　接近足月后，尤其是第 38 周以后，较大幅度的全身运动很少，仅能观察到张口、眨眼、呼吸运动及手的活动等。

（三）临床表现

1. 正常胎动　初次胎动时，大多数孕妇感觉不明显，第二次妊娠的孕妇会更早感觉到胎动。刚开始时，每天可感到有数次胎动，甚至某一天完全感觉不到。随着孕期进展，胎儿的手脚会越来越强地触碰子宫，孕妇感受到的胎动次数也会逐渐增多。妊娠 28 周以后，正常胎动次数为正常明显胎动≥10 次 /2h，在 1d 之中，胎动有下午和夜间两个活跃高峰，其他时间（尤其是清晨）胎动相对较少。

正常胎动有一定的规律性，在妊娠的不同时期，胎动的部位、感觉都会有所差别，具体见表 4-3。

表 4-3　胎动的规律和变化

孕周	胎动位置	孕妇感觉
18~20 周	下腹中部，靠近肚脐	不明显。像鱼在游泳或翅膀在舞动，与胃肠胀气、肠蠕动的感觉相似
21~34 周	靠近胃部，向两侧扩大	非常明显。可感到拳打脚踢、翻滚等大动作，甚至可看到肚皮上突出的手脚
临近分娩	腹部一侧，随着胎儿的升降而改变	较明显，次数明显减少，偶尔会有被击打的感觉

2. 异常胎动 胎动明显增加或减少,尤其是改变 50% 以上,属于异常胎动。对于每个孕妇来讲,一旦自身胎动的规律、特点发生变化,就需要警惕是否为异常胎动。

(1)胎动突然减少:一般与孕妇体温升高有关。如果因为轻型上呼吸道感染导致体温升高,但呈低热且持续时间较短,则因为羊水的缓冲作用,对胎儿的影响不大。一旦感染加重,体温持续超过38℃,就会影响到胎盘、子宫的血流量,胎儿就变得安静许多。胎动减少还与神经发育异常、母胎输血、胎盘功能不全等密切相关。

(2)胎动突然加快:在孕妇受到严重的外力撞击时,可引起胎动突然加快,甚至造成流产、早产等情况。

(3)急促胎动后突然停止:妊娠中期以后,若发生胎盘早期剥离,胎儿因为突然的缺氧,会出现短暂的剧烈胎动,随后又很快停止。

正常的脐带长度为 30~100cm,平均约为 55cm,如果脐带过长则容易缠绕胎儿的颈部或身体。另外,胎儿宫内大幅度的动作也可造成脐带缠绕或是打结的情况,这时就会造成血液无法流通,导致胎儿因缺氧而窒息。上述情况出现时,孕妇会感到胎动急促,经过一段时间后又突然停止。

知 识 拓 展

基于多加速度传感器胎动信号检测方法

该研究提出了一种基于多加速度传感器、利用多特征识别胎动的方法。实验团队采集了多位志愿者的 750 例数据,所有孕妇采用半卧位,由助产医师记录胎动数据,孕妇的一切动作,例如:笑、讲话、咳嗽、打嗝等都会被记录,作为分析和消除母体伪动信号的重要根据。通过特制的托腹带采集多个位置的胎儿加速度数据,提取胎动信号的时频域特征,识别胎动信号。

根据采集的多组孕妇的胎动加速度数据,分析了原始信号中低频和高频噪声特征,对信号进行预处理,根据所提取的胎动信号特征设计分类器。实验结果表明:所设计的分类器的平均识别率达到了 92.55%,平均正确率达到了 95.60%,能较为有效、可靠地识别胎动信号。

(四)问诊要点

1. 胎动特点 问诊胎动出现的时间、频率、部位、幅度及性质。判断属于正常还是异常胎动。需要注意的是初次妊娠与再次妊娠者感觉到胎动的时间不同,每天胎动的时间和频次与胎儿睡眠周期有关。

2. 计数方法 问诊孕妇数胎动的方法,判断是否正确。孕妇通常于妊娠第 28 周开始自我监测胎动,注意提醒孕妇根据胎动变化规律及胎儿睡眠周期每日计数胎动。

3. 影响因素 问诊孕妇有无体位、情绪方面的突然变化,有无发生感染、强烈撞击的事件,有无出现下腹部坠痛、肛门坠胀、阴道流血等现象。以此判断可能导致异常胎动的原因,为尽早干预提供依据。

十、瘙痒

从妊娠到产后 1 个月左右,约有 20% 的妇女会经历皮肤瘙痒(cutaneous pruritus)的困扰,其中大部分不会影响妊娠结局,只有少数会对孕妇或胎儿造成影响。孕期瘙痒多出现在妊娠中晚期,且程度轻重不一,轻者皮肤稍有瘙痒,重者瘙痒难忍,坐立不安,夜不能寐,痛苦不堪,有的甚至抓破皮肤引发皮肤化脓性感染。因此,无论哪种原因导致的瘙痒,均应尽早接受专业人员的评估和诊治。

(一)原因及机制

1. 无影响类瘙痒 虽有皮肤瘙痒,但一般不会伤害到胎儿。

（1）妊娠多形性皮疹：妊娠多形性皮疹（polymorphic eruption of pregnancy，PEP）为妊娠期间发生的一种良性皮肤疾病，其病因尚未明确，可能与孕妇对不明因素的变态反应有关。此症最常发生于第一胎，第二胎以后发生率较低。皮损及瘙痒发生可能与妊娠晚期腹部过度隆起触发皮肤发生改变有关，因为多见于胎儿体重增长过快或多胎妊娠者。

（2）妊娠痒疹：妊娠痒疹（prurigo gestationis）是最常见的妊娠皮疹，多见于经产妇。其病因至今尚无定论，可能与妊娠期间的激素增多有一定关系，也可能与是皮肤干燥和外界刺激有关，瘙痒是皮肤敏感性增加的表现。

（3）妊娠瘙痒性毛囊炎：妊娠瘙痒性毛囊炎（pruritic folliculitis of pregnancy，PFP）的病因不明，病理表现为无菌性毛囊炎，许多学者认为 PFP 不是一个独立的疾病，也不是一种特有的妊娠皮炎，其发病机制有待进一步研究。

（4）妊娠皮肤症：致病原因一般认为与雌激素的增加有关。

2. 有影响类瘙痒　引起瘙痒的疾病会导致死胎、流产、早产或胎儿低出生体重。

（1）妊娠期肝内胆汁淤积症：妊娠期肝内胆汁淤积症（intrahepatic cholestasis of pregnancy，ICP）的发病原因尚不明确，可能因为妊娠期激素水平变化、胆汁酸代谢障碍、家族遗传等因素，导致孕妇体内的胆汁不能正常排出体外而淤积在身体的某些部位，如果胆汁淤积在末梢血管就会刺激神经末梢，致使孕妇皮肤瘙痒。

（2）妊娠疱疹：妊娠疱疹（herpes gestationis，HG）的病因至今不十分清楚，已知因素包括：①此类疱疹与妊娠密切相关，但与疱疹病毒却无关联。②此病属于自身免疫性疾病，其根据包括：部分患病孕妇的血清中有滴度不高的抗基底膜带抗体；半数患病孕妇血清中含有妊娠疱疹因子，它能将补体 C3 沉淀在正常表皮下基底膜带上；患妊娠疱疹产妇分娩的新生儿脐血清中，通常可检测出妊娠疱疹因子。

（3）妊娠丘疹性皮炎：妊娠丘疹性皮炎（papular dermatitis of pregnancy，PDP）的病因不明。但患病孕妇可有 hCG 显著增高、血浆皮质醇减少以及雌激素减少的检查结果，证明其发生与妊娠期间的内分泌改变有关。

（二）临床表现

1. 无影响类瘙痒　主要表现为不同时期、不同部位、不同程度的瘙痒和相应部位的皮损。

（1）妊娠多形性皮疹：瘙痒多在妊娠第 27~40 周发生，且极为明显，常常影响睡眠，但抓痕并不多见。瘙痒处皮损为细小的粒状或块状，类似荨麻疹或不规则的丘疹，开始多出现在腹部妊娠纹处，很快融合成大型斑块且以肚脐为中心向外扩散，数天后侵犯至臀部、股部，甚至波及手脚等其他部位。

（2）妊娠痒疹：瘙痒明显，夜间尤甚，搔抓使皮损局部在痂皮脱落后遗留色素沉着或色素脱失。根据皮疹出现的时间和特征不同分为两型：①早发型：多见于妊娠第 3~4 个月。皮损为对称分布的丘疹，好发于四肢近端伸侧及躯干上部，初期白色，以后呈深红色、淡红色或正常肤色。②迟发型：常在妊娠最后 2 个月内发疹，尤多见于产前 2 周之内。皮损最初发生于腹壁妊娠纹上，后可迅速蔓延至全身。除有早发型皮疹外，还有丘疱疹及风团样皮疹，类似多形性红斑的皮疹。

（3）妊娠瘙痒性毛囊炎：在妊娠第 4~5 个月易发，瘙痒不甚明显。皮损多呈泛发性分布，主要见于上背部、胸腹部，也可发展至四肢，为瘙痒性、红斑性、毛囊性丘疹和荨麻疹样皮损，与应用孕激素后所见的单形性痤疮相似。

（4）妊娠皮肤症：一般发生于妊娠第 6~7 个月。全身都可能发痒，除了有痒感之外，皮肤没有任何变化。

2. 有影响类瘙痒　除了瘙痒、皮损和对胎儿的影响，还可能伴随其他表现。

（1）妊娠期肝内胆汁淤积症：皮肤瘙痒为首发症状，瘙痒处无皮疹。约 80% 的孕妇在妊娠 30 周后局部皮肤莫名瘙痒。多始于手掌、脚掌，逐渐延及下肢、上肢、前胸及腹部，甚至颜面部。有的仅为轻度瘙痒,有的则奇痒难忍,瘙痒常呈持续性,夜间比白天剧烈,可伴有黄疸。

(2) 妊娠疱疹:可发生于妊娠期任何阶段,以妊娠第 4~7 个月发病多见,皮损常伴有严重的烧灼或瘙痒感,致使孕妇坐卧不安。皮损常出现在四肢,尤其是手足,也可累及躯干前面和颜面,黏膜损害极少。皮疹呈多形性,开始为荨麻疹样红斑,以后成为丘疱疹,直至形成疱壁紧张、排列呈环状的大疱,大疱破溃后结痂,愈后遗留色素沉着。

(3) 妊娠丘疹性皮炎:可发生在妊娠的各个时期,皮损伴有剧烈瘙痒,常不断搔抓。皮疹为米粒大小的红色柔软丘疹,但其顶端尖锐,另有一小而硬的丘疹或血痂。皮疹散在分布,可泛发全身,分批出现,无群集分布倾向。皮疹消退后可留下色素沉着。

(三) 问诊要点

1. **瘙痒特点** 包括瘙痒出现的时间、部位、程度、是否伴有皮损及皮损的性状等。以此判断瘙痒属于影响类还是无影响类。

2. **发生诱因** 除了考虑孕期的激素和免疫变化外,问诊有无天气过热或过冷、个人卫生不佳、接触各种过敏原(药物、食物、粉尘等)等情况。

3. **对孕妇的影响** 瘙痒是否影响到孕妇的睡眠、饮食、情绪或精神状态。有无因为瘙痒导致夜不能寐、食之无味、焦躁不安、精神困扰等现象。

4. **应对措施** 尤其应问诊孕妇是否存在错误的应对方法,如瘙痒剧烈时用力搔抓、冬季用较高水温频繁洗澡、因为担心用药对胎儿造成影响而一再隐忍、不明病因而自行到药店购买外用或口服药等。

十一、水肿

孕期水肿(pregnancy edema)是指在妊娠期间因激素、体型、体位等生理或病理原因而造成的孕妇不同部位发生水肿的现象。这种现象的发生有早有晚,一般多发生于妊娠的中晚期。

(一) 原因

1. **生理性因素** ①下肢静脉受压:妊娠期间,随着子宫的逐渐增大,子宫会对下肢的静脉造成压迫,从而引起下肢静脉血流不畅而产生水肿,这是孕期水肿发生的主要原因。②激素分泌增多:妊娠以后,孕妇体内醛固酮的分泌增多,使得机体对于钠和水的吸收作用增强,因而易引起水肿。③血容量增加:妊娠后孕妇的血容量增加,其体内水分也会相应地增加。妊娠期增加的血液中,血浆所占的比例更大,血液相对变稀,血浆胶体渗透压降低,水分移向组织间隙而水肿。

2. **病理因素** 如果妊娠期伴有心脏、肾脏和肝脏等功能不良可引起水肿。此外,若伴有深静脉血栓、淋巴阻塞、营养不良或吸收不良等也会导致水肿。其中妊娠期导致水肿最常见的疾病为妊娠期高血压疾病。

3. **不健康生活方式** 包括摄取的盐过多、长时间站立、步行、久坐等。摄取盐分过多会加重水钠潴留。下肢长时间处于较低位置,因重力作用,下肢静脉血液回流困难加重下肢水肿。

(二) 临床表现

1. **生理性水肿** 多出现于妊娠晚期。最早表现为一天活动后的双侧足部或手指肿胀,晨起后水肿消退或减轻。随着子宫的增大,压迫更加明显,水肿可扩散至两侧小腿。这种水肿产后不会立即消退,一般需要 1 周才能逐渐恢复。

2. **病理性水肿** 以最为常见的妊娠期高血压疾病为代表。其水肿出现于妊娠中晚期,最初表现为体重的异常增加(隐性水肿),每周体重增加超过 0.5kg 或出现凹陷性水肿。水肿多由踝部开始,逐渐延至小腿、大腿、外阴、腹部、全身,按之凹陷。水肿可同时伴有血压升高和蛋白尿。

(三) 问诊要点

1. **水肿的特点** 包括水肿发生的时间、首发部位、发展顺序、有无凹陷,加重或减轻的因素以及伴随症状等。以辨别水肿的原因是生理性,还是病理性。

2. **相关病史**　有无心脏、肾脏、肝脏等脏器的疾病,有无导致深静脉血栓、淋巴回流受阻、营养不良等问题的疾病。通过问诊排除非妊娠原因所致的水肿。

3. **对孕妇的影响**　体重有无明显增加,是否因为水肿影响日常活动或运动功能,有无因为水肿导致皮肤受损甚至继发感染。

4. **应对措施**　采取了哪些方法缓解水肿,效果如何。尤其需要辨别所使用的方法是否科学合理。

(李　宁)

第四节　妊娠期妇女体格检查

体格检查是产前评估的重要内容,通过体格检查可初步获得孕妇的发育、营养程度、健康状况、功能水平等基本信息,这些信息为针对性地、合理地制订孕期营养和用药、尽早发现高危妊娠并及时治疗提供了基础指导;同时有利于对胎儿宫内情况的监护,保障孕妇和胎儿的安全、健康。在首次产前评估时,应进行系统的全身检查、产科检查,对异常或可疑的结果进行相应辅助检查,并在后期产检时进行必要的复查。

一、妊娠期妇女全身检查

(一)一般状态检查

对孕妇进行体格检查的第一步是对其全身状态的概括性观察,以视诊为主,配合触诊、听诊和嗅诊。检查内容包括生命体征、发育、营养状态、意识、面容表情、体位、步态、皮肤、毛发与指甲等。

1. **生命体征**　包括体温、脉搏、呼吸、血压。

(1)体温:由于受到孕激素的影响,妊娠期体温一般会升高 0.3~0.4℃。

(2)脉搏:主要通过触诊测量,也可使用脉搏计。妊娠早期、中期心率变化不大,安静、清醒状态下脉搏为 60~100 次/min,妊娠晚期休息时脉搏较妊娠前增加 10~15 次/min,各种生理、病理情况或药物影响也可能使脉搏增快或减慢。

(3)呼吸:通过观察获得孕妇每分钟的呼吸次数。呼吸次数于妊娠期变化不大,但呼吸较深大。正常孕妇平静状态下呼吸为 12~20 次/min,超过 20 次/min 为呼吸过速,见于发热、疼痛、贫血、甲状腺功能亢进及心力衰竭;低于 12 次/min 为呼吸过缓,见于颅内压增高、镇静剂使用后。

(4)血压:测量血压时孕妇可取坐位或平卧位,妊娠早期及中期血压偏低,妊娠 24~26 周后血压轻度升高,但正常情况下血压不超过 140/90mmHg。孕妇血压升高见于慢性高血压合并妊娠、妊娠期高血压、子痫前期及子痫,血压降低提示可能存在仰卧位低血压综合征、休克、心肌梗死、急性心脏压塞等。

2. **发育与营养**　观察测量孕妇的体型、发育、营养是否正常。有无脊柱或躯干畸形、有无营养和发育不良。测量身高、体重(包括增长速度),身材矮小(<145cm)者常伴有骨盆狭窄;计算体质指数,评估营养状况和孕妇体重增长速度是否合理。

3. **意识与表情**　意识是否清楚,表情是否自然,意识不清、表情痛苦的孕妇提示存在急症,需密切关注。

4. **体位与步态**　观察孕妇的体位,有无强迫体位。注意步态,是否行走自如,有无活动障碍,活动障碍提示有关节、血管或神经病变。

5. **皮肤及其附属物**　观察皮肤、毛发和指(趾)甲,是否有腹白线、妊娠纹、黄褐斑、蜘蛛痣、手掌红斑等皮肤改变,毛发和指(趾)甲有无特殊变化。妊娠期间皮肤色素沉着,尤其乳头、乳晕、腹中线、外阴等处明显,面部可见妊娠黄褐斑;妊娠中晚期子宫及腹部明显增大后,下腹部和髂部皮肤出现淡蓝色或紫红色、粉红色条纹,为妊娠纹,下腹部以耻骨为中心略呈放射状,随孕周增长逐渐向上腹部延伸,多见于初产妇,产后颜色转变为银白色而长期存在。皮肤黏膜苍白提示可能存在贫血,蜘蛛痣、手掌红斑与雌激素分泌增多有关。检查有无水肿及其他异常,水肿严重、持续者需关注血压。妊娠期孕妇的毛发和指(趾)甲会变得细软,且增长迅速。

(二) 头颈部检查

1. **头颅**　通过视诊、触诊进行检查。正常孕妇头颅与孕前无明显变化。

2. **面部器官**　主要通过问诊、视诊进行检查。对于血压升高的孕妇,应注意检查其眼底,查看眼底动静脉比例(正常比例为 2∶3)、视网膜有无出血和渗出、动脉有无硬化等,协助评估高血压病史及高血压引起的血管病变,用于妊娠期高血压疾病的分类鉴别。

由于雌激素增长的影响,口腔黏膜常见红肿,部分孕妇可能发生牙龈出血和牙龈瘤,一般在分娩后会自行好转;喉部黏膜呈现粉红色,无红肿和分泌物。鼻腔脓液流出提示上呼吸道感染,扁桃体增大、溢脓提示感染,出现以上异常情况应进一步检查感染指标并行相应治疗。

3. **颈部**　正常孕妇颈部直立,伸屈、转动自如,可触及稍小、光滑、无触痛的颈部淋巴结群及轻微增大的甲状腺。出现硬度大、触痛、固定或突出的颈部淋巴结提示可能存在炎症或肿瘤,甲状腺明显增大、甲状腺血管杂音提示甲状腺功能亢进,应进一步检查。

(三) 胸部检查

视情况要求孕妇采取坐位或平卧位,按视、触、叩、听顺序进行全面系统地检查。一般先检查前胸部及两侧胸部,再检查背部。

1. **胸廓与肺脏**

(1) 视诊:从前至后视诊胸廓外形、呼吸频率、深度和节律。正常胸廓一般两侧大致对称、呈椭圆形,妊娠期肋膈角增宽、肋骨向外扩展,胸廓横径及前后径增宽。正常情况下呼吸运动稳定而有节律,以膈肌运动为主的呼吸为腹式呼吸,女性的呼吸以肋间肌运动为主,故形成胸式呼吸,该两种呼吸运动程度不同并同时存在。妊娠晚期胸廓活动加大,以胸式呼吸为主。

(2) 触诊:触诊胸廓对称性、扩张度等内容。妊娠晚期子宫增大,膈肌活动幅度减小,胸廓活动度加大,肺活量无明显改变。

(3) 叩诊:采用直接叩诊或间接叩诊,依次叩诊肺上界、肺前界、肺下界及肺下界移动度,同时注意叩诊音强度、音调。妊娠早期胸部叩诊以清音为主,左侧心界区内为浊音,右侧膈下部因肝脏影响叩诊音稍浊,左侧腋前线下方因胃泡影响叩诊呈鼓音。妊娠晚期腹内压升高、膈肌上升后,肺下界上移。

(4) 听诊:采用鼓形听诊器,从肺尖到肺底听诊并两侧比较,注意有无异常呼吸音(干啰音、湿啰音及胸膜摩擦音)。

2. **心脏检查**　心脏位于胸廓内部,部分被乳腺覆盖,妊娠期乳腺增大,可能影响心脏检查并引起孕妇不适感。孕妇尽可能采取卧位。

(1) 视诊:检查者视线与胸廓同高,视诊心前区有无隆起及异常搏动。心前区隆起,多提示心脏肥大。正常成人坐位时心尖搏动位于第 5 肋间,仰卧位时略上移。妊娠时心尖搏动可略有移位,但因乳房组织覆盖左前胸,心尖搏动区及移位程度视诊通常不明显。

(2) 触诊:触诊心尖搏动的位置,判断心尖区有无抬举性搏动、震颤及心包摩擦感。正常心尖搏动位置同视诊描述,妊娠期因子宫增大使膈肌升高,心脏可略向左、上、前方移位,心尖搏动左移 1~2cm。心尖区抬举性搏动提示左心室肥厚,震颤见于某些先天性心血管疾病或狭窄性瓣膜病变,凡触及震颤均可认为心脏有器质性病变。

(3) 叩诊:采用间接叩诊法,以先左后右的顺序叩诊并描画出心浊音界。妊娠期心脏沿纵轴顺时针方向扭转,加之循环血容量增加,心浊音界稍扩大。

(4) 听诊:是心脏检查中最重要的部分,需注意心率、心律、心音、心脏杂音等,部分孕妇可闻及心尖区 I~II 级柔和吹风样收缩期杂音,第一心音分裂及第三心音,产后逐渐消失。对可疑二尖瓣狭窄孕妇,嘱其左侧卧位,对可疑主动脉瓣关闭不全孕妇,嘱其取坐位并上半身前倾,可使病变听诊更清楚。发现异常情况,可进一步行心脏超声检查,因妊娠期循环容量增加,导致妊娠 32~34 周、分娩时、分娩后 72h 内心脏负荷重,并容易发生心力衰竭,有基础心脏病或心脏检查有异常发现者,有必要在这三个时期重复检查。

3. 乳房检查　包括视诊、触诊两部分。正常女性乳房呈半球形,乳头呈圆柱形、凸起。妊娠期乳腺腺泡增生导致乳腺增大并出现结节,乳头增大变黑、易勃起,乳晕颜色加深,可有蒙氏结节。乳房明显增大时,乳房皮肤出现紫色或淡红色条纹,类似于腹壁妊娠纹外观。部分孕妇妊娠晚期出现乳头溢液,表现为乳白色、淡黄色液体者,考虑为乳汁;如为黄色、绿色或血性分泌物,考虑乳腺导管病变或乳癌。触诊按照四个象限、乳头、腋窝淋巴结顺序进行。部分女性存在副乳,副乳多位于腋下、正常乳房上下、腹部、腹股沟等部位,因妊娠期副乳腺泡增生,可能出现腋下或其他副乳部位的肿胀或隆起,少数可见发育完全的乳头。

（四）腹部检查

妊娠早期可在孕妇排空膀胱、屈膝平卧位下进行检查。妊娠中期以后由于子宫增大,使胃、肠管向上及两侧移位,这些部位发生病变时,体征往往有变异,如阑尾炎可表现为右侧中腹部或上腹部的疼痛,故不能按常规方法进行腹部检查。为避免触诊和叩诊对肠鸣音等听诊音的影响,腹部检查应按照视诊、听诊、叩诊、触诊的顺序进行。

1. 视诊　妊娠期间在脐耻之间的中线上常出现褐色素、黑色素沉着,持续至分娩后逐渐消退。妊娠中晚期腹部皮肤常出现妊娠纹。

2. 听诊　听诊内容包括肠鸣音、血管杂音、摩擦音等。妊娠期胃肠道蠕动减弱,并被挤压至腹部上方及两侧,常规听诊处肠鸣音减弱。

3. 叩诊　妊娠早期腹部叩诊与非孕期表现相同。如为异位妊娠且病灶出血较多时,叩诊出现移动性浊音。妊娠中期及晚期因子宫增大,向上方及两侧排挤胃、肠管,孕妇取屈膝平卧位时,叩诊实音范围随子宫变化而增大。

4. 触诊　触诊内容包括腹壁紧张度、压痛及反跳痛、腹腔脏器有无增大或局限性肿块。妊娠早期孕妇腹壁紧张度增加见于肠胀气、腹腔大量腹水、急性胃肠穿孔或脏器破裂导致的急性弥漫性腹膜炎,出现下腹压痛、反跳痛,提示异位妊娠可能。脐与右髂前上棘连线中外 1/3 交界处的麦氏点(McBurney 点)压痛提示阑尾病变,妊娠早期阑尾病变的体表投射点无明显变化,仍位于麦氏点,妊娠 24 周以后由于增大子宫的排挤,阑尾病变的体表投射点逐渐向外、上移位。妊娠晚期子宫明显增大、腹壁皮肤延伸扩展后也可能造成腹壁紧张度增加,特别是巨大胎儿、羊水过多、双胎及多胎孕妇。

（五）脊柱与四肢检查

一般以视诊、触诊、叩诊的顺序完成脊柱及四肢的检查,孕妇可采取站位或坐位。

1. 视诊　妊娠早期较非妊娠期无明显变化,妊娠晚期孕妇重心前移,为保持身体平衡将头、肩部向后仰,腰部向前挺,形成典型的孕妇姿势。

2. 触诊与叩诊　脊柱与四肢包含多个关节、肌肉群,触诊局部有压痛或叩诊出现叩击痛常提示该部位存在病变。妊娠期血液呈高凝状态,下肢深静脉血栓发病率升高,应注意是否存在肢体肿胀、肌肉压痛等,一侧肢体突发肿胀、活动障碍提示该侧肢体血管病变。叩诊膝反射、跟腱反射可评估神经传导及肌肉收缩功能,先兆早产或子痫前期孕妇,临床上常使用硫酸镁进行胎儿脑保护或解痉治疗,可通过叩击膝反射协助判断硫酸镁使用是否过量,膝反射消失提示硫酸镁中毒。

二、妊娠期妇女生殖系统检查

妊娠期妇女的器官变化以生殖器系统最为明显,在妊娠早期进行的生殖器检查与非妊娠期接近,可以直接视诊、阴道窥视及双合诊。随着子宫快速增大及会阴随着孕周增长出现的变化,妊娠中期可行阴道窥视,不再行双合诊。检查时要注意保护患者隐私,男性医务人员对孕妇进行检查时,需要有女性医务人员在场。

1. 外阴 直接视诊外阴部有无色素沉着、充血、水肿、静脉曲张、赘生物等。孕期激素水平变化可造成会阴部色素沉着,产后多自行消失或减轻。充血见于炎症或静脉回流障碍,部分孕妇可因静脉血回流障碍导致外阴或下肢静脉曲张、痔静脉曲张。如发现赘生物,特别是迅速增大的赘生物,建议行活检,明确赘生物性质。如外阴、阴道散在多发的菜花样赘生物,伴配偶外生殖器类似病灶时,多考虑尖锐湿疣。

2. 阴道 前庭大腺位于阴道口,视诊若出现肿胀、充血、流液提示前庭大腺感染。置入阴道窥器观察阴道壁,妊娠期阴道壁皱襞增多,因阴道脱落细胞增多,分泌物呈白色糊状。阴道脓性分泌物提示淋球菌感染。阴道黄绿色、稠厚豆渣样或乳酪样分泌物,提示假丝酵母菌感染。阴道灰白色分泌物、腥臭味、线索细胞阳性提示细菌性阴道病。阴道分泌物呈稀薄、脓性、泡沫状,提示滴虫感染。阴道血性分泌物及出血提示阴道壁血管破裂或宫颈疾病、流产、异位妊娠可能。阴道后穹隆饱满提示盆腔积液。

3. 子宫

(1) 宫颈:宫颈自妊娠早期逐渐变软,正常情况下以闭合状态维持至足月。因激素水平影响,宫颈表面出现假性糜烂。宫颈口带蒂赘生物多见于宫颈息肉、子宫内膜息肉或子宫黏膜下肌瘤向外突出,宫颈菜花样或乳头样赘生物,尤其伴有宫颈形态破坏,多提示宫颈癌。将宫颈轻轻上抬、向左右摆动时引起剧烈疼痛,称为宫颈抬举痛、摇摆痛,多见于异位妊娠或急性盆腔炎。

(2) 子宫峡部:妊娠后子宫峡部变软,妊娠 6~8 周时双合诊检查峡部极软,宫颈与宫体之间似不相连,称为黑加征(Hegar sign)。孕中晚期峡部逐渐拉伸,临产后形成子宫下段。

(3) 子宫体:妊娠早期双合诊触摸子宫体略呈球形,若呈葫芦状或哑铃状,提示宫颈妊娠可能;触诊子宫大小正常、附件区包块,提示异位妊娠可能,需 B 型超声检查核实。妊娠 12 周后,增大子宫逐渐超出盆腔,在耻骨联合上方可触及。如子宫大小与停经孕周不符,应考虑到末次月经错误、子宫肌瘤、多胎妊娠、羊水过多、胎儿生长受限等可能性,必要时行 B 型超声检查核实孕龄。

4. 子宫附件 包括双侧卵巢、输卵管,因位于盆腔内部,只能以双合诊进行检查。妊娠早期在附件区触及明显肿块提示异位妊娠或卵巢病变可能。对附件的检查尽量在妊娠准备期或妊娠早期完成,因孕周增加、子宫体积增大后可能掩盖附件病变,导致假阴性结果。

三、妊娠期妇女产科检查

包括对孕妇的腹部检查、骨盆测量(产道检查)、阴道检查、肛诊及对胎儿宫内情况(胎心率、胎位、胎儿大小)的监测。

(一) 孕妇体格检查

1. 腹部检查 腹部检查的目的主要是通过腹部视诊、触诊及听诊获得宫高、腹围、胎心等信息,判断胎儿生长发育情况是否与孕周相符,判断胎方位并发现妊娠异常情况等。腹部检查前需孕妇排尿后取仰卧位,头部稍垫高,暴露腹部,双腿略屈曲稍分开,使腹肌放松。若孕妇感到紧张不适或腹部用力收缩,可能会影响触诊,应主动与孕妇交流缓解其紧张情绪、促进放松腹部。常规站在孕妇右侧检查。

(1) 视诊:注意腹部形状和大小。腹部过大、宫底过高者,可能为多胎妊娠、巨大胎儿、羊水过多;腹部过小、宫底过低者,可能为胎儿生长受限、孕周推算错误等;腹部两侧向外膨出伴宫底位置较低者,胎儿可能是肩先露;尖腹(多见于初产妇)或悬垂腹(多见于经产妇),应想到可能伴有骨盆狭窄。

(2) 触诊

1) 子宫高度和腹围:用软尺测量子宫高度及腹围,子宫高度是从宫底到耻骨联合上缘的距离,腹围是平脐绕腹一周的数值。正常单胎妊娠时子宫底与孕周存在比较固定的关系(图 4-2),妊娠 20 周以后,子宫高度也有比较固定的数值(表 4-4)。

Note:

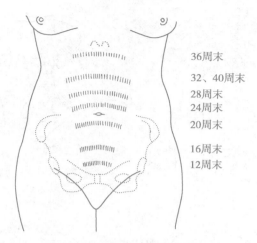

图 4-2　妊娠周数与宫底高度

表 4-4　不同孕周的子宫底高度和子宫长度

孕周	手测子宫底高度	尺测子宫长度 /cm
12 周末	耻骨联合上 2~3 横指	
16 周末	脐耻之间	
20 周末	脐下 1 横指	18（15.3~21.4）
24 周末	脐上 1 横指	24（22.0~25.1）
28 周末	脐上 3 横指	26（22.4~29.0）
32 周末	脐与剑突之间	29（25.3~32.0）
36 周末	剑突下 2 横指	32（29.8~34.5）
40 周末	脐与剑突之间或略高	33（30.0~35.3）

2）四步触诊法：通过四步触诊法（four maneuvers of Leopold）检查子宫大小、胎产式、胎先露、胎方位及胎先露是否衔接（图 4-3）。在做前三步手法时，检查者面向孕妇头部，做第四步手法时，检查者面向孕妇足端。

第一步：检查者两手置于宫底部，手测宫底高度，根据其高度估计胎儿大小与妊娠周期是否相符。然后以两手指腹相对交替轻推，判断在宫底部的胎儿部分，若为胎头则硬而圆且有浮球感，若为胎臀则软而宽且形态不规则。

第二步：确定胎产式后，检查者两手掌分别置于腹部左右侧，轻轻深按进行检查。触到平坦饱满部分为胎背，并确定胎背向前、向侧方或向后。触到可变形的高低不平部分为胎儿肢体，有时能感到胎儿肢体在活动。

第三步：检查者右手拇指与其余 4 指分开，置于耻骨联合上方握住胎先露部，进一步查清是胎头或胎臀，左右推动以确定是否衔接。若胎先露部仍可以左右移动，表示尚未衔接入盆；若不能被推动，则已衔接。

第四步：检查者左右手分别置于胎先露部的两侧，沿骨盆入口向下深按，进一步核实胎先露部的诊断是否正确，并确定胎先露部入盆程度。先露为胎头时，一手能顺利进入骨盆入口，另一手则被胎头隆起部阻挡，该隆起部称胎头隆突。枕先露时，胎头隆突为额骨，与胎儿肢体同侧；面先露时，胎头隆突为枕骨，与胎背同侧。

3）胎姿势、胎产式、胎先露、胎方位：妊娠 28 周以前胎儿小，羊水相对较多，胎儿在子宫内活动范围较大，胎儿位置不固定。妊娠 32 周后，胎儿生长迅速，羊水相对减少，胎儿与子宫壁贴近，胎儿的姿势和位置相对恒定，但亦有极少数胎儿的姿势和位置在妊娠晚期发生改变。胎方位甚至在分娩期仍可改变。

Note:

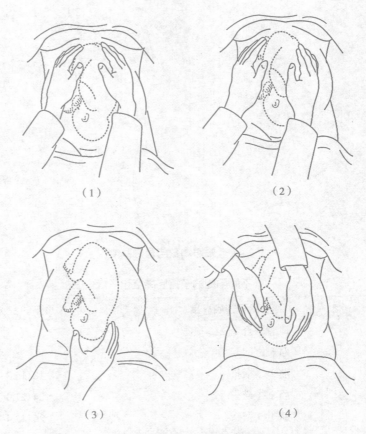

（1）　　　　　　　　　　（2）

（3）　　　　　　　　　　（4）

图 4-3　胎位检查的四步触诊法

胎姿势（fetal attitude）指胎儿在子宫内的姿势。正常胎姿势为胎头俯屈，颏部贴近胸壁，脊柱略前弯，四肢屈曲交叉于胸腹前，其体积及体表面积均明显缩小，整个胎体成为头端小、臀端大的椭圆形。

胎产式（fetal lie）指胎体纵轴与母体纵轴的关系（图 4-4）。胎体纵轴与母体纵轴平行者，称为纵产式（longitudinal lie），占足月妊娠分娩总数的 99.75%；胎体纵轴与母体纵轴垂直者，称为横产式（transverse lie），仅占足月分娩总数的 0.25%；胎体纵轴与母体纵轴交叉者，称为斜产式。斜产式属暂时的，在分娩过程中多转为纵产式，偶尔转成横产式。

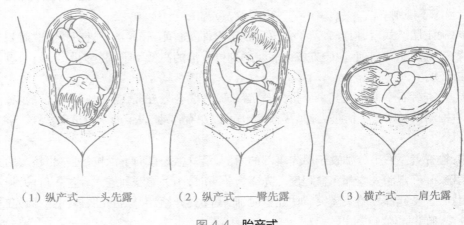

（1）纵产式——头先露　　　（2）纵产式——臀先露　　　（3）横产式——肩先露

图 4-4　胎产式

胎先露（fetal presentation）是指最先进入骨盆入口的胎儿部分。纵产式有头先露和臀先露，横产式为肩先露。根据胎头屈伸程度，头先露分为枕先露、前囟先露、额先露及面先露（图 4-5）。臀先露分为混合臀先露、单臀先露、单足先露、双足先露(图 4-6)。横产式时最先进入骨盆的是胎儿肩部,为肩先露。偶见胎儿头先露或臀先露与胎手或胎足同时入盆,称为复合先露(图 4-7)。

　　胎方位(fetal position)指胎儿先露部的指示点与母体骨盆的关系。枕先露以枕骨、面先露以颏部、臀先露以骶骨、肩先露以肩胛骨为指示点。每个指示点与母体骨盆入口左、右、前、后、横的关系形成不同胎方位。头先露、臀先露各有 6 种胎方位,肩先露有 4 种胎方位。如枕先露时,胎儿枕骨位于母体骨盆的左前方,应为枕左前位,余类推(表 4-5)。

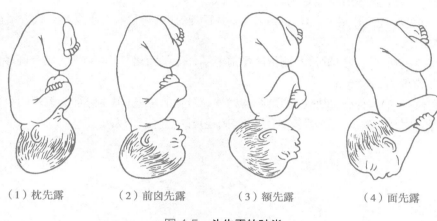

（1）枕先露　　　　（2）前囟先露　　　　（3）额先露　　　　（4）面先露

图 4-5　**头先露的种类**

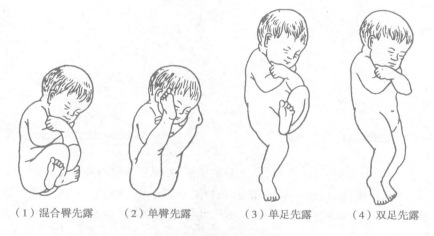

（1）混合臀先露　　（2）单臀先露　　　（3）单足先露　　（4）双足先露

图 4-6　**臀先露的种类**

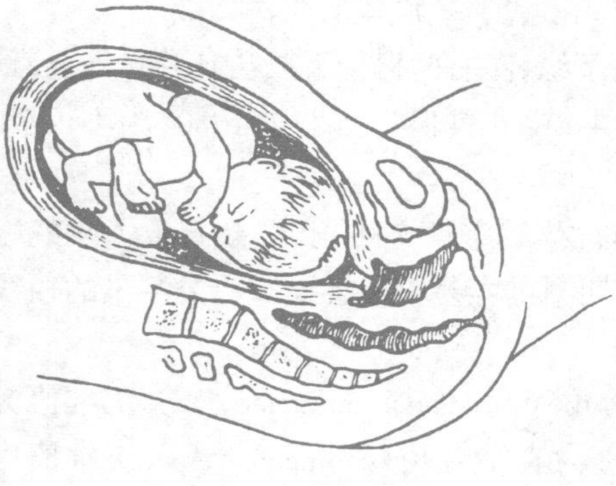

表 4-5　**胎产式、胎先露及胎方位的种类及对应关系**

胎产式	胎先露		胎方位
纵产式	头先露	枕先露	枕左前、枕左横、枕左后 枕右前、枕右横、枕右后
		面先露	颏左前、颏左横、颏左后 颏右前、颏右横、颏右后
		臀先露	骶左前、骶左横、骶左后 骶右前、骶右横、骶右后
横产式	肩先露		肩左前、肩左后 肩右前、肩右后

图 4-7　**复合先露**

Note:

（3）听诊：胎心在靠近胎背上方的孕妇腹壁上听得最清楚。枕先露时，胎心在脐右（左）下方；臀先露时，胎心在脐右（左）上方；肩先露时，胎心在靠近脐部下方听得最清楚。听诊部位取决于先露部和其下降程度。

2. 骨盆测量 骨盆大小及其形状对分娩有直接影响，是决定胎儿能否顺利经阴道分娩的重要因素，故骨盆测量也称为产道检查。中骨盆平面是骨盆腔内最狭窄的平面，其前后径为耻骨联合下缘中点通过两侧坐骨棘连线的中点达骶骨处的距离，平均约为 11.5cm。横径为两侧坐骨棘之间的距离，又称坐骨棘间径。骨盆测量分外测量和内测量两种。

（1）骨盆外测量：骨盆外测量（external pelvimetry）可间接判断骨盆大小及其形状。用骨盆测量器测量以下五个指标：

1）髂棘间径：孕妇取伸腿仰卧位，测量两髂前上棘外缘的距离（图 4-8）即为髂棘间径（interspinal diameter，IS），正常值为 23~26cm。

2）髂嵴间径：孕妇取伸腿仰卧位，测量两髂嵴外缘最宽的距离（图 4-9）即为髂嵴间径（Intercristal diameter，IC），正常值为 25~28cm。髂棘间径、髂嵴间径反映假骨盆的大小。

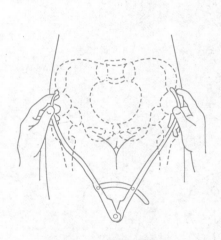

图 4-8 测量髂棘间径

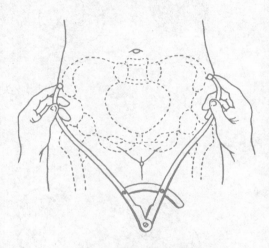

图 4-9 测量髂嵴间径

3）骶耻外径：孕妇取左侧卧位，右腿伸直，左腿屈曲，测量第 5 腰椎棘突下至耻骨联合上缘中点的距离（图 4-10）即为骶耻外径（external conjugate，EC），正常值为 18~20cm。第 5 腰椎棘突下相当于米氏菱形窝（Michaelis rhomboid）的上角。此径线可间接推测骨盆入口前后径长度，是骨盆外测量中最重要的径线。

4）坐骨结节间径：孕妇取仰卧位，两腿向腹部弯曲，双手抱双膝，测量两坐骨结节内侧缘的距离（图 4-11）即为坐骨结节间径（interuberous diameter，IT），也称为出口横径（transverse outlet，TO），正常值为 8.5~9.5cm。也可用检查者的手拳进行大概估测，能容纳成人横置手拳则属正常。

5）耻骨弓角度：两手拇指指尖斜着对拢放置在耻骨联合下缘，左右两拇指平放在耻骨降支上，测量所得的两拇指间角度为耻骨弓角度（angle of pubic arch）（图 4-12），正常值为 90°，小于 80° 为不正常。此角度反映骨盆出口横径的宽度。

（2）骨盆内测量：进行骨盆内测量（internal pelvimetry）时，孕妇应排空膀胱、取截石位。在妊娠 24~36 周、阴道松软时测量为宜，过早测量阴道较紧，近预产期测量容易引起感染。主要测量的径线有四条。

1）对角径：耻骨联合下缘至骶岬上缘中点的距离为对角径（diagonal conjugate，DC），正常值为 12.5~13cm，此值减去 1.5~2cm 为骨盆入口前后径的长度，称为真结合径（conjugate vera），正常值为 11cm。检查者将一手示、中指伸入阴道，用中指指尖触到骶岬上缘中点，示指上缘紧贴耻骨联合下缘,另一手示指标记此接触点,抽出阴道内的手指,测量其中指尖到此接触点的距离,即为对角径(图 4-13)。测量时若中指指尖接触不到骶岬上缘,表示对角径值 >12.5cm。但骨盆入口最短前后径并不是对角径和真结合径,而是产科结合径(obstetrical conjugate),此值无法用手指直接测出,可通过对角径减去 2.5cm 左右间接得出,正常值为 10cm,该数值取决于耻骨联合高度和倾斜度。

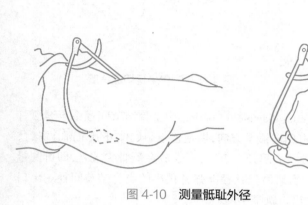

图 4-10　测量骶耻外径

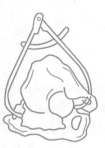

图 4-11　测量坐骨结节间径

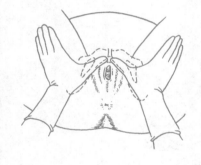
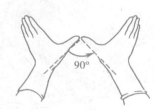
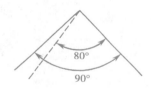

图 4-12　测量耻骨弓角度

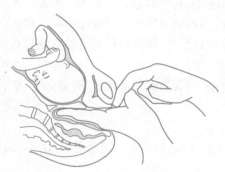
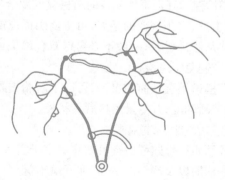

图 4-13　测量对角径

2) 坐骨棘间径:两坐骨棘间的距离即为坐骨棘间径(Bi-ischial diameter),正常值为 10cm。测量方法为一手示、中指放入阴道内,触及两侧坐骨棘,估计其间的距离(图 4-14)。坐骨棘间径是中骨盆最短的径线,此径线过小会影响分娩过程中胎头的下降。

3) 坐骨切迹宽度:坐骨切迹(incisura ischiadica)宽度代表中骨盆后矢状径,其宽度为坐骨棘与骶骨下部间的距离,即骶棘韧带宽度。将阴道内的示指置于韧带上移动(图 4-15),能容纳 3 横指(5.5~6cm)为正常,否则为中骨盆狭窄。

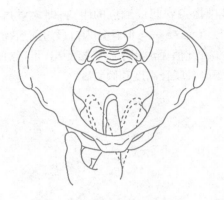

图 4-14　测量坐骨棘间径

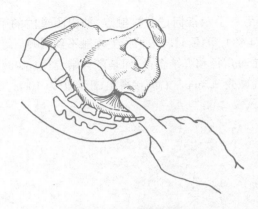

图 4-15　测量坐骨切迹宽度

4) 出口后矢状径:出口后矢状径(posterior sagittal diameter of outlet)为坐骨结节间径中点至骶骨尖端的长度。检查者戴手套的右手示指伸入孕妇肛门向骶骨方向,拇指置于孕妇体外骶尾部,两指共同找到骶骨尖端,将骨盆出口测量器一端放在坐骨结节间径中点,另一端放在骶骨尖端处,即可测量出口后矢状径(图 4-16),正常值为 8~9cm。正常的出口后矢状径能弥补稍小的坐骨结节间径。出口后矢状径与坐骨结节间径值之和 >15cm,表示骨盆出口狭窄不明显。

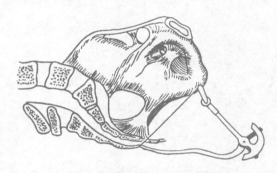

图 4-16　测量出口后矢状径

3. **阴道检查**　妊娠早期初诊时可做盆腔双合诊检查,但应注意动作轻柔。妊娠中期对有阴道流血或可疑阴道壁、宫颈病变的孕妇,可重复阴道窥视,明确病变位置。因妊娠中期子宫体已超出盆腔范围,可直接从腹部触及,一般不必再行双合诊检查。妊娠 24 周后可行阴道检查测量对角径。妊娠最后 1 个月应避免阴道检查。

4. **肛门指诊检查**　简称肛诊,可以了解胎先露部、骶骨前面弯曲度、坐骨棘间径、坐骨切迹宽度以及骶尾关节活动度,并测量出口后矢状径。

(二) 胎儿宫内状况的监测

1. **妊娠早期**　行妇科检查可初步确定子宫大小是否符合孕周,并可依据 B 型超声检测胎芽、胎心,确定是否活胎以及确切的孕周、推算预产期。

2. **妊娠中期**　尺测子宫长度、腹围,建议多普勒听诊胎心率,判断是否活胎、粗略估测胎儿是否符合孕周。妊娠 20 周孕妇可有自觉胎动,孕妇自行监测胎动可有效评价胎儿宫内情况。一般认为胎动计数≥10 次 /2h 为正常,胎动计数 <10 次 /2h 或减少 50% 提示胎儿缺氧可能。

3. **妊娠晚期**　监测心率、血压的变化,注意观察下肢水肿情况,必要时再次行全身检查,并尺测子宫长度、腹围及多普勒听胎心率,妊娠 34 周以后还可以行电子胎心监护,以评估胎儿宫内安危情况。胎动于妊娠 32~34 周最明显,足月后因羊水量减少、宫腔空间减小胎动会逐渐减弱,若胎动明显减少减弱,应警惕胎儿宫内缺氧。

(李　宁)

第五节　妊娠期妇女辅助检查

妊娠期的辅助检查不但可用于妊娠的早期诊断,而且对于确定孕妇以及胎儿的健康情况具有重要的意义。

一、妊娠试验

人绒毛膜促性腺激素(human chorionic gonadotropin,hCG)由合体滋养细胞分泌,其发生于胚泡着床后。妊娠试验是利用孕妇尿液及血清中含有 hCG 的生物学或免疫学特点,检测体内有无 hCG 的方法。

(一)hCG 的存在形式及变化趋势

血中 hCG 多数以完全的 hCG 形式存在,只有少数游离的 α 亚单位和 β 亚单位,而在尿液中起免疫作用的是 hCG 的代谢产物。排卵后第 7d 开始,即可测出 hCG,20~50U/L,排卵后 14d 为 100U/L,妊娠第 5 周可达 1 000U/L 以上,至妊娠 8~10 周达高峰,5 万 ~10 万 U/L,随后迅速下降,正常情况下产后 2 周内消失。

(二)妊娠试验常用方法

常用的妊娠试验有单克隆抗体酶标绒毛膜促性腺激素检测法、乳胶凝集抑制试验和放射免疫测定法等。

1. 单克隆抗体酶标绒毛膜促性腺激素检测法　这是目前临床上应用最为广泛的早孕检测方法,也称单克隆抗体早孕检测、早早孕试纸法。其灵敏度高,用本法可在受精后 10d 左右(即在停经之前)就能诊断早期妊娠,而且操作简单,便于在家庭使用。

(1)具体操作方法:目前有适合家庭自我检测的试纸条。留取备检妇女的尿液,晨尿更佳。试纸条上端为对照线,下端为反应线,将标有 MAX 字样的一端插入待检尿液中,插入的深度不要超过 MAX 线,1~5min 观察结果。显示区上下两端出现两条红色线为 hCG 阳性,如仅在上端出现一条红色线为 hCG 阴性,上端无红色线出现提示检测无效。

(2)结果判断:检测结果为阳性,则说明尿绒毛膜促性腺激素最少在 25U/L 以上。

(3)注意事项:①临床上一般在停经数天即可通过此试验检测出是否妊娠,但妊娠试纸只能确定有无妊娠而不能确定妊娠的部位,特别是对于有不规则阴道流血的育龄妇女,若自己用妊娠试纸检测为阳性的话,一定要考虑是否有异位妊娠,甚至还要考虑其他与妊娠有关的疾病,如滋养细胞疾病的可能;②虽然用敏感的早早孕诊断试纸条可在妊娠后 6~7d 即可诊断妊娠,但对预期月经前的阴性结果仍应持慎重的态度,最好在 1 周后重复检测。如仍为阴性则妊娠机会很少。如月经过期 1 个月重复检测仍为阴性,可基本除外妊娠;③由于多种原因会导致假阳性结果的出现,故本检测法不能作为唯一的确诊依据,需要结合其他检查结果综合判断。

2. 乳胶凝集抑制试验　也是目前较常用的妊娠试验,10~20min 即可报告结果,灵敏度较高。此法需在妊娠 35~40d 才出现阳性反应。

3. 放射免疫测定法　是进行 hCG 定量检测的常用方法,由于 hCG 的 α 亚单位与 LH、FSH、促甲状腺激素(thyroid stimulating hormone,TSH)等有交叉反应,现多检测 β-hCG。具有特异性强、灵敏度高的优点,用于极早期妊娠的诊断、异位妊娠、滋养细胞疾病的诊断和随访。

二、超声检查

(一)B 型超声

超声检查对于孕妇而言是一项非常重要的检查技术,在临床上有适应证时能应用于妊娠的任何阶段。B 型超声(B-mode ultrasonography)可清晰显示胎儿的解剖结构、羊水、胎盘和脐带等,而实时超

Note：

声显像更能显示胎心、胎动、吞咽、呼吸样运动、排尿等胎儿的生理活动。

1. 检查方法   B型超声检查的途径分为经腹壁超声检查和经阴道超声检查两种,一般使用高分辨率的实时B型超声诊断仪进行检查。

(1) 经腹壁超声检查:孕早期检查前孕妇需要适度充盈膀胱,取仰卧位,检查者根据孕妇病情需要做纵断、横断或斜断等多个断层面扫描。

(2) 经阴道超声检查:检查前孕妇不必充盈膀胱,取膀胱截石位,检查者将探头轻柔地放入其阴道内,调整角度以获得满意切面。此项检查分辨率高,特别适合对急诊孕妇、肥胖孕妇或盆腔深部器官的观察,检查效果更佳。

2. 结果判断

(1) 妊娠诊断:B型超声是快速确诊早期妊娠最可靠的辅助检查方法,经阴道超声检查比经腹壁超声检查可提前1周诊断早孕。妊娠早期B型超声检查的目的主要是确定是否宫内妊娠、胎儿是否存活、胎儿数目及估计孕周等。在停经35d时,超声检查可见宫腔内圆形或椭圆形妊娠囊。妊娠6周时,在妊娠囊内见到有原始心管搏动、胚芽,可确诊为早期妊娠、活胎(图4-17)。妊娠11~13^{+6}超声检查测量胎儿颈项透明层(nuchal translucency, NT)厚度,可作为早孕期染色体疾病唐氏综合征的重要筛查指标。中晚期妊娠时,B型超声检查能显示胎儿数目、胎产式、胎先露、胎方位、有无胎心搏动、胎盘位置及其与宫颈内口的关系、胎动和羊水量等。妊娠20~24周时可筛查胎儿结构畸形。

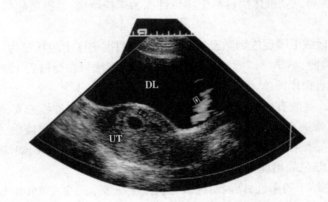

图 4-17   **早孕期超声图像**

(2) 胎儿生长发育情况评估:包括胎龄的预测、胎儿成熟度测定和胎儿生理功能的观察。超声测量胎龄,早孕期以测量胎囊大小、头臀径为主,中晚期妊娠时主要测量双顶径、股骨长度、头围、腹围等。通过超声检查测定胎头双顶径、胎盘成熟度可以判断胎儿成熟度。利用超声实时显像仪能够直接观察并评价胎儿呼吸样运动、胎动、胎儿肌张力、羊水等指标,以判断胎儿生理功能、预测胎儿预后。

(3) 产前诊断:B型超声检查还可用于诊断胎儿的某些先天畸形,如多囊肾、脐疝、唇裂、腭裂、肢体畸形、消化道闭锁等,99%的神经管畸形可通过妊娠中期的超声检查获得诊断。超声检查在异位妊娠、胎盘异常、羊水量异常等诊断中也发挥重要作用。

(二) 超声多普勒法

彩色多普勒超声(color Doppler ultrasound)一般指把通过相关技术获得的血流多普勒信号经彩色编码后实时地叠加在二维图像上,即形成彩色多普勒超声血流图像。由此可见,彩色多普勒超声既具有二维超声结构图像的优点,又同时提供了血流动力学的丰富信息,在实际应用中受到了广泛的重视和欢迎。

1. 应用   此项检查特别适用于对脐带疾病、胎儿先心病及胎盘功能的评估。经阴道超声检查比经腹壁超声检查具有一定的优越性,主要体现在:①对子宫动脉、卵巢血流的敏感性、显示率高;②缩短检查时间、获得准确的多普勒频谱;③检查前孕妇无须充盈膀胱;④结果不受体型肥胖、腹部瘢痕、

Note:

肠腔充气的影响。

2. 检查方法 孕妇检查前准备、体位和方法与 B 型超声检查相同。

3. 结果判断 在增大的子宫区内,用超声多普勒仪可听到有节律、单一高调的胎心音,胎心率为110~160次/min,可确诊为早期妊娠、活胎,彩色多普勒超声可见胎儿心脏区彩色血流。中晚期妊娠时,彩色多普勒超声可通过检测子宫动脉、脐动脉和胎儿动脉的血流速度和波形评估孕妇和胎儿的健康状况。

三、一般化验检查

妊娠期妇女需要进行的化验检查包括血常规、尿常规、血型（ABO 血型及 Rh 血型）、凝血功能、肝功能、乙型和丙型肝炎抗原及抗体检查、肾功能、妊娠糖尿病（GDM）筛查（空腹血糖、50g 葡萄糖筛查、75g 口服葡萄糖耐量试验）、甲状腺功能检测、血清铁蛋白测定、地中海贫血筛查、结核菌素（PPD）试验、抗 D 滴度检查（Rh 阴性者）、B 族链球菌（GBS）筛查以及艾滋病人类免疫缺陷病毒（HIV）、梅毒血清抗体的筛查等。详见表 4-6 产前检查项目。

表 4-6　产前检查项目

检查次数	常规保健内容	必查项目	备查项目
第 1 次检查 （6~13^{+6} 周）	1. 建立孕期保健手册 2. 确定孕周、推算预产期 3. 评估孕期高危因素 4. 血压、体重与体重指数 5. 妇科检查 6. 胎心率（妊娠 12 周左右）	1. 血常规 2. 尿常规 3. 血型（ABO 和 Rh） 4. 空腹血糖 5. 肝功和肾功 6. 乙肝表面抗原 7. 梅毒血清抗体筛查和 HIV 筛查 8. 地中海贫血筛查 9. 早孕期超声检查（确定宫内妊娠和孕周）	1. HCV 筛查 2. 抗 D 滴度（Rh 阴性者） 3. 75gOGTT（高危妇女） 4. 甲状腺功能筛查 5. 血清铁蛋白 6. 宫颈细胞学检查 7. 宫颈分泌物检测淋球菌和沙眼衣原体 8. 细菌性阴道病检测 9. 早孕期非整倍体母体血清学筛查 10. 妊娠 11~13^{+6} 周超声检查测量胎儿颈项透明层厚度 11. 妊娠 11~13^{+6} 周绒毛活检 12. 心电图
第 2 次检查 （14~19^{+6} 周）	1. 分析首次产检结果 2. 血压、体重 3. 宫底高度 4. 胎心率	无	1. 无创产前检测 2. 中孕期非整倍体母体血清学筛查 3. 羊膜腔穿刺检查胎儿染色体
第 3 次检查 （20~24 周）	1. 血压、体重 2. 宫底高度 3. 胎心率	1. 胎儿系统超声筛查 2. 血常规 3. 尿常规	阴道超声测量宫颈长度
第 4 次检查 （25~28 周）	1. 血压、体重 2. 宫底高度 3. 胎心率	1. 75gOGTT 2. 血常规 3. 尿常规	1. 抗 D 滴度复查 2. 宫颈阴道分泌物胎儿纤维连接蛋白检测
第 5 次检查 （29~32 周）	1. 血压、体重 2. 宫底高度 3. 胎心率 4. 胎位	1. 产科超声检查 2. 血常规 3. 尿常规	无

Note：

续表

检查次数	常规保健内容	必查项目	备查项目
第 6 次检查 (33~36 周)	1. 血压、体重 2. 宫底高度 3. 胎心率 4. 胎位	尿常规	1. B 族链球菌筛查 2. 肝功、血清胆汁酸检测 3. NST 检查
第 7~11 次检查 (37~41 周)	1. 血压、体重 2. 宫底高度 3. 胎心率 4. 胎位	1. 产科超声检查 2. NST 检查	宫颈检查

四、高危妊娠胎儿安危的监测

(一) 电子胎儿监护

电子胎儿监护通过对胎心及其与胎动和宫缩之间关系的连续观察，来评估胎儿在宫内的安危情况。临床常用的电子胎儿监护包括无应激试验、缩宫素激惹试验，用以了解胎儿储备能力。

1. 无应激试验 无应激试验(non-stress test, NST)的目的是观察胎动时胎心率的变化，了解胎儿储备能力。

(1) 适应证和禁忌证：本项检查适用于高危妊娠孕妇、妊娠晚期自觉胎动减少或异常躁动的孕妇。因为小于妊娠 28 周时，胎儿中枢神经系统和心血管系统发育尚不完善，易出现不准确的检查结果，所以孕妇妊娠不足 28 周是本项检查的相对禁忌证。

(2) 检查方法

1) 检查前准备：检查前孕妇情绪平稳，未饮酒、咖啡和茶，未服用镇静剂等药物。向孕妇解释试验目的以取得其配合，并嘱其排尿。孕妇取半卧位，为其测量血压 1~2 次，确认血压平稳后，开始试验。

2) 检查操作：检查者应用四步触诊确定宫底高度和胎儿背部，将胎心多普勒探头涂耦合剂后置于胎心听诊区，于胎心音最清楚处用具有弹性的腹带固定于孕妇腹壁。将宫缩压力探头置于宫底下 3 横指处，并用另一条腹带固定于孕妇腹壁。监测时间一般为 20~40min，若监测 20min 尚未有胎动出现，可能胎儿处于安静睡眠状态所致，可轻轻推动孕妇腹部，使胎儿觉醒，再监测 20min。

3) 检查中注意事项：孕妇在监护过程中可适时变换体位，但不能采取仰卧位，以防止仰卧位低血压综合征的发生，从而影响对监护结果的判断。

(3) 结果判断：无应激试验的结果分为反应型和无反应型。一般认为 20min 内至少有 3 次以上胎动伴胎心率加速 >15 次 /min，持续 >15s 为正常，称为反应型。如果胎动数与胎心率加速数少于前述情况，或胎动时无胎心率加速，则称为无反应型。

2. 缩宫素激惹试验 缩宫素激惹试验(oxytocin challenge test, OCT)是在妊娠期以缩宫素诱发宫缩，并用电子胎心监护仪观察、记录宫缩发生时胎心率的变化，了解胎盘于宫缩时一过性缺氧的负荷变化，监测胎儿的储备能力。

(1) 适应证和禁忌证：凡疑有胎盘功能不良的高危妊娠孕妇均可进行此项检查，但由于宫缩可能给已缺氧的胎儿造成更大的损害，故其临床应用受到一定的限制。本项检查的禁忌证包括既往剖宫产史、妊娠晚期出血、胎膜早破、羊水过多或过少、多胎妊娠、先兆早产及宫颈松弛症、怀疑胎儿已有严重宫内窘迫、软产道及胎位异常、妊娠合并严重的内科疾病。

(2) 检查方法：进行此项检查时，孕妇必须住院，并做好急救胎儿窘迫的准备，备好氧气和宫缩抑制剂。有两种方法可以诱导孕妇产生宫缩，一种方法是静脉内滴注缩宫素，诱发宫缩 3 次 /10min，持续 40~60s，然后开始此项试验。另一种方法是运用乳头刺激法，即透过衣服摩擦乳头 2min 直至产生宫缩。

用缩宫素诱发宫缩时,将缩宫素 2.5U 加入 5% 葡萄糖注射液 500ml 中静脉滴注,最初滴速为 8 滴 /min,以后每 5min 增加 2 滴,直至达到有效宫缩强度,即每 10min 出现 3 次宫缩,每次持续 40~60s 为止,不再增加滴数。其他步骤与无应激试验相同,进行该试验时以观察 10 次宫缩为宜,记录胎心和宫缩曲线。试验过程中一旦出现宫缩过强,应立刻减慢滴速或停药;若出现连续晚期减速,应停药。静脉内滴注缩宫素诱发宫缩者,应在试验结束后继续监护,直到宫缩消失。

（3）结果判断:此项检查阴性者,无晚期减速和明显的变异减速,提示胎盘功能良好;阳性者超过 50% 的宫缩有晚期减速,即使宫缩频率少于 10min 3 次。

（二）胎儿生物物理评分

1980 年 Manning 指出利用电子胎儿监护仪与 B 型超声联合监测胎儿宫内缺氧情况,一共包括 5 项指标:无应激试验（NST）、胎儿呼吸样运动（FBM）、胎动（FM）、胎儿肌张力（fetal tension,FT）及羊水容量（amniotic fluid volume,AFV）,每项 2 分,满分 10 分（表 4-7）。根据 Manning 评分对胎儿安危进行预测和处理（表 4-8）。

表 4-7　Manning 评分法

指标	2 分（正常）	0 分（异常）
NST（20min）	≥2 次胎动,FHR 加速,振幅≥15 次 /min,持续≥15s	<2 次胎动,FHR 加速,振幅 <15 次 /min,持续 <15s
FBM（30min）	≥1 次,持续≥30s	无或持续 <30s
FM（30min）	≥3 次躯干和肢体活动（连续出现计 1 次）	≤2 次躯干和肢体活动
FT	≥1 次躯干伸展后恢复到屈曲,手指摊开合拢	无活动,肢体完全伸展,伸展缓慢,部分恢复到屈曲
AFV	最大羊水池垂直直径 >2cm	无或最大羊水池垂直直径≤2cm

表 4-8　Manning 评分的预测和处理原则

评分	胎儿情况预测	处理原则
10 分	无急、慢性缺氧	每周复查 1 次,高危妊娠每周复查 2 次
8 分	急、慢性缺氧可能性小	每周复查 1 次,高危妊娠每周复查 2 次,羊水过少者可终止妊娠
6 分	可疑急、慢性缺氧	24h 内复查,若仍≤6 分或羊水过少,可终止妊娠
4 分	可有急、慢性缺氧	24h 内复查,若仍≤6 分或羊水过少,可终止妊娠
2 分	急性缺氧或伴慢性缺氧	若胎肺成熟,终止妊娠;若胎肺不成熟给予激素治疗 48h 内终止妊娠
0 分	急、慢性缺氧	终止妊娠,胎肺不成熟,同时给予激素治疗

（三）彩色多普勒超声胎儿血流监测

通过测定胎儿血液循环的生理变化,了解胎儿在子宫内的安危。目前主要采用多普勒血流频谱分析的方法（文末彩图 4-18）,检查的主要指标包括脐动脉和胎儿大脑中动脉的 S/D 比值（收缩期峰值流速 S 与舒张末期流速 D 的比值,systolic to diastolic ratio）、阻力指数（resistance index,RI）和搏动指数（pulsatility index,PI）,用以判断胎儿有无宫内缺氧情况。妊娠晚期,当脐动脉血流 S/D>3,RI>0.7,PI>1.7 时,提示胎儿宫内窘迫。

五、高危妊娠胎盘功能的监测

胎盘是供给胎儿需要的氧气和营养物质、排泄胎儿的代谢产物和二氧化碳的器官。因此,通过监测胎盘功能,可以间接了解胎儿在宫内的安危情况。孕妇血中所含雌激素总量随妊娠进展而增加,至妊娠晚期达高峰,其中孕妇血清雌三醇(E_3)占雌激素的 90%。因此,可通过检测孕妇血清中 E_3 含量了解胎盘功能。孕妇血清中游离 E_3 值在正常足月妊娠时临界值为 40nmol/L,若低于此值则提示胎盘功能低下。过期妊娠时可出现 E_3 值逐渐下降,如果明显降低,提示胎盘功能损害,若急剧下降 10%~30%,提示胎儿有宫内死亡的危险。

六、无创 DNA 产前检测

近年来兴起并广泛应用的无创 DNA 产前检测(non-invasive prenatal test)技术在预防先天性遗传性疾病的发生、降低出生缺陷的发生率方面取得了显著的效果。无创 DNA 产前检测仅需采集孕妇静脉血,利用新一代 DNA 测序技术对母体外周血浆中的游离 DNA 片段(包含胎儿游离 DNA)进行测序,并将测序结果进行生物信息分析,可以从中得到胎儿的遗传信息,从而检测胎儿是否患有染色体疾病如 21- 三体综合征、18- 三体综合征、13- 三体综合征等。

七、羊膜腔穿刺

羊膜腔穿刺(amniocentesis)检查是抽取羊水进行检测的方法,可广泛应用于胎儿染色体疾病以及先天性代谢病的产前诊断。

（一）应用

甲胎蛋白(AFP)测定可用于诊断有无开放性神经管缺陷,羊水细胞培养染色体核型分析可用于诊断由于染色体异常引起的疾病,羊水细胞酶测定主要用于诊断先天性代谢缺陷,而羊水细胞性染色体检查则可用于控制与性别有关的严重遗传性疾病患儿的出生。

（二）检查方法

可通过经腹壁羊膜腔穿刺术抽取羊水。

1. **检查前准备** 一般选择在妊娠 16~22 周,此时子宫轮廓清晰、羊水量多易抽取,且不易损伤胎儿。穿刺前先用手法或 B 型超声定位穿刺点。

2. **检查操作** 孕妇排尿后取仰卧位,腹部皮肤进行常规消毒铺巾,穿刺点局麻后用腰穿针穿刺,通过腹壁、宫壁进入羊膜腔抽取所需羊水量。

3. **注意事项** 检查过程中要严格无菌操作,以防感染发生。穿刺前需明确胎盘位置,勿损伤胎盘,以免羊水经胎盘的穿刺孔进入孕妇血循环而导致羊水栓塞的发生。

八、遗传性和先天性疾病的产前筛查和诊断

（一）血清学筛查

对高龄孕妇、患遗传疾病的孕妇及有畸形胎儿史的孕妇,可在妊娠早期及中期通过血清学筛查排除胎儿畸形、胎儿染色体异常。

1. **神经管缺陷的检查** 若胎儿具有神经管缺陷,则绝大部分孕妇的血清及羊水中甲胎蛋白(AFP)水平升高,血清 AFP 可作为胎儿神经管缺陷的筛查指标。筛查应在妊娠 15~20 周进行,可检出 90% 以上的无脑儿、80% 以上的开放性脊柱裂和几乎所有的腹裂畸形。

2. **唐氏综合征的检查** ①孕早期产前筛查:主要为孕妇血清学检查,常用的血清生化标记物是妊娠相关血浆蛋白 A(PAPP-A)和游离 β-hCG;②孕中期产前筛查:通常采用三联法,即孕妇血清中甲胎蛋白(AFP)、人绒毛膜促性腺激素(hCG)与游离雌三醇(uE_3)的检测。怀有唐氏综合征胎儿的孕妇 AFP 降低、hCG 升高、uE_3 降低,根据上述异常变化、孕妇年龄、体重与孕周的数据,经过综合分析即可得出胎儿患唐氏综合征的危险度。

（二）孕妇外周血分离胎儿细胞

现代单克隆抗体技术、细胞分离技术、聚合酶链反应(polymerase chain reaction,PCR)等科技的发展,使得从孕妇外周血中分离纯化胎儿滋养细胞、淋巴细胞、粒细胞和有核红细胞等成为可能。主要

用于鉴定胎儿性别,研究胎儿 β- 珠蛋白生成障碍性贫血,诊断 21- 三体综合征、18- 三体综合征等染色体疾病。

(三) 经腹脐静脉穿刺取胎血检查

对于高龄、患遗传疾病及有畸形胎儿史的孕妇,可在妊娠早期及中期通过经腹脐静脉穿刺取胎血检查以排除胎儿畸形、胎儿染色体异常等。B 超引导下经母腹壁进行脐静脉穿刺取胎血,可用于胎儿血液系统疾病的产前诊断以及快速核型分析,特别是在确诊脆性 X 染色体综合征方面具有更好的效果。通过胎儿血清特异性抗体的测定还可对 TORCH 病原体感染进行宫内诊断。

(四) 绒毛细胞染色体检查

位于胚囊之外的绒毛组织具有和胚胎同样的遗传性,因此经宫颈或经腹对绒毛细胞采样,进行细胞培养染色体分析,可用于诊断胎儿遗传性疾病。

(王　跃)

第六节　妊娠期妇女心理社会评估

妊娠对妇女来讲是非常重要的人生阶段,从确认妊娠到临产,随着孕妇身体发生一系列的变化,其心理和社会状况也会发生相应的改变。通过对孕妇心理社会的评估,有助于助产士了解其妊娠不同阶段的心理状况,以便及时做好孕妇的心理调适,促使其顺利度过妊娠期。

一、妊娠期常见心理社会变化

妊娠是两性结合孕育新生命的过程,这个过程对孕妇自身来讲,是一种独特的体验,同时也会对孕妇的整个家庭带来许多前所未有的经历。孕妇及其家庭成员将会经历心理成长和变化的历程。

(一) 孕妇常见心理社会变化

虽然妊娠是一种自然的生理现象,但对女性而言是一种挑战,也是家庭生活的转折点,因此在不同的阶段会伴随有不同的压力和情绪反应。妊娠期是孕妇需要关注自身心理健康、合理进行心理调适、保持良好心理状态迎接分娩的时期。

知 识 拓 展

孕期母性心理发展任务

美国妇产科护理学专家鲁宾(Rubin,1984 年)提出妊娠期妇女为接受新生命的诞生,维持个人及家庭的功能完整,必须完成 4 项孕期母性心理发展任务:①确保自己及胎儿能安全顺利地度过妊娠和分娩:为了确保自己和胎儿的安全,孕妇的注意力集中于胎儿和自己的身体健康;②促使家庭重要成员接受新生儿:最初是孕妇自己不能接受胎儿,随着妊娠的进展,尤其是胎动的出现,孕妇倾向于接受胎儿的存在,并开始寻求家庭重要成员对孩子的接受和认可;③学习为孩子贡献自己:孕妇必须发展自制的能力,学习延迟自己的需要以迎合孩子的需要;④情绪上与胎儿连为一体:随着妊娠的进展,孕妇和胎儿建立起亲密的感情。

---

1. 妊娠早期　无论是否为计划妊娠,孕妇在妊娠初期一般都会感到惊讶和震惊。在最初获知妊娠时,她们通常会认为自己尚未做好准备,加之妊娠后生活、角色、人际关系的重新调整,很多孕妇可能会出现喜忧参半的矛盾心理,既有孕育和迎接新生命的喜悦之情,又有焦虑不安的心理变化。此期最主要的情绪变化为焦虑(anxiety)。

(1) 焦虑的原因:焦虑包括对自身的担心,和对能否正常顺利地度过妊娠过程的担心两个方面。可能的原因有:①第一次妊娠,孕妇对恶心、呕吐等生理性变化无法适应;②初为人母,缺乏养育子女的知识、能力或可利用的社会支持；③经济负担过重；④工作、学习或家庭条件不允许而暂时不想要孩子。

（2）焦虑的表现：多表现为情感脆弱，易激动，日常生活中的小事都会引起她们的烦恼。依赖性增强，消极被动，易出现紧张不安，对自己的身体和胎儿的关注明显增强。

孕前有情绪异常史、手术产史、居住条件差、对孕产期保健服务不满、患有某些妊娠并发症、为胎儿性别烦恼或对本次妊娠无精神准备者，更容易发生焦虑等情绪波动。由于妊娠期心态变化较大，大多数孕妇希望得到家人的理解、关心和照顾。

在孕早期，通过自身调整和家庭支持，使自己能够面对并接受已经妊娠的事实，减轻并消除焦虑情绪，是孕妇需要完成的最重要的心理任务。

2. 妊娠中期

（1）接受：妊娠中期时孕妇的妊娠反应基本结束，自己开始真正感觉到胎儿在腹中的活动，从而真实地感受到孩子的存在，此时多数孕妇对妊娠的态度会和当初有所不同，表现出接受妊娠事实的心理状态，开始穿着孕妇服装，并出现"筑巢反应"。孕妇会积极计划为孩子准备衣服、睡床，关心并努力学习关于婴儿喂养和生活护理等知识，给未出生的孩子起名，甚至计划孩子的未来职业，期望对孩子有更多的了解。

（2）自省：除了一些孕妇担心孩子的性别能否被家人接受以外，大部分人焦虑、担心的情绪减退，进入了一个相对稳定的时期。孕妇常表现为内省，即以自我为中心，比较关注自己的身体、衣着、饮食和体重，注意休息，喜欢独处，使得自己能够有时间调节自我。孕妇对正常妊娠的生理过程从不适应转变到适应，心理状态稳定，对未来生活充满希望。表现为友善、宽容、富有同情心、主动关心他人。

3. 妊娠晚期　相对于平静的妊娠中期而言，孕妇在妊娠晚期的心理变化比较活跃。子宫明显增大、孕妇行动更加不便，甚至出现睡眠障碍、腰背部疼痛。

（1）焦虑和恐惧：随着分娩期的临近，这一阶段仍充满了焦虑和恐惧，可表现为哭泣和明显的情绪波动，为一些小事而生气，常使配偶不知所措，甚至会影响夫妻感情。她们担心孩子可能存在智力或身体方面的问题，同时也害怕难产、害怕手术、害怕疼痛和损伤，关心产程是否顺利，担心分娩后遗症，担心产后无人照顾自己及新生儿，担心经济费用等。

（2）为人母的责任感：妊娠晚期是等待的时期，同样也是将为人母、充满希望的时期，孕妇期待胎儿的健康生长和孩子的顺利出生，为此努力承担起新的责任。她们积极寻求有关妊娠和分娩的知识和信息，以保证安全度过妊娠和分娩；寻求他人特别是丈夫对孩子的接受；寻求他人对孕妇本身即将成为母亲角色的认可；并且学习优先满足孩子的各种需要或需求。

（二）家庭主要成员常见心理社会变化

妊娠对整个家庭都是一个重要的应激事件，从确诊妊娠到新生命来到这个家庭，所有家庭成员特别是准父亲、其他子女、祖父母等都会经历复杂的心理变化。

1. 准父亲常见心理社会变化

（1）妊娠确诊阶段：得知妊娠后，通常准父亲对妊娠的接受过程比孕妇缓慢，他们对计划内妊娠可表现为非常兴奋和骄傲，因为妊娠证实了其男性特质，而对计划外妊娠则会表现为震惊。

（2）妊娠早中期：在妊娠早期，当孕妇外观改变不大时，准父亲对妊娠和为人父的感受并不强烈。当妊娠中期孕妇感觉到"胎动"出现后，准父亲开始了自己的定位，会逐渐接受即将成为父亲的角色，对妊娠的进展感到骄傲，对妻子表现出关心、关怀，并担负起保护孕妇和胎儿的责任。

（3）妊娠晚期：在临近分娩的阶段，准父亲会担心分娩时孕妇及胎儿的安全，期待母子平安顺利。至此，准父亲已经能够确定自己的父亲角色，甚至能够实际参与到孕妇的分娩过程中，夫妻共同迎接新家庭成员的诞生。

2. 其他子女常见心理社会变化　新生命的到来可以给一个家庭带来很多改变。母亲再次生育前，长子女会经历一段时间独子女式的生活，成为家庭生活的中心，这使得他们容易产生特殊的心理,养成自私、独断专行等不良性格。绝大多数长子女不能接受母亲怀第二胎,担心弟弟或妹妹会替代他们在父母心中的地位,害怕自己不再成为家中唯一的孩子,害怕遭到不公平的对待,可能会出现不同程度的烦躁、易怒、恐惧和焦虑等情绪障碍。

父母在妊娠期间花费了大量的精力关注胎儿的健康成长,很多家庭的注意力都转移到满足孕妇的需求上,因此第二个孩子的来临对长子女来说具有巨大的冲击力。因为从出生开始,长子女一直感受到自己是家庭的核心,已经习惯独享父母的爱与关注。而母亲再次妊娠会导致母亲不能像以前那样长时间地陪伴自己,甚至不能抱自己,母亲分娩会导致其与母亲短暂的分离。这一切都会使长子女觉得新出生的弟弟或妹妹抢走了父母对自己的爱,在父母眼中自己变得不再重要,父母不再爱他了,自己不再成为众人瞩目呵护的中心,其权利遭到了侵犯,地位受到了挑战。因此,孩子会缺乏安全感和归属感,产生反抗和不满,表现为愤怒、自卑、闷闷不乐,从而产生消极心理。特别是学龄期儿童,由于自我中心地位的急剧下降,会产生巨大的失落感和极不稳定的焦灼感,并出现嫉妒、抵触和攻击性行为。

3. 祖父母常见心理社会变化　妊娠期,祖父母的心理活动会随着妊娠的进展而有不同的变化。因为妊娠对于他们来说,也是家庭生活的转折点,原有的生活状态也会或多或少地发生转变,因此祖父母也会承受不同程度的压力,产生焦虑等情绪反应,需要重新适应和调整。

得知妊娠后,祖父母可能会因为即将升级为祖父母而感到高兴,但也可能会因为面临的责任和生活状态的改变而感到焦虑。多数祖父母会对孕妇表现出关心,经常看望孕妇或打电话联系,关注妊娠进展,积极给予建议,并承担起照顾孕妇的责任。随着分娩日期的临近,祖父母更加确定自己的角色,会越来越担心分娩时孕妇及胎儿的安全,并期待孙子/孙女的降临,准备新生儿需要的各种物品,更加紧密地融入孕妇的生活中。

二、妊娠期心理社会评估

在进行妊娠期心理社会评估时,需要考虑到孕妇和家庭成员两个方面。

(一)孕妇及其家庭成员心理评估

对孕妇及其家庭成员的心理评估具体包括认知功能、情绪与情感、应激与应对、健康行为、自我概念、精神信仰六个方面,评估方法具体介绍如下:

1. 认知功能　大部分孕妇在整个孕期都会经受各种不同类型的疼痛,生理性的疼痛主要有妊娠早期的乳房痛、中期的腿痛和晚期的腰痛,而少数的病理性疼痛则与妊娠期并发症或合并症有关。除此以外,部分孕妇还会在孕期出现记忆力减退、注意力下降等现象。了解孕妇在认知、感知方面的变化有利于缓解这些变化对妊娠的不利影响。

评估方法可以通过问诊及相关评估工具进行。

(1)评估要点:有无记忆力、注意力的改变或异常?有无疼痛及其部位、性质、程度和持续时间?

(2)评估工具:可采用疼痛测评工具测评疼痛的程度与性质等,如视觉模拟评分法、口述描绘评分法、数字评分法和疼痛问卷。专门用于检测记忆能力的记忆测验工具见第二章第一节。注意能力的评估可通过观察法完成,如观察孕妇对周围环境变化有无反应、观察孕妇执行某项任务时的专注程度等。

2. 情绪与情感　需要考虑孕妇、配偶甚至其他子女的情绪变化。孕妇主要的情绪变化为焦虑和恐惧、接受、自省以及为人母的责任感,准父亲可以表现为兴奋、骄傲、震惊、担心以及保护孕妇和胎儿的责任感,而其他子女则会出现烦躁、易怒、恐惧和焦虑等情绪障碍,或自卑、闷闷不乐等消极心理,甚至嫉妒、抵触和攻击性行为。

评估方法可以通过问诊及相关评估工具进行。

(1)评估要点:近来心情如何?如何描述您此时和平时的情绪?有什么事情使您感到特别高兴、担心或沮丧?

（2）评估工具：可根据需要选择适宜的情绪情感测评量表对孕妇及其家庭成员进行评估,常用量表有 9 项患者健康问卷、SDS、分娩恐惧量表、7 项广泛性焦虑障碍量表、SAS、STAI 等。

3. 应激与应对　孕妇生活中所面临的压力及其应对策略可影响其健康,尤其是妊娠会增加孕妇的压力和焦虑情绪。孕妇的个性特点不同、可利用的社会支持度不一、对应激刺激的认知有别,就会产生不同的应激反应,从而趋向于采用不同的应对方式。通过评估孕妇的应激源、应激反应和应对方式,分析影响其不良应对的因素,有利于帮助孕妇有效地应对压力,保持身心健康。

评估方法可以通过问诊及相关评估工具进行。

（1）评估要点:目前让您感到有压力或紧张的事情是什么? 是否因怀孕而感到压力? 是否经常感到紧张? 用什么方法解决或克服? 用什么方式来缓解压力? 当您遇到困难时,是否主动寻求家人、亲友或同事的帮助? 当您遇到困难时,采用什么样的态度和行为? 能否有效地应对怀孕带来的改变?

（2）评估工具:可根据孕妇情况选用相应的评定量表进行测评。可采用妊娠压力量表、应激源量表、应对方式问卷、社会支持评定量表、人格测验问卷等,常用评估工具详见第二章第一节。

4. 健康行为　需要考虑孕妇参与产前检查、个人嗜好、营养补充、活动与运动、睡眠与休息等行为,家庭成员应帮助和促进孕妇实施健康的行为方式、促进优生优育。

（1）产前检查:了解孕妇定期产前检查的行为,有针对性地帮助孕妇及其家庭成员提高保健意识,对于保证母婴健康有着十分重要的意义。

（2）个人嗜好:孕妇饮酒和吸烟均可影响胎儿发育,引发出生后低体重或胎儿畸形,增高自然流产率、胎儿死亡率,甚至导致儿童的智力低下、性格异常、行为异常。被动吸烟也对胚胎发育有严重的不良影响。咖啡、可可、茶叶、巧克力和碳酸性饮料等含有的咖啡因会通过胎盘直接影响胎儿大脑、心脏和肝脏等器官的正常发育,使致畸率提高。孕妇摄入过多的咖啡因,还容易增加妊娠合并症和流产的危险。因此,孕妇应避免日常健康危害行为,戒烟、戒酒,尽量少食用含咖啡因的饮料和食品,家属也应戒烟以创造良好的生活空间。

（3）营养补充:母体是胎儿成长的环境,孕妇必须保持良好的营养状态以满足自身和胎儿健康的双重需要。体重减轻通常发生在孕早期的早孕反应阶段,如果孕中期和孕晚期体重增加不足可能发生胎儿生长受限,而过快、过多的体重增加可能发生妊娠期高血压疾病、糖尿病等。

（4）活动与运动:孕妇从事适宜的日常活动,包括孕妇日常的生活起居、体力活动、休闲或娱乐活动等,对于其身心健康及胎儿的正常发育成长都是十分有利的,因此她们应尽量避免从事不利于母婴健康的日常活动,如造成孕妇过度劳累的体力活动。

（5）睡眠与休息:孕妇在妊娠期坚持规律的、适当的运动可促进血液循环,增进食欲和睡眠,增强肌力为分娩做准备。休息时,孕妇应适当抬高下肢,利于静脉回流,特别是在妊娠后期常有踝部及小腿下半部轻度水肿,故不应长时间取坐位姿势。孕妇睡眠时宜取左侧卧位,以解除右旋增大的子宫对下腔静脉的压迫,增加回流和胎盘供血。睡眠时下肢应稍垫高,改善下肢静脉血液回流,减轻下肢水肿。

评估方法可以通过问诊及相关评估工具进行。

（1）评估要点:①孕期是主动地进行产前检查还是发现异常时才去看医生? ②有无烟酒嗜好? 孕期是否戒烟、戒酒? 在家中、社区或工作场所是否吸二手烟? 家庭成员是否吸烟? 是否食用含咖啡因的饮料和食品? ③怀孕后饮食习惯有何改变? 早孕反应对饮食有何影响? 在孕期是否补充维生素和其他营养补充剂? 怀孕以来体重有何变化? ④每天进行哪些日常活动? 妊娠对日常活动有哪些影响? 每天进行何种运动? 运动几次? 从事每项运动的时间有多久? ⑤是否保证每天 8h 的睡眠? 有无午休习惯? 午休时间是多长? 睡眠和休息时保持何种姿势?

（2）评估工具:常用的评估工具见第二章第一节。

5. 自我概念　妊娠期孕妇的体像会发生改变,对自我体像的认知可能影响其自我概念。通过询问了解孕妇是否具有积极的自我概念、自我感觉和认同,对尽早发现和解决孕妇的精神和心理问题,进而避免对胎儿及其家庭产生负面影响具有重要意义。

评估方法可以通过问诊及相关评估工具进行。

（1）评估要点：在问诊之前需要观察孕妇的外形和穿着、孕妇体像改变的程度、有无自我概念紊乱的语言和非语言行为。在此基础上，询问孕妇对自己的外形是否满意？对孕期自我形象（体型、穿着等）是否满意？影响因素有哪些？

（2）评估工具：常用的可直接测定个体自我概念的量表见第二章第一节。

6. 精神信仰　孕妇的饮食要同时满足自身和胎儿的营养需要，如果出于宗教信仰或饮食习俗的关系，孕妇在妊娠期长期吃素，那么就可能会影响到自身健康和胎儿正常的生长发育，造成不良后果。宗教信仰还可能影响孕妇在妊娠期间的健康信念和行为，因此应评估其宗教信仰是否对孕妇及胎儿的健康造成损害。

评估方法可以通过问诊及相关评估工具进行。

（1）评估要点：有无宗教信仰？有无特殊风俗习惯？是否因宗教信仰而禁食某种食物等？

（2）评估工具：自评问卷是目前常用的评估工具，详见第二章第一节。

（二）孕妇及其家庭成员社会评估

孕妇的角色适应情况、人际关系、工作是否顺利及家庭经济收入能否满足生活所需等都会影响其健康状况。例如，家庭经济状况可能影响妊娠的进展，家庭贫困、生活困难、居住简陋等均会增加妊娠的风险。因此，有必要对孕妇及其家庭成员进行系统的社会评估，具体包括角色、家庭、文化、环境四个方面。

1. 角色　妊娠会影响妇女在家庭、单位及社会的地位和角色，如孕妇会受到家庭的过度保护或出现角色负荷过重，孕妇也可能面对退出职场、失去同事友谊的冲击等。妊娠期家庭主要成员角色的改变，如初为人父，也是家庭压力的主要来源。

主要通过问诊获取评估资料。评估要点包括：准父母是否适应准爸爸或准妈妈的角色？对于承担全新的父母角色有压力吗？如何看待新生命带来的角色变化？是否具有即将为人父或为人母的责任感？家庭主要成员希望看到怎样的角色变化？孕妇是否仍坚持工作以保证经济来源？是否在妊娠28周后适当减轻工作量？是否在工作中避免长时间站立或重体力劳动？除了工作收入以外，有其他何种方式的生活来源？社会交往和人际关系情况如何？与朋友关系是否密切？

2. 家庭　妊娠是家庭的一个重要压力源，因为照顾孕妇家庭面临着如何接纳新成员的压力，同时也会带来家庭关系、权利结构、家庭功能等各方面的改变。在评估时需考虑家庭外部压力和内部压力两个方面。内部压力可以包括家庭经济收入低下、家庭成员关系或角色变化、家庭成员的行为违背家庭期望、家庭成员生病残障等。外部压力包括家庭成长性压力和情境性压力。内外部压力同时作用于家庭，对角色的转换造成阻碍，影响家庭角色之间的关系。家庭在发展中不可避免地会受到干扰，进而打破了家庭原有的稳定。

具体评估可参照 Friedman 的家庭评估模式进行，具体介绍如下：

（1）家庭结构：可通过分析家庭人口结构对家庭关系作出判断。包括家庭人口组成、家庭成员的年龄、相互之间的关系、相互影响的程度、在情感方面是否亲近、与社区的关系、是否参加社区活动、社区的支持组织如何等。在分析家庭成员的组成和基本信息时，可使用表格清楚表示（表4-9）。

表 4-9　**家庭人员组成及资料**

称谓	姓名	性别	年龄	教育程度	职业
户主	王 ××	男			
妻子	李 ××	女			
儿子	王 ××	男			
儿媳	郭 ××	女			

　　家庭结构是否完整、家庭成员之间关系的好坏、家庭功能运转是否正常等,对家庭成员的健康可产生不同的影响。因此,健康的家庭可以促进妊娠母体的健康,有利于优生,而有缺陷的家庭则会影响孕妇健康和优生。家庭结构越简单,矛盾越少,夫妻关系越和谐稳定,则越有利于孕妇和胎儿的健康,帮助孕妇顺利度过妊娠期。

　　(2) 家庭功能:家庭对人类社会的生存发展起着重要的作用,其功能主要包括情感功能、社会化功能、繁衍和养育功能、经济功能和健康照顾功能 5 个方面。与妊娠期关系较大的主要是情感功能、经济功能和健康照顾功能。

　　1) 评估注意事项:评估中要注意询问孕妇的家庭关系情况。妊娠期很多因素可以影响孕妇与家人特别是丈夫的动态关系。当孕妇感觉到胎动时,可以通过与丈夫共享怀孕的欢乐而使夫妻关系得到巩固和增强;妊娠期妇女比平时更加脆弱和疲惫,需要得到丈夫额外的支持,意味着丈夫要承担更多的家务,占用自己更多的空余时间和精力,他可能会感到很辛苦;孕妇还可能因为担心孩子的未来、性需求的变化和对自身体型改变的困扰,情绪容易出现波动,而更加需要丈夫的理解。通过评估孕妇的家庭关系状况,找到主要的影响因素,尤其是丈夫对此次妊娠的态度、感受、承担的角色和对孕妇的支持,可以帮助促进家庭关系的改善,使得妊娠期成为一个积极的人生经历。

　　2) 评估方法:家庭功能健全与否与孕妇的身心健康状况密切相关,是家庭评估的一个重要组成部分。可以采用量表对孕妇的家庭功能进行评估,常用的有 Smilkstein 的家庭功能量表(表 4-10)。

表 4-10　Smilkstein 的家庭功能量表

	经常	有时	很少
1. 当我遇到困难时,可从家人得到满意帮助 补充说明:			
2. 我很满意家人与我讨论与分担问题的方式 补充说明:			
3. 当我从事新的活动或希望发展时,家人能接受并给我支持 补充说明:			
4. 我很满意家人对我表达感情的方式以及对我情绪(如愤怒、悲伤、爱)的反应 补充说明:			
5. 我很满意家人与我共度时光的方式 补充说明:			

　　评分方法:经常 =2 分,有时 =1 分,很少 =0 分。

　　评价标准:总分在 8~10 分表示家庭功能良好;4~7 分表示家庭功能中度障碍;0~3 分表示家庭功能严重障碍。

　　(3) 家庭资源与应对:妊娠期在家庭成员角色发生改变的状态下,家庭为了维持其基本功能、应对压力所需的物质、精神和信息等方面的支持,即为家庭资源。分内部资源和外部资源。内部资源包括财力支持,分担孕妇所需的各种医疗费用;心理支持,如对孕妇的关心、爱护、鼓励和安慰;信息支持,如向孕妇提供医疗服务信息和保健知识;结构支持,如改变家中环境、装修以方便孕妇生活。外部资源包括社会资源,如亲朋好友的支持;文化资源,如愉悦心情的文艺欣赏活动;医疗资源,如提供良好孕期服务的医疗保健机构;宗教资源,使孕妇从信仰中得到精神支持。应主要评估或询问下列问题:

　　1) 家庭资源(物质和感情资源):家庭环境是否有利于孕妇和新生儿? 孕妇医疗费用的支付和保健机构的选择? 准父母各自的主要情感支持者是谁? 当准父母面对妊娠期的各种压力时,其家庭成员如何提供支持?

　　2) 应对方式:本次妊娠有无出现特殊问题? 准父母认为现存问题的解决方法是什么? 为人父母有无计划,计划是什么? 准父母有无应对新生儿出生的计划? 准父母有无应对孩子出生后经济压力方面的计划? 准父母有无应对照顾孩子方面的计划?

3. **文化**　与健康密切相关的文化要素包括价值观、信念与信仰、习俗等。价值观会影响孕妇及其家庭成员对妊娠的认识、态度、对解决妊娠相关健康问题轻重缓急的决策；信念与信仰可直接影响孕妇及其家庭成员的健康行为、心理健康；与健康相关的习俗有饮食和传统医药，孕妇及其家庭成员可能存在饮食的戒规、不同的烹调方式、对食物与健康之间关系的不同认知，也可能存在针对健康问题的家庭疗法或民间疗法，这些都会影响孕妇和胎儿的健康。

主要通过问诊和观察评估文化要素。评估要点包括：①准父母及家庭主要成员认为妊娠过程中哪些是最重要的？如何看待妊娠过程中遇到的困难或问题？②如何寻求医疗帮助？妊娠对身心造成了哪些影响？家庭的宗教信仰与健康或健康决策有何关系？③生活中有哪些需要遵从的戒规？有哪些饮食习惯和禁忌？日常生活中采用哪些应对健康问题的民间疗法？

4. **环境**　自然环境和社会环境都会对孕妇的妊娠过程造成影响。例如，弓形虫病是一种人兽共患寄生虫病，尤其对妇女、儿童危害很大。孕妇感染弓形虫后可通过垂直传播影响胎儿和 / 或新生儿发育，导致早产、流产、胎儿发育畸形、死胎、先天性弓形虫病。犬、猫是弓形虫的宿主，是人类感染弓形虫的主要来源。随着饲养犬、猫作为宠物的人越来越多，孕妇和宠物之间的亲密接触增加了感染弓形虫病的机会。孕妇也应避免接触环境中对胎儿有毒有害的物质，需在妊娠期远离重金属、有机溶剂等，同时做好对电脑、手机、打印机等产生的电磁波辐射的防护。社会环境包括社会关系与社会支持、医疗卫生服务体系等。积极的社会环境会促进人的健康，如孕妇及家庭成员较好的社会保障和经济水平、健康的生活方式、良好的社会关系与社会支持，都有助于解决妊娠期间出现的各种健康问题，保障孕妇及胎儿的安全。

主要通过问诊和实地观察获取评估资料。评估要点包括：①家庭环境和工作环境是否整洁明亮、空气新鲜？居住和工作环境中有无影响健康的危险因素？在周围环境中是否接触有毒有害物质？是否采用防护措施？是否在家中饲养宠物？饲养何种宠物？是否已给宠物接种弓形虫疫苗？②医疗保障是否健全？家庭经济状况如何？生活方式是否健康？有无稳定的社会关系？社会支持能否满足需要？

（王　跃）

第七节　妊娠期妇女常见健康问题

一、妊娠期妇女现存健康问题

1. 知识缺乏：缺乏妊娠期保健、分娩的相关知识。

2. 营养失调：低于机体需要量　与恶心、呕吐等早孕反应有关。

3. 焦虑　与妊娠、担心胎儿有危险、担心不能胜任母亲角色、担心胎儿宫内窘迫状态、担心胎儿可能有畸形的结果有关。

4. 恐惧　与妊娠、担心分娩不适、手术失败、胎儿畸形有关。

5. 疲乏　与早期妊娠躯体不适、睡眠不足、恶心呕吐有关。

6. 复杂性悲伤　与现实的或预感到将丧失胎儿有关。

7. 急性疼痛　与先兆流产、输卵管妊娠破裂、胎盘早剥有关。

8. 体液过多：水肿　与下腔静脉受增大子宫压迫使血液回流受阻或低蛋白血症有关。

9. 舒适度减弱：瘙痒　与多形性妊娠疹、妊娠痒疹等有关。

10. 便秘　与妊娠引起肠蠕动减弱有关。

11. 舒适度减弱：恶心 / 呕吐　与孕妇体内绒毛膜促性腺激素（hCG）增多、胃酸分泌减少及胃排空时间延长、精神压力有关。

12. 排尿障碍：尿频　与尿量增加、膀胱受压、激素改变、尿路感染有关。

13. 活动无耐力　与贫血引起的疲倦有关。

14. 气体交换障碍(胎儿)　与胎盘子宫的血流改变、血流中断(脐带受压)或血流速度减慢(子宫 - 胎盘功能不良)有关。

二、妊娠期妇女潜在健康问题

1. 潜在并发症:失血性休克、弥散性血管内凝血、胎盘早期剥离。

2. 有胎儿受伤的危险　与遗传、感染、中毒、胎盘功能障碍有关。

3. 有体液不足的危险　与妊娠早期早孕反应及体重减轻有关。

4. 有感染的危险　与阴道流血时间过长、宫腔内有残留组织、前置胎盘剥离面靠近子宫颈口等因素有关。

5. 有受伤的危险　与贫血引起的头晕、眼花等症状有关。

6. 有个人尊严受损的危险　与分娩的愿望及对孩子的期望得不到满足有关。

7. 有复杂性悲伤的危险　与胎儿可能死亡、可能切除子宫有关。

(王　跃)

第八节　妊娠期妇女评估实践

本节将针对章前导入的案例进行健康评估。

一、健康史评估

1. 社会人口学资料

项目	孕妇信息	项目	孕妇信息
姓名	李女士	年龄	38 岁
国籍	中国	民族	汉族
学历	大学本科	职业	公务员
婚姻状况	已婚	联系人(关系)	王先生(丈夫)
工作单位	××市劳动局	户口所在地	××区 ××街道 58 号
家庭住址	××区 ××街道 2 号	保险类型	省医保

2. **本次妊娠过程**　平时月经规律,末次月经 2021 年 4 月 1 日,停经 37d 时自购尿妊娠试纸检测,结果显示阳性。停经 43d 开始感疲乏、恶心、食欲下降,偶尔晨起呕吐,呕吐少量胃液,无呕血及咖啡样物质,同时感尿频,不伴有尿急、尿痛,尿量正常。近期无感冒、流涕,无腹痛、阴道流血等不适,无化学药物、毒物、放射线接触史。家养宠物狗,已送走半年,偶有探望宠物狗,但无亲密接触。自停经以来,孕妇食欲下降,仍能少量多次进食,进食后无呕吐,大便通畅,停经 50d 时体重减少 2kg。

停经 20 周左右有胎动感。无疼痛、头晕、瘙痒、水肿等症状。每日监测血压、血糖,已完成胎儿畸形的相关筛查,未发现异常。孕期共产检 4 次,均无明显异常发现。本次就诊时孕 32 周,4d 前无明显诱因开始出现阴道流血,量不多,无腹痛。

3. **日常生活状况**　孕前饮食规律,怀孕后因食欲减退、有时晨吐,多数早餐较清淡,仅喝白粥、吃咸菜等。因计划妊娠,半年前开始每天服用善存片(复合维生素,含叶酸)。除正常上班以外,也适当做轻体力的家务劳动及活动。孕期睡眠规律,无失眠现象。大小便正常,日常生活能自理。

4. **既往健康史**　初潮 12 岁,(3~5) d/(26~32) d,月经量中等,无血块、无痛经;23 岁结婚,配偶健康;既往人工流产 3 次。出生并久居本地。儿童时期经常生病,多为感冒、支气管炎等疾病,生病时检验、检查未发现特殊疾病。工作单位每年组织体检,未发现异常。无血吸虫、疟疾等传染病疫区、疫情、疫水接触史;无吸毒史,无吸烟、饮酒史。否认肝炎、结核、疟疾等传染病病史;否认高血压、心脏病史;否认糖尿病、脑血管疾病、精神病史;否认手术、外伤、输血史;否认食物、药物过敏史。预防接种按国家计划进行。

5. **家族史** 外婆 12 年前诊断高血压病,一直规律服用降压药治疗。其他直系亲属健在、健康。母亲妊娠和分娩期间无合并症、并发症。家族中无人患肺结核、恶性肿瘤,无重大遗传性、传染性疾病史。

6. **系统回顾** 见表 4-11。

表 4-11 系统回顾结果

项目	评估结果
一般健康问题 ● 您感觉怎样?	**孕早期孕妇诉**:自检测尿妊娠试验阳性后有时紧张、担忧。 **解答**:妊娠期出现情绪波动是正常现象。 **注意事项**:若出现排斥胎儿情绪、抑郁、自残等征象需要就诊,建议家属一起参与观察、安抚孕妇。 **此次孕妇诉**:出现阴道流血后感到紧张、担忧。 **解答**:只要患者积极配合治疗,一定能够顺利分娩。 **注意事项**:若紧张、担忧严重影响日常生活需要就诊,建议家属一起参与观察、安抚孕妇。
体重 ● 您孕前体重是多少、现在体重是多少?	**孕早期孕妇诉**:孕前体重 50kg,停经 50d 时体重 48kg,为什么怀孕了体重不增反降呢? **解答**:早孕期因妊娠反应体重轻微下降属正常现象,很多孕妇是孕 16 周才出现体重增长的。 **此次孕妇诉**:现在孕 32 周了,体重 60kg,我的体重正常吗? **解答**:正常。 **注意事项**:孕前 BMI 正常的孕妇建议孕期结束时体重增长 12.5kg。孕期体重增长过低可能导致胎儿生长受限、低出生体重儿,增长过多可能导致妊娠期糖尿病、巨大儿,故建议孕期控制体重增长速度。
呼吸系统 ● 请问有无头晕、头痛、鼻塞、流涕、发热、咳嗽、气喘等?	**孕妇诉**:无上述症状。 **注意事项**:妊娠期上呼吸道黏膜充血、水肿,易发生鼻塞、上呼吸道感染,注意休息,预防上呼吸道感染。
血液循环系统 ● 有无心悸、胸闷、心前区疼痛?行走或爬楼后有无气促、端坐呼吸?	**孕妇诉**:无上述症状。 **注意事项**:整个孕期孕妇血容量增加 30%~45%,并有生理性贫血,心脏负荷重,避免孕期重体力劳动。若出现心悸、明显活动障碍或检测血红蛋白降至 100g/L,应进行心脏超声检查和纠正贫血的治疗。
消化系统 ● 有无恶心、呕吐?呕吐的频次及呕吐内容物如何?是否完全不能进食? ● 有无腹痛、腹胀、烧心感等不适症状?	**孕早期孕妇诉**:停经 43d 时恶心、食欲下降,偶尔晨起呕吐,呕吐少量胃液,无腹痛、胃灼热感,无呕血及咖啡样物质,还是可以进食,一次只能吃少量东西,吃了以后总是不会感觉饿。这种反应什么时候会消失呢? **解答**:妊娠期胃肠道平滑肌张力降低,蠕动变慢,胃排空时间延长,所以导致进食后长时间"饱腹感"及恶心。一般而言妊娠反应在孕 12 周后逐渐缓解。 **注意事项**:目前仍处于早孕期,妊娠反应可能会加重,如呕吐逐渐频繁、不能进食,注意复诊检查,明确是否妊娠剧吐,及时治疗。 **此次孕妇诉**:无上述症状。 **注意事项**:妊娠期胃肠道平滑肌张力降低,蠕动变慢,胃排空时间延长,所以导致进食后长时间"饱腹感"及恶心。一般而言妊娠反应在孕 12 周后逐渐缓解。如果妊娠反应加重,如呕吐逐渐频繁、不能进食,孕妇需注意复诊检查,明确是否妊娠剧吐,及时治疗。

Note:

项目	评估结果
神经及内分泌系统 ● 有无嗜睡、头晕、头痛等症状？有无甲状腺肿大？	**孕妇诉**：无上述症状。 **注意事项**：妊娠期妇女的自主神经功能不稳定，易有嗜睡、头晕等症状。内分泌系统如甲状腺、脑垂体、肾上腺在妊娠以后均有不同程度的增大，功能也增强，按照产检常规进行甲状腺功能检测，发现异常需进行专科治疗。
泌尿系统 ● 除尿频以外，有无尿急、尿痛、尿量增加、尿不尽感、尿道灼热感、血尿、尿失禁等？	**孕妇诉**：怀孕后感尿频，约每 2h 小便一次，无尿急、尿痛、血尿等症状。 **解答**：孕早期子宫推移膀胱，使膀胱的容量减小，容易出现尿频，待子宫增大、超出盆腔范围后，尿频症状可缓解。但孕晚期增大的子宫压迫膀胱，可能导致尿频和压力性尿失禁。 **注意事项**：检测尿常规，鉴别各种泌尿系统感染和疾病等。妊娠期尿失禁应注意与胎膜早破进行鉴别。
运动系统及皮肤 ● 有无关节疼痛、活动障碍？面部及腹壁有无斑纹？	**孕早期孕妇诉**：目前没有疼痛、活动障碍和长斑纹。是不是怀孕后都会长斑和妊娠纹，有无预防办法？ **解答**：妊娠期由于骨盆关节及椎骨间关节松弛，特别是在孕晚期孕妇可能会感觉腰骶部及肢体疼痛不适。若摄入钙不足，妊娠中晚期可能出现肌肉抽搐，建议妊娠 16 周开始补钙。妊娠后受激素水平影响，导致皮肤色素沉着增加，以乳头、乳晕、外阴、腹中线及脐周较为明显。面部也有棕色斑，即妊娠黄褐斑，多在产后减轻或消失。腹壁因局部皮肤弹性纤维断裂，出现条纹，即妊娠纹，产前呈紫色，产后呈白色，主要与皮肤伸展性有关，也可以通过抚摸、涂抹润滑油进行预防。 **注意事项**：若反复某个关节或肢体疼痛、活动障碍，注意与骨骼疾病、血栓等进行鉴别。
生殖系统 ● 有无外阴瘙痒？ ● 阴道分泌物是否增多？有无臭味？ ● 有无阴道流血？	**孕早期孕妇诉**：白带似有增多，但没有觉得瘙痒和臭味。以前曾患外阴阴道假丝酵母菌病，现在白带多会不会是复发了？ **解答**：妊娠期间阴道脱落细胞增多，分泌物随之增多，并不说明是阴道炎，但外阴阴道假丝酵母菌病较易复发，建议行阴道分泌物检查排除是否为阴道炎。 **注意事项**：如出现外阴瘙痒、阴道分泌物异味，应及时检测，证实为阴道炎症及时治疗。 **此次孕妇诉**：4d 前开始不明原因出现阴道流血，量不多，无腹痛，是什么情况造成的？ **解答**：妊娠晚期阴道流血多见于前置胎盘等情况，需要进一步检查证实。 **注意事项**：如出现阴道流血，应及时检查，证实为前置胎盘及时治疗。

　　系统回顾结束后，进一步询问孕妇有无其他疑问。孕妇提出：

（1）宠物狗接触史是否对妊娠造成影响？（孕早期孕妇问）

（2）预产期是哪天？（孕早期孕妇问）

（3）有没有什么办法让恶心、呕吐的反应消失？（孕早期孕妇问）

（4）有什么办法治疗阴道流血？（此次就诊孕妇问）

　　解答：

　　（1）如果不直接接触家养宠物粪便，一般不会造成弓形虫感染，可以通过 TORCH 筛查进一步排除。

　　（2）根据孕妇规律的月经周期、明确的末次月经考虑，初步推算预产期为 2022 年 1 月 8 日。但即使月经周期规律，排卵时间、受孕时间的偏差也可能影响胚胎的实际大小，预产期需要根据胚胎实际大小计算，需要 B 超检测胎芽长度后进一步确定。

（3）目前恶心程度轻，偶有晨吐，继续服用多种维生素有助于减轻妊娠反应，一般妊娠反应孕12周后可自行消失，不强求妊娠反应现在就消失。若确实呕吐频繁、无法进食，可以静脉营养支持治疗。

（4）需要进一步进行体格检查、辅助检查，综合判断所存在的健康问题后，采取有效的措施积极处理。前置胎盘可采取抑制宫缩、预防感染等疗法。

二、体格检查

1. 一般情况　体温（腋温）36.9℃，脉搏80次/min，呼吸20次/min。嘱孕妇端坐、休息5min后测血压，放松上臂，血压计与心脏水平一致，测两次后记录低值，血压110/70mmHg。身高160cm，体重60kg。

2. 全身状况

（1）发育及意识状态：发育正常，营养中等，面容正常，神志清楚，查体合作。

（2）皮肤及其附属器官：全身皮肤红润，无黄染，未见皮疹、出血点，无肝掌、蜘蛛痣，全身浅表淋巴结未触及肿大。

（3）头颈部：头颅无畸形、压痛、包块，无颜面及眼睑水肿，睑结膜无苍白，巩膜无黄染，双侧瞳孔等大等圆，直径约4mm，对光反射灵敏，眼球运动自如，无震颤。耳郭无畸形，外耳道无异常分泌物，乳突无压痛，听力正常，鼻翼无扇动，鼻中隔无偏曲，鼻腔无异常分泌物，鼻通气良好。口唇无发绀，口腔黏膜无充血、糜烂、溃疡，舌苔正常，伸舌居中，咽不红，扁桃体无肿大。颈软，无抵抗，颈静脉无怒张，气管居中，肝颈静脉回流征阴性。甲状腺无肿大，未闻及明显血管杂音。

（4）呼吸系统：胸部无畸形，胸骨无压痛。呼吸运动未闻及明显异常，肋间隙未见增宽和变窄。双侧呼吸动度一致，语颤无增强及减弱，双肺叩诊呈清音，双肺呼吸音清晰，未闻及干、湿啰音及胸膜摩擦音。

（5）心血管系统：心前区无隆起，心尖搏动位于左侧第5肋间锁骨中线内0.5cm处，未触及细震颤，心界叩诊不大，无心包摩擦音。心率：80次/min，律齐，A2>P2，未闻及心音分裂及额外心音。心尖部和肺动脉瓣区可听到柔和的吹风样收缩期杂音，其余瓣膜区听诊未闻及杂音，未闻及心包杂音。脉搏80次/min，双侧桡动脉搏动一致、有力、节律规则，无脉搏短绌，无奇脉、交替脉及水冲脉。毛细血管搏动征阴性，未闻及枪击音。双侧足背动脉搏动一致。

（6）乳房：双侧乳房对称，无压痛、无肿块，乳头凸起，无溢液，乳晕处见散在数个蒙氏结节。

（7）消化系统：腹部无明显膨隆，脐耻之间正中可见纵行条状黑色素沉着，无腹壁静脉曲张，腹部柔软，无压痛及反跳痛，无包块。肝脾肋下未触及，墨菲征阴性，肾脏无叩击音，移动性浊音阴性。肠鸣音未见异常。肛门无异常。

（8）运动系统：脊柱呈生理弯曲，四肢无畸形，无下肢静脉曲张、杵状指（趾），关节活动自如，双下肢无水肿。四肢肌力、肌张力无异常，双侧膝、跟腱反射无亢进、减弱。

3. 生殖系统　孕早期检查：孕妇排尿后取膀胱截石位，外阴发育正常，无静脉曲张，阴毛呈倒三角式分布，大小阴唇对称，无局部隆起、破溃、充血等，置入窥器，见阴道壁完整，中等量乳白色分泌物，宫颈着色，光滑，宫口闭合。留取阴道分泌物备检。双合诊：子宫前位，呈球形增大，质软，宫体、宫颈连接处质软尤为明显，无压痛，双侧附件区未扪及包块，无压痛。

4. 产科检查　早孕期时，子宫仍处于盆腔内，无法行腹部触诊法检查子宫及胎儿。告知孕妇，早孕期有赖于B型超声检查子宫及胎儿，自妊娠中期开始，再行腹部检查子宫及胎儿。产科检查测量骨盆，嘱孕妇排空膀胱，取半卧位，两腿稍分开，髋、膝两关节呈屈曲状态。孕妇腹部袒露，检查者立于孕妇右侧进行骨盆外测量，依次测得：髂棘间径24cm，髂嵴间径26cm，骶耻外径19cm，坐骨结节间径（出口横径）9.0cm，出口后矢状径9cm，耻骨弓角度90°。

此次就诊检查发现，子宫软，无压痛，大小与妊娠周数相符。宫高30cm，腹围90cm，胎位LOA，胎头高浮，胎心140次/min，耻骨联合上方可闻及胎盘杂音。

体格检查结束后,询问孕妇有无其他疑问。孕妇提出:

(1) 我能自然分娩吗?

(2) 我需要什么时候来做产科检查?

解答:

(1) 能否自然分娩需要考虑产道、胎儿大小、产力、精神心理因素,骨盆外测量数据都在正常范围内,可以推断产道正常,初步具备了阴道试产的条件,但能否成功自然分娩还要考虑其他三个方面的因素,所以需要足月时甚至是临产后再次综合评估,孕期控制体重增长可以避免形成巨大胎儿、难产。

(2) 妊娠 11~13^{+6} 周完善胎儿 NT 检查、早孕唐氏筛查。妊娠 20~36 周每 4 周检查 1 次,妊娠 36 周后每周检查 1 次,共行产前检查 9~11 次。若产检过程中发现异常情况,还需酌情增加产检次数。

三、辅助检查

1. **妊娠试验**　尿妊娠试验(+);血 hCG:21 306mIU/ml。

2. **血液检查**　血常规、甲状腺功能、肝功能、肾功能、凝血功能、输血四项检查结果均正常,血型 A 型、Rh(+)。

3. **小便检查**　尿常规正常。酮体阴性,未见白细胞、细菌、管型。

4. **TORCH 筛查**　阴性。

5. **阴道分泌物**　正常,未查见念珠菌、滴虫等。

6. **B 超**　孕早期孕妇:子宫长径 85mm,前后径 70mm,横径 77mm,宫颈长 32mm。左卵巢 34mm×16mm,右卵巢 30mm×17mm。子宫前位,宫腔内可探及孕囊大小为 40mm×20mm,卵黄囊可见,胎芽 8mm,胎心可见。结论为宫内早孕,存活。

此次就诊,初步诊断为前置胎盘。

辅助检查结束后,询问孕妇有无其他疑问。孕妇提出:检查结果是什么? 有没有什么异常?

解答:孕早期停经 50d 时,B 超提示宫内胚胎存活、胎芽长径为 8mm,符合孕周,故预产期确定为 2022 年 1 月 8 日。此次就诊经 B 超检查,初步诊断为前置胎盘。其他检查结果均为正常。

四、心理社会评估

(一) 心理评估

1. **认知功能**　视觉、听觉、注意力、记忆力等正常,无疼痛感等不适。

2. **情绪与情感**　孕早期时偶尔有点儿担心,担心怀孕过程出现自己处理不了的问题,担心自然分娩过程不顺会转为剖宫产分娩,曾听朋友说起这样受两次罪的例子,所以仍然有点疑虑:是直接选择剖宫产呢,还是先进行阴道试产? 怕万一受两次罪。

孕妇目前精神紧张,情绪焦虑,担心阴道流血影响妊娠过程,担心自己不能顺利分娩。

3. **应激与应对**　目前无工作及生活压力,预测分娩后父母、公婆在照顾新生儿方面有一定的困难,自己无照顾新生儿的经验,经家庭商议准备产后移住月子会所,随后聘请保姆协助照顾产妇及新生儿。

4. **健康行为**　孕前身体健康,工作单位每年组织健康查体,结果均为正常。除此之外偶有不适,自己关注并及时就诊。本次为计划怀孕后半年以内顺利受孕,认为夫妻双方生殖功能正常。目前仍正常上班,愿意按时进行孕期检查、参加孕妇学校课程培训、遵从医护人员的健康指导,认为分娩是生理过程,自己的身体也很健康,相信自己可以平安度过孕期,渴望通过自己的努力完成自然分娩过程。夫妻双方均无吸烟、饮酒、熬夜等不良嗜好。

孕前饮食规律,每天吃早餐,包括牛奶、鸡蛋、面包等。怀孕后因食欲减退、有时晨吐,多数早餐仅喝白粥、吃咸菜。愿意尝试少食多餐改善营养,目前仍在口服善存片(含叶酸)。每天 7:00 起床,开车

5 千米上班,每天工作 8h,每周工作 5d。除正常上班以外,也适当做轻体力的家务劳动及活动。业余时间喜欢看电影、看书,主要运动为散步,每日晚饭后散步 1h,回家后读书或看电视,晚上 10:00 睡觉。孕期睡眠规律,无失眠现象,每天睡眠 8h 以上。孕妇目前由于阴道流血导致情绪焦虑,进食和睡眠均不佳。

5. 自我概念　自我感觉良好,认为自身很正常,能够接受自己体型、衣着等外在形象的改变。

6. 精神信仰　无宗教信仰。

（二）社会评估

1. 角色　自身为公职人员,工作体面、无精神压力,不涉及重体力劳动,收入足够满足生活开支。

2. 家庭　夫妻双方均为独生子女,家住三室一厅,丈夫在政府机关工作,父母、公婆居住于同一个城市,皆为知识分子。

3. 文化　没有来自丈夫和双方父母的胎儿性别压力、无性别偏好。

4. 环境　本次为计划内妊娠,已经有经济方面的准备,丈夫及双方父母均表示支持,也将帮助处理妊娠期间的问题及分娩后的母儿护理。未参加社会团体,但有自己的朋友圈,有时聚会聊天,不会感到孤独。

心理社会评估结束后,询问孕妇有无其他疑问。孕妇提出:

（1）哪些生活方式有利于妊娠和分娩?

（2）哪些情况不利于分娩?

解答:

（1）李女士对本次妊娠的态度积极,情绪大体稳定,生活作息规律,饮食安全,愿意保留胎儿,对胎儿的性别不关注,在怀孕后偶尔有紧张、担忧等不良情绪,并保持一定的运动量。此外,孕妇的家人支持这次生育,孕妇家庭的经济状况良好,孕妇及丈夫对生育的心理准备充分,主动了解有关知识,这些都有利于李女士的妊娠和分娩。

（2）不利的心理社会状况是对一些未知情况的担忧。来自朋友关于受两次罪的少数病例情况的描述及夸大。阴道试产失败、转为剖宫产的情况确实存在,但比较少见,这种少见的病例不是放弃阴道试产的理由,剖宫产是解决难产及妊娠合并症、并发症的手段,也存在对母体造成手术创伤的副作用,建议综合考虑、控制孕期体重,尽量创造条件自然分娩。目前李女士担心孕期能否一切顺利,发生阴道流血是否影响分娩,分娩方式的选择等,需结合医务人员的建议,综合考虑,确保顺利分娩。

五、健康问题

1. 现存健康问题

（1）知识缺乏:不了解妊娠、分娩、产褥过程中的健康知识。

建议规范、定期产检,并参加孕妇课程班或从医务人员处获取相关知识。若亲戚朋友提供的信息引起担忧、恐慌(如顺产转剖宫产受两次罪等),建议向医务人员求证,消除恐慌、自然对待。

（2）焦虑　与担心胎儿安危有关。

建议患者积极配合检查和治疗,家属对患者加强关心和鼓励,提升患者对顺利分娩的信心。

（3）疲乏　与早期妊娠、妊娠反应有关。

注意观察妊娠反应,如继续加重,需复测尿酮体,必要时静脉营养治疗。

（4）舒适度减弱　与孕妇体内绒毛膜促性腺激素(hCG)增多、胃酸分泌减少及胃排空时间延长导致早孕反应有关。

妊娠反应一般在孕 12 周后逐渐缓解。

（5）排尿异常　与子宫增大、膀胱受压、激素改变导致尿频有关。

妊娠 12 周后子宫超出盆腔范围,对膀胱压迫解除,尿频将会缓解。

（6）营养失调:低于机体需要量。

尿酮体阴性,说明目前的能量摄入基本达到机体需要量,但由于焦虑影响饮食,特别是早餐进食白粥及咸菜,营养元素单一,建议改变饮食结构、丰富营养成分,如进食新鲜蔬菜、蛋白质等。

2. 潜在健康问题

(1) 有体液不足的危险　妊娠早期与早孕反应及体重减轻有关,目前与长期反复阴道流血有关。

(2) 潜在并发症:流产。

流产多见于早孕期,主要与胚胎形成过程中染色体突变有关,其次可能与孕妇基础疾病有关。李女士平时身体健康,目前未发现流产的高危因素,但需妊娠过程中继续观察。

(3) 有胎儿受伤的危险　妊娠早期与早孕反应和营养失调有关。

早孕期李女士自觉恶心,偶有晨吐,尿常规提示酮体阴性,B超提示胚胎大小正常,暂时判定胎儿安全。后续需要观察妊娠反应的变化,若明显加重、呕吐频繁、不能进食,致孕妇肝肾功能受损,可能危及胎儿安全。目前与长期反复阴道流血导致胎盘供血不足有关,李女士的B超提示前置胎盘,建议立即住院,减少刺激,卧床休息,积极配合治疗和护理。

(王　跃)

思 考 题

1. 助产士在进行健康史问诊时,初诊与复诊孕妇有哪些不同?

2. 面对处于妊娠不同时期的孕妇,症状问诊的重点分别是什么?

3. 在妊娠不同时期产检时,体格检查的重点有何不同?

4. 对妊娠期妇女进行辅助检查,最常用的检测方法有哪些?

5. 妊娠期妇女及其家庭成员的心理变化特点分别是什么?

6. 面对处于妊娠早期的孕妇,如何进行心理社会评估,并根据评估结果提出现存或潜在的健康问题?

第五章

分娩期妇女的评估

05章 数字内容

--- 学 习 目 标 ---

知识目标：

1. 掌握分娩期妇女健康史评估的基本内容；分娩期妇女的常见症状、具体表现及其问诊要点；掌握分娩期妇女常用的心理社会评估的基本内容。

2. 熟悉分娩期妇女在解剖和生理方面的变化特点；分娩期妇女体格检查的方法，各种检查结果的临床意义。

3. 了解分娩期妇女常见症状的发生原因和机制；分娩期各种辅助检查的意义和操作过程。

能力目标：

1. 能结合分娩期妇女的特点进行健康史、体格检查、辅助检查、心理社会等全面评估。

2. 能对分娩期妇女的评估资料进行准确记录和综合分析，并根据评估结果提出现存或潜在的健康问题。

素质目标：

1. 能与分娩期妇女及其家属有效沟通，及时准确获取评估资料。

2. 在对分娩期妇女做产科检查时，能够保护服务对象个人隐私。

3. 在对分娩期妇女进行辅助检查时，能够树立高度的责任心，体现对服务对象的人文关怀。

————————————— 导入情境与思考 —————————————

张女士,28 岁,因阴道见红,自觉下腹疼痛 4h 入院。

目前孕 40^{+1} 周,无阴道流血流液,自觉胎动正常。

体格检查:心率 80 次 /min,血压 115/70mmHg。LOA,胎心 136 次 /min,宫缩间隔 2~3min,持续 40~45s,宫缩强度中等。阴道检查:宫口开 2cm,头先露,S=0,胎膜未破。

诊断为宫内孕 40^{+1} 周,G_1P_0,LOA,临产。孕妇目前精神紧张,情绪焦虑,进食和睡眠均不佳。

请思考:

1. 如何对此孕妇进行健康史评估?

2. 如何对此孕妇进行有关临产症状的问诊?

3. 如何对此孕妇进行心理社会方面的评估?

分娩(delivery)是指妊娠满 28 周(196d)及以上,胎儿及其附属物从临产开始到全部从母体娩出的过程。妊娠达 28 周至 36^{+6} 周(196~258d)期间分娩称为早产(premature birth);妊娠达 37 周至 41^{+6} 周(259~293d)期间分娩称为足月产(term delivery);妊娠达到及超过 42 周(≥294d)期间分娩称为过期产(postterm delivery)。世界卫生组织(WHO)将妊娠满 37 周至 42 周的自然临产、从临产至分娩结束始终为低危、头先露自然娩出(无助产)且产后母婴健康称为正常分娩(normal delivery)。分娩期妇女的生理和心理变化很大,也可因各种原因而导致某些病理变化,从而表现出各种症状和体征。因此,为了明确孕产妇和胎儿的健康状况,尽早发现异常情况,确保分娩安全、顺利,分娩期妇女的评估至关重要,也是助产士必须掌握的内容。分娩期评估包括健康史问诊、主要症状问诊、体格检查、辅助检查、心理社会评估等内容。

第一节　分娩期妇女解剖生理回顾

分娩期,因子宫肌细胞间隙连接增多、子宫肌细胞内钙离子浓度增加、母体内分泌的调节(前列腺素、雌激素、孕激素、缩宫素的作用)发生功能性改变,加上胎儿成熟后的内分泌调节致分娩发动。分娩发动后,在强烈的子宫收缩力的作用下,子宫颈管逐渐展平、宫口扩张,同时伴随着胎先露的下降,最后迫使胎儿通过产道娩出。为适应分娩的需要,分娩期母体和胎儿的各个系统都将发生变化,其中最重要的是母体生殖系统的变化。

一、分娩期母体的变化

(一)生命体征变化

正常情况下,分娩期妇女的各项生命体征都会有所变化。体温略有上升;脉搏在子宫收缩时会加快;呼吸频率于分娩末期也会加快(约为 24 次 /min);收缩压在子宫收缩时上升 5~10mmHg,但很少超过 150mmHg。

(二)生殖系统变化

1. 子宫体的变化　分娩期子宫体积达 35cm×25cm×22cm;宫腔容量约 5 000ml,是非孕期的 500~1 000 倍;重量约 1 100g,较非孕期增加近 20 倍。子宫肌细胞肥大,由未孕时长 20μm、宽 2μm,增加至长 500μm、宽 10μm;胞浆内充满具有收缩活性的肌动蛋白(actin)及肌浆球蛋白(myosin);子宫肌细胞间出现间歇连接(gap junction);子宫内膜(蜕膜)缩宫素受体增加;通过旁分泌、自分泌及内分泌的方式,子宫对前列腺素、缩宫素等一些引起子宫收缩的物质产生反应,促进子宫下段形成。子宫动脉也由非孕时的屈曲状态至妊娠足月时变直,子宫的血流量为 450~650ml/min,其中 80%~85% 供应胎盘,10%~15% 供应子宫蜕膜层,5% 供应肌层。当子宫收缩时血管被紧压,子宫血流量明显减少,宫缩间歇期恢复。

分娩期子宫体变化的一个显著特点是出现规律性子宫收缩,贯穿于整个分娩过程中,是最主要的产力。分娩期子宫平滑肌收缩的调节与钙离子和激素的作用有关,子宫收缩具有节律性、对称性、极性和缩复作用等特点。

(1) 钙离子的调节作用:子宫平滑肌内含有肌浆球蛋白和肌动蛋白,两者相互作用促使子宫平滑肌收缩,这种作用必须在钙离子的调节作用下完成,所以胞浆内游离钙的水平对调节子宫收缩起决定性的作用,肌细胞静止时钙离子并不进入细胞内,当细胞膜有冲动传来时钙离子即迅速释放。前列腺素、缩宫素以及内皮素对钙的释放和抑制摄取均有调节作用。

(2) 内分泌激素的调控作用

1) 前列腺素:妊娠期子宫蜕膜、绒毛膜、羊膜、脐带、胎盘和子宫平滑肌以及胎儿下丘脑 - 垂体 - 肾上腺系统均能产生前列腺素(PGs)。PGs 是一种旁 - 自分泌激素,主要在分泌的局部起作用。子宫前列腺素合成增加是分娩启动的重要因素,目前认为 PGs 的主要作用包括:①诱发子宫收缩;②促宫颈成熟;③上调缩宫素受体的表达,增强子宫对缩宫素的敏感性。

2) 甾体类激素:人类雌激素在妊娠期是由胎盘 - 胎儿单位共同合成的。雌激素的作用:①促使子宫功能性改变;②刺激 PGs 的产生,子宫肌层、子宫内膜及宫颈黏膜均能产生 PGs,从而促进子宫收缩及宫颈软化成熟;③促进肌动蛋白蓄积于子宫体部,增强子宫收缩;④增高子宫肌细胞膜电位活性,使子宫对缩宫素的敏感性增加,并促进宫颈成熟。相反,孕激素促进一氧化氮(NO)的合成,抑制细胞间连接的形成,下调 PGs 的合成及钙通道和缩宫素受体的表达。雌 / 孕激素比率上升可能不是人类分娩的动因,但两者都对妊娠的维持和分娩的启动起重要作用。

3) 缩宫素:妊娠期间母体循环中缩宫素的水平不发生改变,只在分娩发动后,随产程进展逐渐增加,于第二产程胎儿娩出前达峰值。子宫肌层对缩宫素的敏感性与子宫肌层缩宫素受体含量有关。在妊娠晚期和临产后,子宫肌层缩宫素受体含量大量增加。因此,子宫对缩宫素的敏感性随妊娠进展而增高。缩宫素可间接通过刺激胎膜前列腺素 E_2(PGE$_2$)和前列腺素 F_{2a}(PGF$_{2a}$)的释放,直接通过缩宫素受体或钙通道介导的途径来诱发宫缩。

(3) 子宫收缩的特点

1) 节律性:子宫收缩是临产的重要标志。每次宫缩都是由弱到强(进行期),维持一定时间(极期,一般 30~40s),随后从强逐渐减弱(退行期),直至消失进入间歇期,如此反复直至分娩结束。临产开始时,宫缩持续时间约 30s,间歇期一般为 5~6min。随产程进展宫缩持续时间逐渐延长,间歇期逐渐缩短。当宫口开全(10cm)时,间歇期仅 1~2min,宫缩可持续 60s。宫缩极期使宫腔压力于第一产程末可达 40~60mmHg,于第二产程期间增至 100~150mmHg,而间歇期仅为 6~12mmHg。子宫收缩时,子宫肌壁血管受压,子宫血流量减少,间歇期子宫血流量又恢复,对胎儿血流灌注有利。

2) 对称性和极性:正常宫缩起自两侧子宫角部,迅速向子宫底中线集中,左右对称,再以 2cm/s 的速度迅速向子宫下段扩散,约在 15s 内均匀、协调地遍及整个子宫,此为宫缩的对称性。宫缩以子宫底部最强、最持久,向下逐渐减弱,此为子宫收缩的极性,子宫底部收缩力的强度是子宫下段的 2 倍。

3) 缩复作用:每当宫缩时,子宫体部肌纤维缩短变宽,间歇期肌纤维虽然松弛变长变窄,但不能恢复到原来的长度,经反复收缩,肌纤维越来越短,这种现象称为缩复作用。子宫体肌纤维的缩复作用可使宫腔容积逐渐缩小,迫使胎先露部下降,宫颈管消失及宫口扩张。

2. 子宫下段的形成 由非妊娠时约 1cm 的子宫峡部伸展形成。在妊娠 12 周后子宫峡部已伸展成宫腔的一部分,至妊娠末期被拉长形成子宫下段。临产后规律宫缩进一步使其拉长至 7~10cm,肌壁变薄成为软产道的一部分(图 5-1)。由于子宫体部肌纤维的缩复作用,子宫上段肌壁越来越厚,子宫下段肌壁被牵拉越来越薄,在子宫内面的上、下段交界处形成一个环状隆起,称为生理性缩复环(physiological retraction ring),正常情况下,此环不能从腹部见到(图 5-2)。

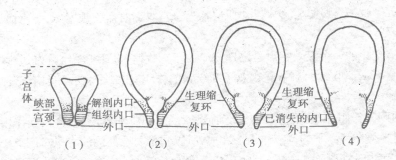

图 5-1　子宫下段形成及宫口扩张图

(1) 非妊娠子宫;(2)足月妊娠子宫;(3)分娩第一产程妊娠子宫;(4)分娩第二产程妊娠子宫。

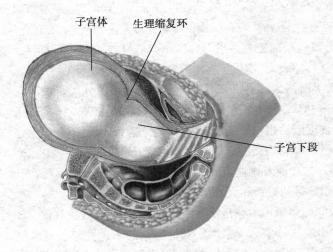

图 5-2　生理性缩复环

3. **宫颈的变化**　宫颈包含宫颈平滑肌、胶原蛋白和结缔组织三种主要成分,其中宫颈平滑肌含量从上至下为 25%~6%,宫颈平滑肌对宫颈成熟作用不大;胶原蛋白及结缔组织与宫颈成熟有关,当胶原蛋白分解或胶原蛋白纤维重组及不同氨基糖含量改变时,宫颈伸展性增加,宫颈成熟。

(1) 宫颈管消失:临产前宫颈管长 2~3cm,初产妇较经产妇稍长。临产后的规律宫缩牵拉宫颈内口的子宫肌纤维及周围韧带,加之胎先露部支撑前羊膜囊呈楔状,致使宫颈内口水平的肌纤维向上向外牵拉,使宫颈管形成漏斗状,此时宫颈外口变化不大,随后宫颈管逐渐缩短直至消失。初产妇通常宫颈管消失在先而宫口扩张在后,经产妇则宫颈管消失与宫口扩张同时进行。

(2) 宫口扩张:临产前,初产妇的宫颈外口仅容一指尖,经产妇能容一指。临产后,宫口扩张主要是子宫收缩及缩复向上牵拉的结果。由于子宫下段的蜕膜发育不良,胎膜容易与该处蜕膜分离而向宫颈管突出形成前羊膜囊,加之胎先露部衔接使前羊水滞留于前羊膜囊,协同扩张宫口。胎膜多在宫口近开全时自然破裂。胎膜破裂后,胎先露直接压迫宫颈,使宫口扩张的作用更明显。产程不断进展,当宫口开全(10cm)时,妊娠足月胎头方能通过。

在分娩发动前 24~48h 内,因宫颈内口附近的胎膜与该处的子宫壁分离,毛细血管破裂经阴道排出少量血液,称为见红(show),是分娩即将开始的一个比较可靠的征象。若阴道流血量较多,超出平时月经量,不应认为是先兆临产,而应考虑妊娠晚期出血,如前置胎盘等。

4. **阴道、骨盆底及会阴的变化**　临产后前羊膜囊及胎先露部将阴道上部撑开,破膜后胎先露部下降直接压迫骨盆底,使软产道下段形成一个向前向上弯曲的长筒,前壁短后壁长,阴道外口开向前上方,阴道黏膜皱襞展平使阴道扩张。肛提肌向下及两侧扩展,肌束分开,肌纤维拉长,使 5cm 厚的会阴体变成 2~4mm,以利于胎儿通过产道。但由于会阴体部承受压力大,分娩时可造成裂伤。此外,当胎先露下降压迫盆底时,可反射性引起肛提肌收缩,帮助胎儿先露部在骨盆腔进行内旋转。当胎头枕部位于耻骨弓下时,肛提肌收缩力可协助使胎头仰伸和胎儿娩出。胎盘娩出至阴道时,肛提肌收缩力有助于已剥离的胎盘娩出。

(三)其他系统变化

1. 呼吸系统 分娩发动之前,因胎儿下降入盆,产妇有明显胎儿下降感,呼吸较轻快。临产后,随着子宫收缩的频发,产妇呼吸会加快,分娩期末呼吸频率可加快至每分钟 24 次。此外,分娩时的疼痛可因副交感神经反射使呼吸加深加快、过度通气,从而导致呼吸性碱中毒,母体血红蛋白释氧量下降,胎儿缺氧。宫口开全后,每当宫缩时,前羊膜囊或胎先露部压迫骨盆底组织及直肠,反射性地引起排便动作,产妇会出现主动屏气,喉头紧闭向下用力,腹壁肌及膈肌收缩使腹内压增高,促使胎儿娩出。

2. 循环系统

(1)第一产程:临产后,每次宫缩时有 250~500ml 液体被挤入体循环,使回心血量增加,每次宫缩时心排血量约增加 24%,同时伴有血压增高、脉压增宽及中心静脉压升高。宫缩间歇期,血液以同样的速度进入绒毛间隙,心率、心排血量及血压恢复至收缩前水平。

(2)第二产程:进入第二产程后,除子宫收缩外,还有腹肌及骨骼肌的收缩,使周围循环阻力明显增大,加之产妇用力屏气,肺内压升高,肺循环阻力增大,腹内压增加,回心血量增多,血压可升高 25~30mmHg。宫缩间歇期血压下降。由于反复出现上述波动,产妇的心脏负荷加重。先天性心脏病孕妇有时可因肺循环压力增加,使原来左向右分流转为右向左分流而出现发绀。另外,分娩时,由于宫缩时屏气用力,头颈部静脉血管充盈,部分产妇可出现眼球结膜下出血或颜面部水肿。

(3)第三产程:胎儿娩出后,子宫容积突然明显缩小,腹腔内压骤减,血液重新分布,淤积于内脏血管床,回心血量减少;而胎盘娩出后,子宫收缩时大量血液从子宫进入血液循环,使回心血量急剧增加,这两种血流动力学的激烈变化使心脏负担加重,血压恢复至原水平或稍低。有器质性心脏病的产妇可在此时因心脏负担加重而诱发心力衰竭。

3. 消化系统 分娩发动之前,因胎儿下降入盆,初产妇有明显胎儿下降感,多有轻松感,感到上腹部较前舒适,进食量增多。但是,由于分娩期受大量雌激素影响,牙龈组织充血、水肿,严重时牙齿可松动及脱落。第二产程时,因屏气增加腹压,牙齿紧闭,易损伤牙齿,引起齿龈出血。由于激素及机械性作用,胃肠平滑肌张力降低,贲门括约肌松弛,胃肠蠕动功能减弱,胃排空时间延长,酸性食物反流,在食管下段引起胃烧灼感,宫缩强烈时易引起反射性恶心呕吐;同时胃排空缓慢,影响食物或药物的吸收。如果产妇紧张、恐惧,可致食欲缺乏,摄入热量及水分不足,从而发生电解质紊乱、酸中毒,产妇可出现腹胀及子宫收缩乏力。

4. 泌尿系统 胎头入盆后,膀胱受压,膀胱压力从孕早期的 8cmH_2O 上升至妊娠足月的 20cmH_2O,尿道压力从 70cmH_2O 增加至 93cmH_2O,产妇常出现尿频及尿失禁症状。分娩过程中,因膀胱变形,尿道延长,加之胎儿压迫,产妇排尿困难,易出现尿潴留。分娩时初产妇比经产妇更易出现蛋白尿。另外,尿中可见少量红细胞和 / 或白细胞,无病理学意义,但若出现血尿和病理性缩复环、子宫压痛,则提示有子宫破裂的可能。

5. 血液系统 分娩期,骨髓中红细胞呈现增生状态,网织红细胞增加,红细胞生成素增加 2 倍。由于分娩劳累及应激性反应,骨髓的白细胞系统也增生活跃,白细胞计数显著增加,一般为 (14~16)×10^9/L,偶可达 25×10^9/L,其中以中性粒细胞增多为主,淋巴细胞增加不多,单核细胞及嗜酸性粒细胞几乎无改变,产后 1~2 周内白细胞水平恢复正常。目前,对于血小板计数的变化尚不明确,妊娠晚期部分孕妇会发生妊娠期血小板减少症,虽然血小板数量减少,但血小板功能增强以维持止血。血小板计数多在产后 1~2 周恢复正常。凝血因子的变化在孕期已开始,以协助胎盘剥离后的快速止血。胎盘和子宫蜕膜释放的组织因子刺激外源性凝血途径,加快血凝块生成。促凝状态在胎盘分离后达到最高峰,V 因子增加、血小板激活、纤维蛋白凝块形成。血循环中纤维蛋白溶酶的水平降低使纤溶作用减弱,也促进了胎盘分离后血凝块的生成。

6. 酸碱平衡与物质代谢　由于分娩期肌肉活动过强,加上分娩疼痛时副交感神经反射致大量出汗、恶心、呕吐,进食减少,乳酸、丙酮酸和酮体累积,可出现进行性代谢性酸中毒现象。第一产程 pH改变很少,第二产程 pH 下降 0.1,碱剩余值下降 4~6mmol,动脉血二氧化碳分压基本稳定。在产程延长、异常分娩产妇中更易发生代谢性酸中毒,同时伴有血糖值的降低,在产程的观察中应注意及时纠正处理。

7. 骨骼关节　受雌激素、孕激素和松弛素的影响,妊娠期骨盆关节、韧带松弛,耻骨联合及骶髂关节也略有松动。分娩期加之胎先露的压迫,耻骨联合可增宽 5mm,骶髂关节轻微增宽,骨盆入口横径可增宽近 1cm,这些变化有利于分娩。若产妇髋关节及膝关节屈曲并使膝部尽量靠近腹壁,可使骨盆入口前后径及横径均增大 1.5~2cm,临床上常采用此体位处理肩难产。

(四) 精神心理状态引起的生理变化

分娩对于产妇是一种持久而强烈的应激源,产妇会出现一系列特征性的心理情绪反应,如焦虑、不安和恐惧。现已证实,产妇的心理情绪反应会使机体产生一系列变化从而影响产力。如对分娩疼痛的恐惧和紧张可导致宫缩乏力、宫口扩张缓慢、胎先露部下降受阻、产程延长、产后出血等。同时,交感神经兴奋使血压升高,导致胎儿缺血缺氧而出现胎儿窘迫。

二、分娩期胎儿的变化

1. 胎儿的动态变化　分娩过程中,胎儿的先露部随着骨盆各平面的不同形态,被动地进行一系列适应性转动,以其最小径线通过产道。整个过程包括衔接、下降、俯屈、内旋转、仰伸、复位及外旋转、胎肩及胎儿娩出七个步骤。其中,下降动作始终贯穿于整个分娩过程。

2. 胎头的变化　胎儿在分娩时需要通过狭长的产道,由于颅缝与囟门之间有软组织遮盖,使骨板有一定的活动空间,使胎头具有一定的可塑性。在分娩过程中,通过颅缝及颅骨轻度重叠使头颅变形,缩小头颅体积,以利胎头娩出。胎头变形可使双顶径和枕下前囟径缩小 0.5~1.0cm,当产程延长时变形程度更大,这种变形一般在产后 1 周内消失。过期产儿胎头较大,颅骨较硬,胎头不易变形,有时可导致难产。

3. 产瘤　产瘤(caput succedaneum)即头皮水肿。枕先露分娩过程中,若在宫颈完全扩张前出现产程延长,胎头下降过程遇阻,紧靠宫颈的胎儿头部血浆渗出淤积于胎儿头皮与骨膜之间,出现产瘤,通常产瘤只有数毫米厚。产瘤不受骨缝限制,为凹陷性水肿,较大的产瘤可限制骨缝与囟门的分离。产瘤一般于分娩后数小时缩小,2~3d 完全消失。胎儿娩出后,通过了解产瘤位置可协助明确胎方位。枕左前位产瘤常出现在右顶骨,而枕右前位产瘤出现在左顶骨。

4. 胎儿酸碱平衡的变化　第一产程中,胎儿血 pH、氧分压、二氧化碳分压保持稳定,无胎心率异常时即使在宫缩中血氧分压也保持相对恒定。第二产程时,胎儿血中乳酸含量逐渐增加,母体血中乳酸量也增加,母体乳酸量增加可影响胎儿乳酸向母体排泄,使胎儿有可能发生酸中毒,血 pH下降。

5. 胎心率的改变　胎心率的调节受中枢神经系统和自主神经系统的控制。中枢神经兴奋时胎心基线变异增加,中枢神经抑制(如胎儿睡眠状态)时则基线变异减少。当心脏压力感受器和主动脉弓化学感受器接收缺氧信息后,通过自主神经系统调节心率。此外,心肌本身具有自主节律性,心率可受局部血流动力学的影响而改变。宫缩时胎头受压,胎儿脑血流量一时性减少,可出现早期减速,对胎儿无影响。如果胎儿脐带受压会发生变异减速,系迷走神经兴奋所致,轻度变异减速对胎儿无病理影响;如果脐带持续受压,将导致胎儿发生低氧血症,出现晚期减速,提示胎儿在宫内有生命危险,应立即采取措施结束分娩。

(周昔红)

第二节　分娩期妇女健康史评估

接诊时需要详细询问与分娩相关的健康史资料。主要包括产妇的基线资料、孕产史、此次妊娠过程、产前检查情况、妊娠期是否有并发症或合并症及处理情况、分娩发动时间等。在评估产妇健康史时应注意以下问题：

- 重点评估产妇分娩发动时间、临产征象等。
- 尤其应注意胎位、胎心、胎儿大小及产道有无异常。
- 通过复习产前检查资料，了解产妇有无妊娠合并症、并发症及处理情况。
- 评估既往妊娠史、分娩史等，了解既往有无流产、死胎、头盆不称、难产、急产、死产、产后出血等，及其具体情况。
- 评估产妇心理状态，了解产妇对分娩疼痛的耐受情况。
- 评估丈夫及其他重要家庭成员的支持情况。
- 评估结束后，应主动询问产妇是否还有需要进一步讨论的问题。

一、分娩期妇女全面健康史评估

(一) 社会人口学资料

主要包括产妇的姓名、年龄、身高、体重、职业、文化背景、宗教信仰、受教育程度、家庭经济状况、医疗费用支付形式、家庭住址、联系人、电话等，以及配偶的社会人口学资料。

1. 产妇一般资料

(1) 年龄：年龄过小者容易发生难产；年龄过大，尤其是 35 岁以上的高龄初产妇，容易并发产力异常和产道异常。

(2) 身高：产妇身高 <145cm 应警惕均小骨盆。均小骨盆者多由于产妇发育不良，体力较差，容易并发宫缩乏力，产程延长；如胎儿稍大或胎位不正则难产机会更大，常以剖宫产结束分娩。还应观察产妇体型，步态有无跛足，有无脊柱及髋关节畸形等。

(3) 体重：孕期体重超重、肥胖或者孕期体重不足，都会对孕妇自身以及子代造成近远期的不良影响。孕期体重增长过多发生大于胎龄儿、妊娠并发症、产后出血、剖宫产、难产、产伤等的风险增加。孕期体重增长不足与早产、胎儿生长受限、低出生体重等相关。询问产妇目前体重及妊娠期体重增长情况，有助于评估胎儿的大小，识别阴道分娩的高危因素。

(4) 职业：主要为明确有无毒物或放射线接触史。妊娠早期接触放射线或有铅、汞、苯及有机磷农药接触史等，均可能导致胎儿畸形。

(5) 受教育程度及宗教信仰：有助于理解和预测产妇对分娩知识的掌握和对分娩的反应，宗教信仰不同的产妇可能有不同的分娩期照顾需求。

(6) 医疗费用支付方式等：医疗费用负担过重将影响产妇接受治疗的依从性。还需了解产妇的住址、联系人及联系方式等，以便出院后随访。

2. 配偶的一般资料　包括配偶的年龄、文化程度、个人嗜好、健康状况以及分娩方式认知等。配偶的年龄和文化程度会影响其对分娩的认知；烟酒嗜好可能影响胎儿的健康状况；配偶健康状况不良，特别是患有遗传性疾病时，可能对产妇和胎儿造成不良影响。

(二) 目前健康状况

包括询问本次妊娠经过和查看产前检查资料(包括产前各项检查的结果)，以了解妊娠期有无并发症或合并症及处理情况；同时评估临产相关征象等。

1. 本次妊娠经过　询问本次妊娠经过，了解有无高危因素；查看产前检查资料，了解有无妊娠合并症、并发症及处理情况；根据末次月经日期推算预产期。

Note：

（1）妊娠早期：了解停经的时间和早孕反应出现的时间；有无感冒、毒物、药物、放射线接触史；早期是否有阴道流血、腹痛等及治疗处理情况。

（2）妊娠中期：了解胎动开始时间；有无定期产前检查；血压、胎位、胎心及各项检查、检验指标是否正常；妊娠过程中有无阴道流血、头痛、心悸、气短、下肢水肿等及处理情况。

（3）妊娠晚期：了解有无高血压、阴道流血、腹痛腹胀等；查看产前检查资料，评估胎儿宫内情况、胎盘功能、胎儿成熟度等；了解胎位、胎儿大小、骨盆情况等；查看血常规、血型、凝血功能、肝肾功能、感染性疾病筛查、B 族链球菌筛查、心电图等检查的结果。

2. 临产征象　询问产妇分娩发动前是否出现不规律宫缩、胎儿下降感、见红等先兆临产的征象；询问规律宫缩开始时间，子宫收缩频率、强度及持续时间；评估胎膜是否破裂、有无阴道流血，评估流血、流液的时间、量及伴随症状等。具体见本章第三节。

3. 心理 - 社会资料　包括产妇对分娩的心理准备情况、个人适应能力以及社会支持情况等。具体见本章第六节。

（三）月经史

包括初潮年龄、月经周期及经期持续时间、经量、经期伴随症状。月经周期的长短因人而异，了解月经周期有助于准确推算预产期。

（四）婚育史

结婚次数及每次结婚年龄，是否近亲结婚（直系血亲及三代旁系血亲）、男方健康状况等。生育史包括足月产、早产、流产次数以及现存子女数。了解有无流产、死胎、死产及具体情况。了解既往的分娩方式，既往有无头盆不称、难产史或阴道助产、急产、产后出血史，有无瘢痕子宫、有无会阴裂伤史；以及新生儿出生情况。

（五）日常生活状况

了解产妇日常饮食、排泄及睡眠情况是否正常；了解其休息与活动、自理情况如何。询问产妇生活和居住情况，了解产妇居住地和曾居住过的地区的主要传染病和地方病史。了解有无烟酒嗜好、接触有害物质、毒品使用史、药物及食物过敏史等。

（六）既往健康史

收集既往健康史资料的目的主要是了解是否存在影响产妇健康和胎儿生长发育的疾病或高危因素。既往健康史包括产妇既往健康状况及既往患病或住院史。既往患病或住院史涉及产妇曾经患过的疾病史（含传染病）、手术或外伤史、预防免疫史、输血史以及与之相关的具体情况。重点询问产妇是否患有高血压、心脏病、糖尿病、肾病、传染性疾病、甲状腺疾病等病史，并评估治疗方法、治疗效果及目前的健康状况。此外，还应注意询问有可能影响骨产道的疾病，如有无佝偻病、脊髓灰质炎、脊柱和髋关节结核以及骨外伤史等。

（七）家族史

收集家族史资料的目的是发现可能潜在的生理或心理疾病。主要了解产妇的双亲与兄弟、姐妹的健康与患病情况，注意询问产妇及其丈夫家族有无近亲结婚，双方家族中三代有无遗传性疾病史，询问产妇母亲和姐妹有无分娩难产史、巨大儿、妊娠期高血压、糖尿病等。

为了保证信息的完整性，助产士可参照以下的问题进行评估：①您的家族中有人患高血压、糖尿病、心脏病吗？②您的家族中有出生缺陷、遗传性疾病、血液系统疾病、精神性疾病吗？③您的母亲或姐妹有分娩巨大儿、畸形儿吗？④您的母亲或姐妹有难产史吗？⑤您的母亲或姐妹分娩时有无发生产后大出血？

（八）系统回顾

有的产妇可能同时存在多种症状而且主诉不清，因为临产后子宫收缩疼痛无法长时间地配合问诊，因此系统回顾（ROS）可以帮助评估每一项可能出现的临床症状和体征，并帮助判断在正常生理变化的同时是否存在异常情况，详见表5-1。

表 5-1　分娩期妇女系统回顾的主要内容

项目	原因
一般健康状况 ● 您感觉怎样？能否耐受疼痛？ ● 您有无疲乏无力？	● 分娩时子宫肌纤维拉长或撕裂，胎儿对产道压迫、致痛物质释放都可导致分娩疼痛。这种疼痛使得产妇对分娩产生巨大的恐惧，而恐惧、紧张的心理又可以使其对疼痛的感受加重，形成害怕 - 紧张 - 疼痛综合征 **注意：害怕 - 紧张 - 疼痛综合征可使神经介质分泌增加，从而引起子宫收缩乏力、产程延长、产后出血等。**
体重 ● 自妊娠以来，您的体重增加或减轻了多少？ ● 有无巨大儿或羊水过多？	● 孕期体重增长过多、肥胖可能与妊娠期糖尿病相关，需警惕巨大儿、难产、产后出血的发生 ● 孕期体重增长过少可能导致胎儿宫内生长受限和低出生体重儿，分娩时注意胎儿窘迫、新生儿窒息等 ● 巨大儿、羊水过多或多胎使子宫壁过度伸展，影响子宫收缩，可引起宫缩乏力、产后出血等
生殖系统 ● 您此次分娩是第几胎？有无分娩史？ ● 您末次月经是什么时候？ ● 您什么时候出现的见红？ ● 您感觉腹部疼痛吗？什么时候出现规律宫缩？间隔和持续时间是多久？ ● 您有无阴道流液？什么时候开始出现的？ ● 您有无子宫疾病(如子宫肌瘤、子宫发育不良、子宫畸形等)？有无瘢痕子宫(肌瘤剔除术、剖宫产史)？ ● 您外阴、阴道及宫颈有无异常(如外阴瘢痕、阴道纵隔、宫颈瘢痕、宫颈坚韧等)？	● 经产妇平均产程时间短于初产妇，且经产妇易发生急产，因此，经产妇要提前做好准备 ● 根据末次月经时期推算预产期 ● 在分娩发动前 24~48h 内，因宫颈内口附近的胎膜与该处的子宫壁分离，毛细血管破裂经阴道排出少量血液，称为见红，是分娩即将开始的一个比较可靠的征象 ● 临产后的正常宫缩具有以下特点：节律性、对称性和极性、缩复作用 **注意：在分娩过程中，子宫收缩的节律性、对称性、极性不正常或强度、频率有改变，会发生子宫收缩乏力(协调性子宫收缩乏力、不协调性子宫收缩乏力)、子宫收缩过强(协调性子宫收缩过强、不协调性子宫收缩过强)等征象，需要关注。** ● 胎膜多在宫口近开全时破裂，前羊水流出。正常羊水颜色为清亮。若羊水颜色为草绿色或羊水有胎粪污染，且胎心出现异常提示胎儿窘迫 ● 子宫肌瘤、子宫发育不良、子宫畸形等均能影响子宫收缩导致子宫收缩乏力、产后出血等；瘢痕子宫是子宫破裂、产后出血的高危因素 ● 外阴瘢痕可影响胎头娩出或造成严重的撕裂伤；阴道纵隔可阻碍胎先露下降；宫颈瘢痕、宫颈坚韧等可造成宫颈性难产
头颈部—眼睛 ● 您有无视力方面的问题？ ● 眼结膜有无充血？	● 视物模糊、眼底小动脉痉挛者应考虑妊娠期高血压疾病 ● 由于宫缩时屏气用力，部分产妇可出现结膜下出血
头颈部—耳朵 ● 您有无听力方面的问题？	● 鼓膜供血增加所致的肿胀，可引起听力下降、耳痛、耳胀等感觉
头颈部—鼻腔 ● 您有无鼻塞、鼻流血方面的问题？	● 雌激素增加所致的血管充血，可引起鼻黏膜水肿
头颈部—颈部 ● 您妊娠期颈部有无包块？有无甲状腺功能亢进？	● 甲状腺若明显肿大可引起甲状腺功能亢进，患此病的产妇分娩时应注意甲亢危象的预防
乳房 ● 您妊娠以后乳房是否明显长大？ ● 您乳房有无包块和疼痛？乳房有无手术史？乳头有无平坦或凹陷？	● 妊娠以后乳房长大，为分娩后哺乳做好准备 ● 包块和疼痛也可能与乳腺疾病有关。乳头凹陷会影响产后早吸吮，可通过乳头伸展练习改善

续表

项目	原因
呼吸系统 ● 您有无气促、呼吸困难?	● 分娩时的疼痛可因副交感神经反射使呼吸加深加快,而导致过度通气 ● 以活动耐力下降为主要表现的呼吸困难提示有心血管疾病的可能 ● 突然发生的呼吸困难、面色发绀等需警惕羊水栓塞等分娩并发症
心血管系统 ● 您有无心血管疾病史? 有无胸闷、心悸等不适?	● 分娩期血流动力学的剧烈变化常使心脏负担加重,有器质性心脏病的产妇常在此时因心脏负担加重,易诱发心力衰竭
消化系统 ● 您进食怎样? 有无恶心、呕吐的表现? ● 您有没有肛门坠胀及排便感?	● 分娩时产妇胃肠功能减弱,宫缩强烈时易引起反射性恶心呕吐;同时胃排空缓慢,影响食物的吸收 **注意**:临产后产妇因呕吐、进食量少可引起能量不足,水、电解质紊乱,可导致子宫收缩乏力。 ● 产妇过早出现肛门坠胀及排便感,应警惕发生持续性枕后位或持续性枕横位
泌尿系统 ● 您有无尿频? ● 您有无排尿困难?	● 胎头入盆后,膀胱受压,产妇常出现尿频及尿失禁 ● 分娩过程中,因膀胱变形,尿道延长,加之胎儿压迫,产妇排尿困难,易出现尿潴留 **注意**:产妇出现血尿,同时出现病理性缩复环、子宫压痛,则提示有先兆子宫破裂。
肌肉骨骼系统 ● 您有无腰骶部及肢体疼痛不适? ● 您耻骨联合处有无明显疼痛? ● 您骨盆有无异常? 既往有无佝偻病、脊髓灰质炎、脊柱和髋关节结核以及骨外伤?	● 可能与胎盘分泌的松弛素使骨盆韧带及椎骨间的关节、韧带松弛有关 ● 部分产妇耻骨联合松弛、分离导致明显疼痛、活动受限,产后往往自行消失 ● 佝偻病性扁平骨盆易导致骨盆入口平面狭窄,跛行及脊柱侧凸者可伴有偏斜骨盆畸形,骨盆骨折易导致骨盆出口狭窄 ● 骨盆狭窄、头盆不称可使胎先露部下降受阻,导致梗阻性难产 **注意**:评估骨盆有无异常,有无头盆不称,及早作出诊断,决定适当的分娩方式。
神经系统 ● 您有无焦虑、睡眠障碍病史? ● 您有无头痛、头昏或晕厥?	● 分娩对于产妇是一种压力源,会引起一系列特征性的情绪反应,其中以焦虑、恐惧较为常见。睡眠型态紊乱与紧张、焦虑、恐惧等有关。这些因素均可导致原发性宫缩乏力 **注意**:有精神困扰史的产妇需持续做好相关症状和体征的管理。 ● 晕厥提示可能有贫血;头痛、头昏者注意血压有无升高,尤其是妊娠期高血压疾病者
内分泌系统 ● 您有无糖尿病史或妊娠期糖尿病?	● 分娩过程中,子宫收缩消耗大量糖原,产妇进食量减少,易发生低血糖 **注意**:糖尿病产妇手术产率以及巨大儿、产伤、产后出血、新生儿呼吸窘迫综合征等发生率均明显增高。
免疫系统／血液系统 ● 您有无贫血史或其他血液系统疾病? ● 您有无血栓性疾病史?	● 有贫血史或其他血液系统疾病者分娩时注意预防产后出血 ● 产妇血液呈高凝状态,有血栓形成的风险

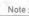

Note:

二、分娩期妇女重点健康史评估

如果已经确诊临产,且产妇因为子宫收缩疼痛无法长时间地配合问诊,可以参照以下问题简要地进行健康史问诊。这些问题围绕当前临产状况、妊娠经过、高危因素等内容展开。

1. 您的年龄、身高、体重是多少?末次月经是什么时候?您是第几次怀孕?有无分娩史?(如果有,继续询问分娩过程,关注有无瘢痕子宫、急产史、产后出血史、难产史等)

2. 您什么时候开始出现宫缩?每次宫缩持续多久?间隔多长时间?有无阴道流血或流液?近期胎动情况如何?

3. 您孕期有无定期产前检查?每次产前检查有无异常?(如果有,请具体详述)

4. 您有无特殊用药如肝素、阿司匹林等?有无药物过敏史?

5. 您孕期是否进行了艾滋病、梅毒、乙肝疾病的检测?有无异常?

6. 您是否患高血压、糖尿病等疾病?既往有无外伤、手术史?

7. 家人有无糖尿病、高血压、心脏病、肺结核等?家族中有无遗传病史?母亲或姐妹有无分娩巨大儿、畸形儿和难产史等?

知 识 拓 展

正常分娩指南(2020 年)有关评估和转诊的推荐条款

中华医学会妇产科学分会产科学组联合中华医学会围产医学分会组织全国专家进行多次讨论和修改,参考 WHO、美国妇产科医师协会(American College of Obstetricians and Gynecologists, ACOG)、英国国家卫生与临床优化研究所(National Institute for Health and Care Excellence, NICE)、澳大利亚昆士兰卫生组织(Queensl and Health)等的相关指南,查阅大量高级别证据的相关文献并结合我国国情,撰写了正常分娩指南,旨在更新和规范全国各级医院产科围分娩期处理。其中有关评估和转诊的推荐条款如下:

1-1 分娩前对母胎进行全面的评估:通过病史询问、孕期保健的相关资料及查体进行全面的母胎评估。(推荐等级:C)

1-2 依据评估结果进行风险评级。(推荐等级:C)

1-3 风险评估为高风险的孕妇,应当结合当地医院的孕妇和新生儿救治条件,在分娩前的合适孕周,及时转诊至有条件处理母儿情况的医院分娩。(推荐等级:C)

(周昔红)

第三节 分娩期妇女主要症状问诊

分娩是临产妇女正常的生理现象,大多数产妇属于正常健康人群,能够顺利完成分娩过程。但分娩期妇女会发生一系列生理、心理方面的复杂变化,出现分娩疼痛、阴道流血、阴道流液等症状。助产士需要学会鉴别分娩期的正常与异常症状,及时处理,使分娩过程顺利进行。

一、见红

分娩发动前 24~48h(或更长时间),因宫颈内口附近的胎膜与该处的子宫壁分离,毛细血管破裂而少量出血,与宫颈管内的黏液混合成粉红色黏液,经阴道排出,称为见红。见红是分娩即将开始的比较可靠的征象。

（一）原因与机制

临产前，由于成熟的子宫下段及宫颈不能承受宫腔内压力而被迫扩张，使宫颈内口附着处的胎膜与该处的子宫壁分离，毛细血管破裂而少量出血；另外，宫颈管内黏液栓脱落。两者相混后经阴道排出。

（二）临床表现

1. **性状**　多表现为粉红色血丝状或暗红色块状分泌物。

2. **量**　分泌物的量因人而异，一般不超过月经量。如果阴道流血超过平时月经量或有持续性阴道流血，应考虑为前置胎盘、胎盘早剥等异常状况，需及时就诊。

3. **伴随症状**　常伴有不规律子宫收缩。

（三）问诊要点

1. **时间和性质**　询问产妇见红的时间、颜色、性状及阴道流血的量。尤其要询问阴道流血的量有无超过平时月经量，由此判断是否为见红或其他异常情况。

2. **伴随症状**　询问产妇见红时有无伴随腹部疼痛。若伴有疼痛，应询问疼痛的部位、强度、持续时间、间隔时间等。

3. **相关疾病史**　询问产妇是否合并宫颈糜烂、宫颈息肉、前置胎盘等可能引起阴道流血的合并症或并发症。

4. **对产妇的影响**　询问产妇见红后有无焦虑、紧张等情绪改变。

5. **应对措施**　询问产妇是否因此就诊，是否做过相关检查，结果有无异常。

二、假临产

假临产（false labor）又称"假阵缩"，是指分娩发动前的不规律性宫缩。假阵缩属于生理现象，有助于宫颈成熟，并为分娩发动做准备，但不能使宫颈口扩张。

（一）原因与机制

临产前 2~3 周，由于宫腔内压力增大、子宫肌层的敏感性增强等原因，子宫出现不规律性收缩。

（二）临床表现

1. **自觉症状**　产妇常自觉腹部发紧或胀痛，疼痛的持续时间短、间隔时间长、程度轻，无规律性，常局限于下腹部。

2. **出现的时间**　疼痛常在夜间出现，清晨消失；给予镇静剂能够得到抑制。

（三）问诊要点

1. **时间和性质**　询问产妇疼痛持续时间、间隔时间，疼痛部位、程度以及昼夜变化情况；询问产妇疼痛与体位有无关系等。

2. **对产妇的影响**　询问产妇食欲如何；排尿次数有无增加；阴道分泌物量及性质有无变化；有无焦虑、紧张等情绪改变。

3. **应对措施**　询问产妇是否因此就诊，是否做过相关检查，结果有无异常；询问产妇在宫缩时采取了何种应对方式及其应对效果。

三、分娩疼痛

按国际疼痛研究学会定义，疼痛是机体组织遭受损伤或潜在损伤后伴发的一种不愉快的情绪感受。是一种复杂的生理和心理过程，是个体的主观感受。分娩疼痛是一种生理现象，是每个产妇都会经历的不适，大部分产妇认为分娩疼痛程度为中、重度。临床上可应用非药物和药物的方法减轻分娩疼痛。

（一）原因及机制

分娩疼痛主要由宫缩引起，但宫口扩张、先露下降、会阴切开、产妇的精神心理因素等均可导致或

Note:

加重疼痛。

1. 子宫肌阵发性收缩　宫缩时子宫肌纤维拉长或撕裂,子宫血管受压,导致组织缺血缺氧,刺激神经末梢,产生电冲动沿腰骶神经丛传递到脊髓,再上传到大脑痛觉中枢,引起疼痛。

2. 宫颈扩张　宫颈的生理性扩张刺激了盆壁神经,引起后背下部疼痛。

3. 胎儿对产道的压迫　胎儿通过产道时压迫产道,尤其是子宫下段、宫颈、阴道及会阴,造成软产道被动牵拉、损伤而致疼痛。

4. 会阴损伤　会阴组织受压、裂伤或被切开及缝合等,均会引起疼痛。

5. 精神心理因素　分娩时的紧张、焦虑、恐惧可使体内肾上腺皮质激素、皮质醇、儿茶酚胺类等物质分泌增加,导致害怕 - 紧张 - 疼痛综合征。

6. 致痛物质释放　组织的缺血、损伤可释放组胺、5- 羟色胺、缓激肽、P 物质和前列腺素等物质,诱发并加重疼痛。

（二）影响因素

1. 身体因素　产妇的年龄、产次、难产史、既往痛经史等诸多因素交互影响分娩疼痛。年龄太小或高龄产妇通常对疼痛更为敏感;经产妇通常在分娩发动前,宫颈管已经变软且能容一指,疼痛感较轻;发生难产时,因产程停滞、头盆不称等因素常导致更为剧烈的疼痛;既往有痛经者血液中分泌更多的前列腺素,会引起强烈的子宫收缩,产生剧烈疼痛。

2. 心理因素　产妇分娩时的情绪、情感等可影响分娩疼痛。产妇害怕疼痛、出血、难产、胎儿窒息等,易产生焦虑和恐惧心理,增加对疼痛的敏感性。

3. 社会因素　分娩的环境、对分娩过程的认知、其他产妇的表现、家庭成员的支持程度等均可影响产妇对分娩疼痛的耐受性和反应行为。

4. 文化因素　文化背景、信仰、风俗以及受教育的程度等可影响产妇对疼痛的反应行为。

（三）临床表现

1. 分娩疼痛的特点

（1）部位:分娩疼痛来源于宫缩,疼痛部位不局限于下腹部,也可放射至腰骶部、盆腔及大腿根部。

（2）性质:疼痛多为痉挛性、压榨性、撕裂样疼痛。

（3）时间:疼痛具有规律性,有间隔时间和持续时间。随着产程进展,间隔时间缩短,持续时间延长,应用镇静剂后不影响宫缩和产程进展。

2. 第一、二产程疼痛的区别

（1）第一产程:子宫收缩、宫颈管缩短、下段拉长、宫口扩张、圆韧带强烈牵拉等可形成强刺激信号,沿子宫及阴道痛觉感受器,经盆底内脏神经传入大脑,形成"内脏痛"。疼痛的特点为范围弥散、部位不明确。

（2）第二产程:疼痛主要来自产道黏膜、筋膜、肌肉的伸展、牵拉和撕裂,刺激信号沿阴道神经传入 $S_2 \sim S_4$ 脊髓段,再上传到大脑,形成"躯体痛"。疼痛特点为部位明确,且集中在阴道、直肠、会阴,疼痛如刀割样锐痛。

3. 分娩疼痛的伴随症状　分娩疼痛时,产妇可伴有全身肌肉紧张、心率增快、呼吸急促、恶心、呕吐等不适;由于过度通气会导致手脚发麻;会伴有焦虑和恐惧情绪。

（四）问诊要点

1. 时间和性质　询问产妇疼痛开始的时间、部位,疼痛持续及间隔时间,由此判断宫缩强度及产程进展情况。

2. 疼痛程度　询问产妇对疼痛的感受,观察疼痛时面部表情变化以评估疼痛的程度;通过视觉模拟评分法、数字分级法等进行疼痛评分,或根据世界卫生组织对疼痛的分级方法,了解分娩疼痛的程度。

Note:

（1）视觉模拟评分法（visual analogue scale/score，VAS）：画一条10cm的横线，横线的一端为0，表示无痛；另一端为10，表示剧痛；中间部分表示不同程度的疼痛。让产妇根据自我感觉在横线上画一记号，表示疼痛的程度。

（2）数字分级法（numerical rating scale，NRS）：将疼痛的程度用0~10共11个数字表示，0表示无痛，10代表最痛，产妇根据自身疼痛程度在这11个数字中挑选一个数字代表其疼痛程度。

（3）世界卫生组织（WHO）对疼痛的分级：0级（无痛）：无疼痛感觉或稍感不安；Ⅰ级（轻度）：腰腹部轻微酸胀感，不影响休息；Ⅱ级（中度）：腰腹部明显疼痛，但仍能忍受，常伴有出汗、气促、睡眠受扰；Ⅲ级（重度）：强烈腰腹部疼痛，不能忍受，多伴有喊叫、辗转不安，甚至哭闹。

3. **影响因素**　详细询问产妇的年龄、产次、文化程度、家庭背景、社会支持系统以及对分娩的认知等，尤其要问及有无痛经史、难产史，以进一步了解影响分娩疼痛的身体、心理、社会及文化等因素，以便更全面地分析分娩疼痛的原因。

4. **伴随症状**　询问和观察产妇是否伴有心率加快、呼吸急促、头晕、恶心、呕吐、尿潴留及肠胀气，甚至出现脱水、呼吸性碱中毒、电解质紊乱等。

5. **对产妇的影响**　询问有无因疼痛导致肢体功能障碍或强迫体位；有无因疼痛引起摄入量减少导致体力不足；有无恐惧、焦虑、抑郁甚至愤怒等负面情绪。

6. **应对措施**　询问已接受的诊断性检查项目及结果，已采取的治疗或护理措施，包括是否使用止痛药物、药物的名称、剂量、给药途径及效果，以及是否采取其他止痛措施及疗效。对于正确的方法要充分肯定和鼓励，而对于一些不当的处理方法要及时指导和纠正。

知 识 拓 展

分娩镇痛方法的选择

分娩镇痛种类：

1. **非药物镇痛**　包括调整呼吸、全身按摩、家属陪伴、导乐，可单独应用或联合药物镇痛法等应用。

2. **全身阿片类药物麻醉**　可以通过静脉注射或肌内注射间断给予，也可以通过患者自控性镇痛（patient-controlled analgesia，PCA）。常用阿片类药物包括：哌替啶、芬太尼、瑞芬太尼、纳布啡等。

3. **椎管内麻醉镇痛**　通过局麻药作用达到身体特定区域的感觉阻滞，包括腰麻、硬膜外麻醉、腰硬联合麻醉。实施硬膜外麻醉时，第二产程初产妇最长不应超过4h，经产妇不应超过3h。

知 识 拓 展

导乐陪伴分娩

"导乐"一词是希腊语"Doula"的音译，原意为"女性照顾女性"。现指经过专门培训陪伴产妇分娩的女性。导乐应该富有爱心、态度和蔼、善解人意，熟悉分娩过程并始终陪伴在产妇身边，持续性地给予产妇经验交流、情感支持、心理安慰、生理帮助等，采用非药物性方法，促进产妇舒适。2018年，国家卫生健康委员会发布《母婴安全行动计划（2018—2020年）》，倡导发展温馨舒适分娩，提供以产妇为中心的人性化分娩服务，积极开展专业陪伴分娩等非药物镇痛服务。

四、阴道流血

阴道流血是产妇最常见的就诊原因之一,按发生时间分为胎儿娩出前阴道流血和胎儿娩出后阴道流血。胎儿娩出前阴道流血主要见于前置胎盘和胎盘早剥,其机制和表现已在妊娠期妇女评估中介绍,本节重点介绍胎儿娩出后阴道流血。

胎儿娩出后 24h 内阴道流血量小于 500ml,为正常的阴道流血;胎儿娩出后 24h 内阴道流血量大于 500ml,为异常的阴道流血,即指产后出血,多发生在产后 2h 内,为分娩期严重并发症,居我国孕产妇死亡原因的首位。子宫收缩乏力、胎盘因素、软产道裂伤及凝血功能障碍是产后出血的主要原因,这些原因可共存、互为因果或相互影响。

（一）原因及机制

1. 子宫收缩乏力　是产后出血最常见的原因。导致子宫收缩乏力的常见因素有:①全身因素:产妇精神过度紧张,对分娩恐惧;体质虚弱,高龄,肥胖或合并慢性全身性疾病等。②产科因素:产程延长使产妇体力消耗过多;前置胎盘、胎盘早剥、妊娠期高血压疾病、宫腔感染等可引起子宫肌水肿或渗血,影响收缩功能。③子宫因素:多胎妊娠、羊水过多、巨大胎儿等致子宫肌纤维过分伸展;子宫肌壁损伤如瘢痕子宫、产次过多、急产等;子宫肌瘤、子宫畸形、子宫肌纤维变性等子宫病变;④药物因素:临产后过多使用镇静剂、麻醉剂或子宫收缩抑制剂。子宫收缩乏力性出血时,阴道流血呈阵发性,宫底升高,子宫质软、轮廓不清,阴道流血多,按摩子宫后子宫变硬,停止按摩后子宫又变软。

2. 软产道裂伤　软产道裂伤的常见原因有产钳助产、臀牵引术等阴道手术助产、巨大儿分娩、急产、软产道静脉曲张、外阴水肿,软产道组织弹性差而产力过强等,包括会阴裂伤、阴道裂伤、宫颈裂伤,严重裂伤者可达阴道穹窿、子宫下段甚至盆壁,导致腹膜后或阔韧带内血肿,甚至子宫破裂。表现为胎儿娩出后立即出现持续不断的阴道流血,色鲜红。

3. 胎盘因素　胎盘异常包括胎盘滞留、胎盘粘连、胎盘残留及胎盘植入等。胎盘多在胎儿娩出后 15min 内娩出,若 30min 后仍不娩出,且伴有阴道大量流血、色暗红、有血块,应考虑胎盘因素。

4. 凝血功能障碍　任何原发或继发的凝血功能异常均能发生产后出血。原发性血小板减少、再生障碍性贫血、肝脏疾病等,因凝血功能障碍可引起手术创伤处及子宫剥离面出血。胎盘早剥、死胎、羊水栓塞、重度子痫前期等产科并发症,可引起弥散性血管内凝血(DIC)而导致子宫大量出血。临床表现为产妇持续阴道流血,血液不凝,止血困难。

（二）临床表现

1. 阴道流血　胎儿娩出后立即发生阴道流血,色鲜红,应考虑软产道裂伤;胎儿娩出后数分钟出现阴道流血,色暗红,应考虑胎盘因素;胎盘娩出后阴道流血较多,应考虑子宫收缩乏力或胎盘、胎膜残留;胎儿或胎盘娩出后阴道持续流血,且血液不凝,应考虑凝血功能障碍;失血导致的临床表现明显,伴阴道疼痛而阴道流血不多,应考虑隐匿性软产道损伤,如阴道血肿。

2. 低血压症状　患者头晕、面色苍白,出现烦躁、皮肤湿冷、脉搏细数等。

（三）问诊要点

1. 时间和性质　胎儿娩出前,询问阴道流血的时间、量、颜色、性质;流血是间断性还是持续性以及反复发生的次数;有无胎动及胎心变化。胎儿娩出后,观察阴道流血量;观察阴道流血是鲜红色还是暗红色,是否伴有血块等。

2. 伴随症状　胎儿娩出前,询问出血时是否伴随疼痛,疼痛的部位是在腹部还是会阴部,是自觉疼痛还是压痛,是轻微疼痛还是明显疼痛,是间歇性疼痛还是持续性疼痛等。胎儿娩出后,询问阴道流血时有无口渴、乏力、头晕、心悸、浑身发冷等不适。

3. 相关疾病史　询问并核实 B 型超声检查情况,了解是否存在前置胎盘或胎盘早剥、是否有巨大儿可能;询问是否合并有其他慢性疾病、有无妊娠高血压疾病或宫腔感染、有无剖宫产史、有无临产后使用过多镇静剂等导致子宫收缩乏力的因素;询问是否存在引起出血的血液系统疾病。

4. 对产妇的影响　观察有无意识、神志及皮肤、黏膜颜色的改变,结合生命体征监测和血常规检查结果,判断发生休克的可能性;询问有无因阴道流血引起的紧张、恐惧等情绪变化。

5. 应对措施　针对阴道流血,询问已接受的诊断性检查项目及结果,已采用的治疗或护理措施,包括是否使用止血药物、药物的名称、剂量、给药途径及效果,以及有否采用其他止血措施及疗效。

五、阴道流液

阴道流液是指分娩期妇女自觉有液体从阴道流出,主要为羊水和阴道分泌物。

(一) 原因及机制

1. 胎膜破裂　简称破膜。胎儿先露部衔接后,将羊水阻断为前后两部分,在胎先露部前面的羊水形成前羊膜囊。宫缩时,前羊膜囊楔入宫颈管内,有助于扩张宫口。随着产程的进展和宫缩的增强,当羊膜腔内压力达到一定程度时,胎膜自然破裂。正常情况下,在宫口近开全或开全时发生胎膜破裂。如果破膜发生在临产前,称为胎膜早破。

2. 阴道分泌物改变　妊娠晚期及分娩期妇女的雌激素和孕激素处于高水平状态,致宫颈肥大、柔软、充血,腺体分泌旺盛;阴道上皮增厚、血管充血、渗出液和脱落细胞增多。宫颈腺体的分泌和阴道渗出液以及脱落细胞混在一起形成大量阴道分泌物。

(二) 临床表现

1. 胎膜破裂　产妇突感有较多液体从阴道流出,继而少量间断性排出,当咳嗽、打喷嚏等腹压增加时,羊水流出增多。将胎先露上推时可见阴道流出液量增多。足月以前,羊水是无色、澄清的液体;足月时因有胎脂,胎儿皮肤脱落细胞、毳毛、毛发等小片物混悬其中,羊水则呈轻度乳白色并混有白色的絮状物。羊水污染的程度分为三度:Ⅰ度——浅绿色;Ⅱ度——黄绿色、混浊;Ⅲ度——稠厚、呈棕黄色。

2. 阴道分泌物增多　是产妇的生理变化,但应排除真菌、滴虫、淋菌、衣原体等感染。

(三) 问诊要点

1. 时间和性状　询问阴道流液发生的时间、量、颜色、气味等,以便判断流出液的性质。羊水流出量较阴道分泌物多;正常呈无色、澄清的液体,污染的羊水为浅绿色、黄绿色或棕黄色;阴道分泌物量少,较正常羊水黏稠。炎症性阴道分泌物会有异味。在问诊基础上,还可结合不同检查结果判断:①pH 试纸:若液体的 pH 值≥6.5 时提示为羊水,但应注意受血液、尿液、细菌污染等情况时出现的假阳性。②涂片检查:有羊齿状结晶出现即为羊水。③羊膜镜检查:看不到前羊膜囊而可直视胎先露时即可确定流出液为羊水。

2. 伴随症状　询问阴道流液时产妇有无宫缩以及宫缩的强度、频率、持续时间等;是否有强直宫缩。

3. 对产妇的影响　询问有无发热,结合生命体征监测,及时发现感染征象;询问产妇有无烦躁不安、咳嗽、呼吸困难等自觉症状,结合胎心监测,及时发现脐带脱垂、羊水栓塞等并发症。

4. 应对措施　针对阴道流液,是否及时就诊,采取过哪些检查、治疗措施,检查结果有无异常。

六、分娩期焦虑

焦虑是个人在对一个模糊的、非特异性威胁作出反应时所经受的不适感和忧虑感,是应激反应中最常出现的情绪反应。由于分娩过程中存在诸多不适和不测,部分产妇处于紧张、焦虑状态。

(一) 原因与机制

分娩不仅仅伴有身体的疼痛,很多妇女将分娩看作是痛苦的、负面的。产妇面对陌生的环境、陌

Note:

生的医务人员,她们可能缺乏安全感。分娩时的紧张、焦虑、恐惧可使体内肾上腺皮质激素、皮质醇、儿茶酚胺类等物质分泌增加,导致害怕 - 紧张 - 疼痛综合征。

（二）临床表现

焦虑的产妇表现为坐立不安、对分娩缺乏信心、易于激动、喊叫、哭闹等,甚至出现生理方面的表现,如心悸、血压升高、呼吸加快、出汗、声音变调或颤抖、尿频、恶心或呕吐、头痛、头晕、失眠、面部潮红等。

（三）问诊要点

1. 焦虑的原因　询问产妇是否存在不良孕产史;获取分娩相关信息是否具有负面性;是否存在害怕疼痛、出血、发生难产和担心胎儿性别不理想等情况,甚至担心胎儿窒息、畸形等。

2. 对产妇的影响　询问并观察产妇是否有烦躁、全身肌肉紧张、皱眉、情绪激动等表现,是否因焦虑导致呼吸急促、血压升高、失眠、疲倦等。

3. 应对措施　询问产妇日常采取哪些放松技巧减轻焦虑,效果如何,期望家属或助产士怎样帮助其减轻焦虑。

（王香丽）

第四节　分娩期妇女体格检查

对分娩期妇女进行全面细致的体格检查,有助于系统评估母胎状况,严密监测产程进展,保障母胎安全。

一、第一产程妇女的体格检查

（一）一般状态检查

1. 生命体征　需要特别注意观察妊娠期高血压疾病者的血压变化,若有不适感或血压升高,应增加测量次数,并及时处理。合并循环、呼吸等其他系统合并症或并发症者,应严密监测呼吸、血氧饱和度等。

2. 一般情况　在分娩中应评估产妇的身高、体重、休息与睡眠、饮食和大小便情况、神志、精神状态、交流沟通能力、认知能力等。

（二）全身体格检查

头颈部、胸部、腹部、脊柱与四肢检查同妊娠期体格检查,尤其需要注意的是颜面及眼睑有无水肿,有无疼痛所致的面部痛苦表情;双侧乳房是否对称,有无肿块,乳头是否凹陷;宫高和腹围是否与孕周相符;叩诊耻骨联合上方膀胱是否充盈;下肢有无静脉曲张、水肿等。

（三）产科专科检查

1. 子宫收缩情况　子宫收缩力是分娩过程中最重要的产力,贯穿于整个产程,通过子宫收缩使子宫颈口进行性扩张、胎先露进行性下降,最后将胎儿及其附属物自产道娩出。通过评估子宫收缩情况可判断产程的进展。

（1）检查方法:触诊是监测宫缩最简单有效的方法。助产士首先告知产妇观察宫缩的目的、意义以及配合方法,嘱产妇排空膀胱。以一手手掌放于产妇子宫底部腹壁上,宫缩时宫体部隆起变硬,间歇期松弛变软。观察完成后,记录子宫收缩的持续时间、间隔时间及强度。还可通过电子胎儿监护评估子宫收缩情况,检查方法见本章第五节。

（2）结果判断:在分娩期,宫缩强度随产程进展逐渐增加。每次宫缩从弱到强,维持一定时间,随后由强到弱,直至消失进入间歇期。10min 内出现 3~5 次宫缩为有效产力,能够使宫颈管消失、宫口扩张和胎先露下降。产程开始时宫缩持续时间较短（约 30s）且弱,间歇时间较长（5~6min）。随着产程进展,持续时间逐渐延长,宫缩强度不断增强,间歇时间逐渐缩短。当宫颈口近开全时,宫缩持续时间可长达 1min 或 1min 以上,间歇时间仅 1~2min。

若子宫收缩力弱,宫缩频率 <2 次 /10min,宫缩高峰值时宫体无明显隆起,指压宫底时子宫肌壁有凹陷,应评估是否有协调性子宫收缩乏力发生。当宫缩失去对称性、节律性,尤其是极性,无向下合力且产妇有持续性腹痛及静息宫内压升高,但胎先露不降,宫口不扩张时,应考虑是否为不协调性子宫收缩乏力。若出现子宫张力的基线下降,宫缩突然停止,产妇出现腹部撕裂感、病理性缩复环、阴道出血或血尿等症状,应及时评估是否有子宫破裂。

(3) 注意事项:①触诊手法应轻柔,不能在腹壁上来回移动;②需由助产士亲自操作,不能仅凭产妇主诉;③当宫缩过频时应记录有无伴随胎心率变化。

2. **胎心监测** 胎心率是产程中极为重要的观察指标,正常胎心率为 110~160 次 /min。

(1) 监测方法:临床多采用多普勒胎心听诊器监测胎心,听诊胎心应在宫缩间歇期进行,潜伏期每 30~60min 听诊一次胎心,活跃期每 15~30min 听诊一次胎心,每次听诊 1min。高危妊娠或怀疑胎儿窘迫、羊水异常时建议连续电子胎心监护,密切监测胎儿宫内情况。

(2) 结果判断:当胎儿的胎心基线 >160 次 /min 时,应评估是否出现胎儿心动过速;当胎儿的胎心基线 <110 次 /min 时,应评估是否出现胎儿心动过缓;同时,应结合胎心率基线的上下周期性波动进一步评估胎心率基线变异及周期性胎心率变化情况。

(3) 注意事项:①临产后应注意监测胎心的频率、规律性和宫缩后胎心的变异情况,同时注意与产妇脉搏进行区分;②多普勒胎心听诊器听诊胎心仅能获得每分钟胎心率,不能分辨胎心率的周期性变化及其与子宫收缩、胎动的关系,需结合电子胎儿监护结果进行综合判断。

3. **阴道检查** 阴道检查的主要目的是了解宫颈位置、质地、宫颈管消退及宫颈口扩张程度;明确胎儿先露部位置、胎头俯屈程度、胎头塑形情况及有无产瘤及其大小;查明羊膜囊是否已破;坐骨棘间径、坐骨切迹宽度等骨盆内测量情况。

(1) 检查方法:检查前,应向产妇做好解释工作,嘱排空膀胱。协助产妇取仰卧位,两腿屈曲分开,暴露会阴,常规进行外阴消毒,右手戴无菌手套,用示指和中指伸入阴道进行检查。

(2) 检查内容

1) 外阴:观察阴唇是否有静脉曲张、水肿、皮肤赘生物或破溃;会阴部是否有瘢痕等;阴道口流血或流液情况。

2) 阴道和宫颈:阴道和宫颈的解剖结构有无异常,如阴道畸形、宫颈病变等;了解骨产道的情况,包括骨盆的对角径、坐骨棘间径、坐骨切迹宽度等。其中对角径正常值为 12.5~13cm,坐骨棘正常值约为 10cm,坐骨切迹宽度正常能容纳 3 横指(5.5~6cm)。

3) 宫颈成熟度:检查宫颈长度、位置、质地、宫颈口扩张情况及胎先露位置。临床常用 Bishop 宫颈成熟度评分法(表 5-2)来评估宫颈的情况,满分为 13 分。评分 ≤4 分提示宫颈不成熟,需促宫颈成熟;评分 ≥7 分提示宫颈成熟。评分越高,宫颈越成熟,引产成功率也就越高。≤3 分多失败,4~6 分成功率约为 50%,7~9 分成功率约为 80%,评分 >9 分均成功。

表 5-2 Bishop 宫颈成熟度评分表

指标	分数			
	0	1	2	3
宫口开大 /cm	0	1~2	3~4	≥5
宫颈管消退 /%(未消退为 2~3cm)	0~30	40~50	60~70	≥80
先露位置(坐骨棘水平 =0)	−3	−2	−1~0	+1~+2
宫颈硬度	硬	中	软	
宫口位置	朝后	居中	朝前	

4）宫颈口扩张及胎先露下降情况：宫颈口扩张及胎先露下降的速度和程度是产程观察的两个重要指标。宫颈口扩张是临产后规律宫缩的结果，当宫缩的频率和强度增加时，宫颈管逐渐缩短至展平。当宫颈口开全时，宫颈口边缘消失，与子宫下段及阴道形成产道。在宫缩时判断宫颈口开大情况，其直径以cm为单位计算。根据宫颈口扩张情况，结合胎先露下降程度进行综合评估，确定产妇是否进入第一产程。

胎先露下降程度是评估胎儿能否经阴道分娩的重要观察指标。通过阴道检查能够明确胎头颅骨最低点的位置，进而协助判断胎方位。临床上，胎儿先露部随产程进展逐渐下降，以宫口开大6cm后下降更为迅速。

对于胎先露下降情况的判断，在枕先露时，以胎头颅骨最低点与坐骨棘平面的相对位置关系来表示。坐骨棘平面是判断胎先露高低的标志。胎头颅骨最低点平坐骨棘平面时，以"0"表示；在坐骨棘平面上 1cm 时，以"-1"表示；在坐骨棘平面下 1cm 时，以"+1"表示（图 5-3）。

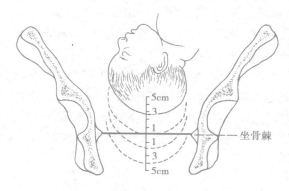

图 5-3 **胎头下降程度**

5）胎方位：临床上以枕左前位最为多见。行阴道检查时，枕先露可以通过触摸胎儿颅骨的囟门、骨缝与母体骨盆的位置关系进行识别。判断困难者可以根据影像学或胎儿耳郭情况辅助判断。

6）胎头塑形程度：塑形可使胎头顺应骨盆形状，紧密贴合骨盆内壁而通过产道，但塑形发生较早或过度塑形则是难产的迹象之一。胎头塑形分度为：①正常：颅缝之间有间隙，无重叠，无产瘤；②1+：颅缝不重叠，可以相互靠近；③2+：颅缝有重叠，但检查时用手指很容易分开；④3+：颅缝严重重叠，检查时用手指不能分开，产瘤进行性增大。

7）胎膜破裂情况：当胎儿先露部衔接后，将羊水分隔为前后两部，在胎先露前面的羊水称前羊水。自然分娩时胎膜破裂多发生在宫口近开全时。如胎膜未发生破裂，可在阴道检查时触及有弹性的水囊；随着产程进展，宫缩继续增强，当羊膜腔压力增加到一定程度时胎膜自然破裂，前羊水流出，约为 100ml。当阴道检查时，推动胎儿先露部，可见羊水流出。若有胎心异常，应检查有无脐带脱垂。

（3）注意事项：①阴道检查不是了解产妇信息的唯一手段，对产程仔细持续的观察可以避免不必要的阴道检查。②分娩期阴道检查的次数应根据产次、产程进展、宫缩及产妇自觉症状等进行判断，应避免同一产妇在同一时间或不同时间由多名医护人员进行阴道检查。一般在第一产程潜伏期，每 4h 做一次阴道检查，活跃期每 1~2h 做一次。③在有其他感染危险因素的情况下（如破膜时间长或产程过长），应限制阴道检查的频率和次数。若有异常阴道流血或怀疑有前置胎盘者，应禁忌阴道检查，以免诱发出血。

二、第二产程妇女的体格检查

（一）一般状态检查

需注意产妇生命体征的变化。尤其需要严密观察呼吸的频率、深度、节律、有无发绀、意识障碍等与羊水栓塞相关的临床表现。

（二）产科专科检查

1. 胎心监测 在第二产程应增加胎心监测的频率，每 5~10min 监测一次，且听诊胎心应在宫缩间歇期,至少听诊60s。同时观察羊水性状,综合评估胎儿宫内情况。在胎头拨露时胎心率可能低于100次/min,宫缩间歇期很快恢复,为胎头受压引发迷走神经反射所致。但是,如果胎心率持续低于80次/min,或伴有羊水污染、出血或其他异常情况,应查找原因并及时处理。对于高危产妇,推荐持续电子胎心监护。若发现胎心异常,应立即行阴道检查,综合评估产程进展情况,尽快结束分娩。

2. 子宫收缩情况　评估子宫收缩的强度、频率和持续时间。产妇进入第二产程后,宫缩的频率和强度达到高峰,宫缩间歇期通常为1~2min,如果宫缩间隔时间过短或过长均应进行相应处理。

3. 阴道检查　第二产程应通过阴道检查判断宫颈口扩张情况。建议每小时阴道检查一次。有异常情况如胎心异常、产程进展异常时应适时进行,并及时判断胎头下降程度。若仍未破膜且影响胎头下降,应进行人工破膜。

4. 胎先露下降情况　在第二产程,随着产程进展,会阴体逐渐膨隆和变薄,肛门括约肌松弛,此时应重点判断胎头拨露与着冠情况。宫缩时胎头露出于阴道口,露出部分不断增大,宫缩间歇期,胎头又缩回阴道内,称为胎头拨露。当胎头双顶径越过骨盆出口,宫缩间歇时胎头也不再回缩,称胎头着冠。同时,应根据颅缝是否有重叠来判断胎头是否变形。

5. 会阴组织　随着产程进展,会阴体逐渐膨隆和变薄,肛门括约肌松弛,助产士应重点评估会阴体的伸展度和弹性、会阴是否有损伤的可能,以判断是否需要行会阴切开术。协助产妇取仰卧位,两腿屈曲分开。在胎头拨露或着冠时,若无会阴水肿、无处女膜或阴道黏膜出血撕裂,皮肤色泽正常,表示弹性好;若向下向外牵拉会阴部组织,感觉坚韧或已有阴道黏膜裂伤出血,会阴皮肤发亮或水肿,有细纹状破裂纹,表示弹性差。

三、第三产程妇女的体格检查

(一)一般状态检查

在第二产程评估的基础上进行连续动态评估,持续监测产妇生命体征的变化;评估膀胱是否充盈情况;注意心理和情感状态。

(二)产科专科检查

1. 胎盘剥离与娩出情况　胎儿娩出后,由于宫腔容积突然明显缩小,胎盘不能相应缩小,胎盘附着面与子宫壁发生错位而剥离。胎盘剥离面出血形成胎盘后血肿,子宫继续收缩,增大剥离的面积,直至胎盘完全剥离而娩出。

(1)胎盘剥离征象:①宫体变硬呈球形,胎盘剥离后降至子宫下段,下段被动扩张,宫体呈狭长形被推向上方,宫底升高达脐上(图5-4);②剥离的胎盘降至子宫下段,阴道口外露的一段脐带自行延长;③阴道少量流血;④用手掌尺侧在产妇耻骨联合上方轻压子宫下段,宫体上升而外露的脐带不再回缩。胎盘剥离后自阴道排出体外。

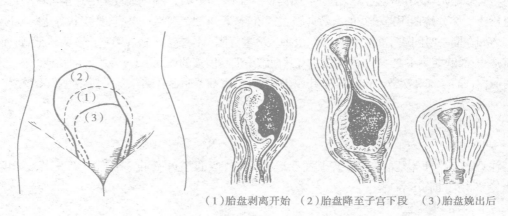

(1)胎盘剥离开始　(2)胎盘降至子宫下段　(3)胎盘娩出后

图5-4　**胎盘剥离时子宫的形状**

（2）胎盘娩出方式

1）胎儿面娩出式：较为多见，胎盘从中央开始剥离，而后向周围剥离，其特点是胎盘胎儿面先娩出，随后见少量阴道流血。

2）母体面娩出式：较为少见，胎盘从边缘开始剥离，血液沿剥离面流出，其特点是胎盘母体面先娩出，胎盘娩出前先有较多阴道流血。

（3）胎盘胎膜检查：①将胎盘铺平，仔细检查胎盘母体面的形状、色泽、质地，注意有无胎盘小叶缺损，血管有无断裂，有无副胎盘。②检查胎膜，观察胎膜破裂口部位距胎盘边缘的长度，如低于7cm，应结合既往健康史，判断有无胎盘低置。对合胎膜观察是否能够全部覆盖住胎盘，若对合紧张，可能有胎膜残留于宫腔，应进行钳夹，取出残留胎膜。同时，应检查胎盘母体面胎盘小叶有无缺损。③将胎盘提起，检查胎膜是否完整，再检查胎盘胎儿面边缘有无血管断裂，以便及时发现副胎盘。副胎盘为一小胎盘，与正常胎盘分离，但两者间有血管相连。查看脐带附着的部位、有无脐带真假结、是否为单脐动脉，有无脐带水肿等，并测量脐带的长度，观察其形状。若脐带附着于胎盘边缘上，形状似球拍，称为球拍状胎盘。若脐带附着于胎膜，血管经胎膜作扇形分布进入胎盘，称为脐带帆状附着。

2. 软产道检查　胎盘娩出后，应仔细检查会阴、小阴唇内侧、尿道口周围、阴道及宫颈有无裂伤，若有裂伤应立即缝合。

（1）检查方法

1）检查前准备：向产妇解释操作目的，助产士左手拇指和示指持无菌纱布分开阴唇，右手用无菌纱布轻轻除去阴道口血块或拭去阴道壁上渗血，亦可在阴道口塞入一有尾无菌纱条，以阻止宫腔流出的血液妨碍视野。

2）阴道检查：右手示、中指伸入阴道并张开阴道侧壁，或用拉钩牵开阴道前后壁，检查有无阴道裂伤。若发现裂伤，要注意裂伤是否延伸至阴道穹隆及子宫下段。

3）宫颈检查：行宫颈检查，注意有无裂伤、裂伤的部位与程度，最常裂伤的部位为3点与9点。

4）肛门检查：缝合完毕后常规肛门指检，查看有无缝线穿过直肠壁。如产妇有持续性肛门坠胀感时也应及时做肛门检查，了解有无血肿。

（2）软产道裂伤程度评估

1）会阴、阴道裂伤：Ⅰ度裂伤指仅会阴皮肤及阴道入口黏膜撕裂；Ⅱ度裂伤指裂伤已达会阴体筋膜及肌层，累及阴道后壁黏膜，可延伸至后壁两侧沟向上撕裂，出血较多，解剖结构不易辨认；Ⅲ度裂伤指撕裂向下扩展，肛门外括约肌已撕裂；Ⅳ度裂伤指撕裂累及直肠阴道隔、直肠壁及黏膜，直肠肠腔暴露，为最严重的阴道会阴撕裂伤，但出血量不多。

2）宫颈裂伤：包括四种类型。①宫颈两侧及一侧裂伤，较为常见；②宫颈前唇、后唇或多处裂伤，较为少见；③宫颈呈环形或半环形断裂脱落，罕见；④严重宫颈裂伤是指裂伤向下延至阴道穹隆、阴道上段或向上延至子宫下段、宫体，甚至累及子宫动脉，引起大量出血或形成阔韧带、后腹膜血肿。必要时用专门的宫颈检查器械进一步详细检查，出血明显或裂伤超过1cm时，应常规缝合止血并恢复解剖结构。

3）会阴血肿：详细检查宫颈、阴道后穹隆、阴道壁、会阴等产道有无血管断裂或血肿，若有应行血管结扎术或切开缝合术。

（3）注意事项：①在检查软产道时，应有充足的照明，适当的器械和人员配置；②不要遗漏小的裂伤或忽视大裂伤的深部组织；③缝合完毕后应观察会阴部的情况及产妇的自觉症状。若出现会阴颜色呈紫色、硬肿或有肛门坠胀感，则应排除血肿或进行相应处理。

四、产后2h内的体格检查

胎盘娩出后2h内最常见的产后并发症是产后出血。

（一）一般状态检查

1. 生命体征　胎盘娩出后应立刻测量产妇的生命体征，包括体温、血压、脉搏和呼吸。产后1h

内每 15min 测量生命体征一次，之后每 30min 测量一次。

2. 一般情况 观察产妇有无头晕、乏力等不适症状，有无面色苍白、出冷汗、打哈欠、寒战等症状。

3. 膀胱充盈度 分娩后 24h 内，由于膀胱肌张力降低，产妇对膀胱内压的敏感性下降。此外，外阴切口疼痛、不习惯卧床排尿、区域阻滞麻醉、器械助产等均可导致尿潴留的发生。当尿潴留发生时，子宫按摩可出现宫底升高，叩诊耻骨联合上方区域呈浊音。

(二) 产科专科检查

1. 子宫收缩 通过按摩子宫来监测子宫收缩情况。产后 1h 内每 15min，之后每 30min 检查一次子宫底高度、硬度及阴道流血情况。

(1) 按摩子宫方法：助产士一手置于子宫底部，拇指在前壁，其余四指在后壁，均匀而有节律地按摩并压迫宫底，挤压出宫腔内积血。

(2) 注意事项：①按摩子宫时，手的力量应从小到大；②注意观察产妇的表情、子宫软硬度、子宫底高度、阴道流血量等，以便及时发现产后出血的征象；③使用镇痛泵者可于按摩前追加镇痛药的剂量，减轻疼痛。

2. 阴道流血情况 胎盘娩出后，子宫迅速收缩，宫底下降至平脐。应注意评估阴道流血的时间、颜色和量。常用的出血量评估方法有容积法、面积法、称重法等。

(1) 测量方法

1) 容积法：①量杯：胎儿娩出后，将弯盘或聚血盆等紧贴产妇会阴处，用量杯收集并测量血液。②一次性产后出血收集袋：胎儿娩出后，打开收集袋，揭开粘贴处置于产妇臀下，并固定在产垫上，将收集袋边缘软支架拉成弧形，通过袋上的指示刻度可直接观测到准确的出血量。

2) 面积法：湿透的敷料可用此法。按事先测定好的血液浸湿敷料、单、巾的面积来计算，如：双层单 16cm×17cm 为 10ml；单层单 17cm×18cm 为 10ml；四层纱布垫 10cm×10cm 为 10ml，15cm×15cm 为 15ml。受敷料吸收量不同的影响，此方法常常只作为出血量的大概估计。

3) 称重法：①分娩前将产妇所用的敷料和消毒单、垫巾一律称重，分娩后将被血浸透的敷料、单、巾收集在塑料袋中并及时密封、称重，减去初始重量即为出血量，按血液比重除以 1.05 换算为毫升数。会阴侧切的出血量用已知重量的小纱布放在侧切处，另用称重法计算。②产妇一次性记血量纸是将一次性手用秤结合到高分子棉垫中。产后垫于会阴外，两头橡皮筋松紧带围腰固定。24h 后取出，撕破包有手用秤的一角，即可直接称出血量。

4) 估计法：通过监测生命体征、尿量和精神状态估计出血量（表 5-3）。

表 5-3 监测生命体征、尿量和精神状态判断出血量

估计出血量 ml	脉搏 次/min	呼吸 次/min	收缩压	毛细血管再充盈	尿量 ml/h	中枢神经系统
1 000	正常	14~20	正常	正常	>30	正常
1 000~2 000	>100	20~30	稍下降	延迟	20~30	不安
2 000~3 000	>120	30~40	下降	延迟	<20	烦躁
>3 000	>140	>40	显著下降	缺少	0	嗜睡或昏迷

5) 休克指数法 (shock index, SI)：休克指数 = 脉率 / 收缩压 (mmHg)，SI=0.5，血容量正常；SI=1.0，失血量为 10%~30%（500~1 500ml）；SI=1.5，失血量为 30%~50%（1 500~2 500ml）；SI=2.0，失血量为 50%~70%（2 500~3 500ml）。

6) 血红蛋白法：血红蛋白每下降 10g/L，失血量 400~500ml；血细胞比容下降 3% 相当于失血 500ml。但是在产后出血早期，由于血液浓缩，血红蛋白值常不能准确反映实际出血量。

（2）注意事项：①尽量应用容积法或称重法以准确地测量实际出血量；②在判断失血量对产妇的影响时，应关注产妇孕前体重与自身总血容量；③在失血的代偿阶段，产妇可能无明显低血容量的表现。

（翟巾帼）

第五节　分娩期妇女辅助检查

分娩期妇女的辅助检查包括胎心监测、子宫收缩力监测、B 型超声检查、心电图检查及实验室检查等，对于分娩过程中母胎安全监测具有重要意义。

一、胎心监测

1. **多普勒胎心听诊器**　对于自然临产的正常分娩产妇，推荐在产程中间断使用多普勒胎心听诊器听诊胎心；不推荐进行电子胎儿监护仪持续监护，因为持续胎心监护会限制一些对分娩有益措施的实施，比如自由体位；同时，持续胎心监护也会给产妇带来压力，产生不好的分娩体验。

2. **电子胎儿监护仪**　采用电子胎儿监护仪描述宫缩曲线，可以直观观察宫缩的强度、频率和持续时间，是反映宫缩的客观指标。电子胎儿监护仪有外监护与内监护两种类型。内监护属于宫内监护，仅适用于胎膜已破者，宫颈口扩张 >2cm 时可放入内电极，将电极固定在胎儿头皮上。子宫腔静止压力及宫缩时压力是经导管通过宫颈口进入羊膜腔内测定的，导管内充满液体，外端连接压力探头即可记录宫缩产生的压力，所得结果较准确，但易引起宫腔内感染，且价格较贵，一般很少用。

产程中常使用外监护仪进行胎心监测（图 5-5）。具体检查方法及结果判断详见妊娠期妇女辅助检查。

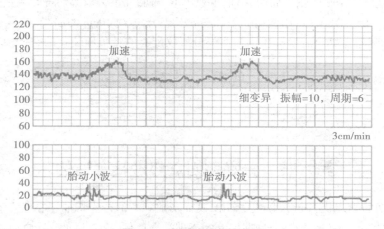

图 5-5　电子胎儿监护曲线

二、子宫收缩力监测

产程中宫缩的观察不能完全依赖电子胎儿监护。因使用电子胎儿监护仪监测宫缩时容易受产妇体位改变、咳嗽和呼吸等的影响，需结合触诊法进行判断。对于产程中处于直立体位或腹部过度松弛的产妇，仅使用电子胎儿监护仪监测宫缩可能不准确，应结合产妇的自觉症状综合判断。具体检查方法及结果判断详见妊娠期妇女辅助检查。

三、超声检查

分娩过程中宫口扩张大小、胎方位等是重要的分娩参数，用以评估产程进展是否顺利、判断产程是否正常、决定分娩方式及是否需要给予产程干预措施。既往对产程的监测与临床评估主要依赖于阴道内检,主观性较强,且为侵入性操作,会增加产妇的不适或痛苦,多次阴道内检也是诱发宫腔感染的高危因素。相比之下,超声检查具有简单、客观、准确、无创、可重复、低风险等优点,在产科广泛应用于产程监测和产程进展评估。产程中对可疑为胎盘异常、胎儿宫内窘迫、胎死宫内、羊水及胎位异常的产妇,应行超声检查辅助诊断。

四、心电图检查

分娩期血流动力学的急剧变化会导致产妇心脏负荷增加,易出现心力衰竭、心律失常等并发症,危及母婴生命,因此及早诊断、严密监测是降低母胎死亡率的关键。临床主要采用心电图检查产妇心功能变化,检测产妇心电数据是否存在异常表现。孕期未做过心电图检查或心电图检查有异常者,或者产妇有心慌、心悸、心累等自觉症状时,在分娩期都应行心电图检查,协助诊断。

五、实验室检查

为产妇进行血常规、尿常规、出凝血时间、血糖测定、血气分析等检查,以协助判断母亲及胎儿状况。其中常规检测及阴道分泌物检查详见妊娠准备期妇女辅助检查。以下仅介绍脐带血血气分析:

脐带血血气分析是国际诊断新生儿缺血缺氧的主要标准,可直接反映胎儿在分娩过程中血气的变化及胎儿体内即刻的酸碱状态。对胎儿来说,胎盘是气体交换的器官,胎儿通过一条脐静脉从母体获得氧和营养,通过两条脐动脉将 CO_2 及代谢废物带回母体。因此,脐带动脉血相比于静脉血含氧量更低,CO_2 含量更高。由于 CO_2 以弱酸性状态进行运输,所以动脉的 pH 值相较于静脉更低。子宫收缩时气体交换会受到影响,当产妇发生频繁宫缩、低血压、脐带梗阻、胎盘早剥等情况时会导致胎盘中的气体交换受损,胎儿血液中 CO_2 潴留导致 pH 值下降。考虑胎儿有缺氧导致酸中毒的可能时,抽取脐动脉血进行血气分析是临床较为简便、结果客观稳定、对胎儿不会造成伤害的检查方法。

1. **操作方法**　胎儿娩出后,用两组止血钳分离出一条长约 10cm 的脐带,这段脐带可以直接被切断取样,或延迟到胎盘娩出后取样。用与血气分析仪配套的带负压装置的空针抽取脐动脉血进行检测。

2. **结果判断**　正常胎儿脐带血 pH≥7.25,若 pH 介于 7.20~7.24,需重复检查一次;若 pH<7.20 时,则为酸中毒。

(翟巾帼)

第六节　分娩期妇女心理社会评估

妇女在分娩期的心理状态会发生很大变化,从而形成独特的行为特征和心理应激,并可能在临产后加重,影响产程进展。因此,做好分娩期妇女的心理社会评估,提高其对分娩应激的应对水平,对促进自然分娩、提高阴道分娩的安全性起着十分重要的作用。

一、分娩期常见心理社会变化

1. **第一产程**　此期最主要的情绪变化为焦虑和恐惧。

(1) 焦虑和恐惧的原因:包括面对陌生的环境和医务人员,以及对分娩结局的不可预知等;且由于第一产程时间长,疼痛会影响产妇的饮食与睡眠,加上宫缩引起的不适,产妇多不愿进食,长时间的呼吸运动和出汗也会使产妇身心疲惫,均可使产妇表现出焦虑和恐惧的心理反应。

(2) 焦虑和恐惧的表现:多表现出害怕进入产房、担心自己不能顺利娩出胎儿、怀疑自我的价值等情绪,期待家人的陪伴和安慰。

2. **第二产程**　此期最主要的情绪为烦躁、恐惧和期待。

Note:

（1）烦躁、恐惧的原因：第二产程因宫缩更加频繁，产妇的疼痛感更加剧烈。同时，多数产妇会担心自己能不能顺产、胎儿能否健康出生、是否会发生分娩期并发症等。

（2）烦躁、恐惧和期待的表现：在第二产程，产妇的恐惧情绪会比第一产程加剧，常表现为烦躁不安，在产床上乱动、大喊大叫等，甚至有发生坠床的危险。但此期产妇也会有期待情绪，期待即将出生的孩子的性别及健康状况都是理想的。

3. 第三产程　此期最主要的情绪表现为恢复平静。

第三产程的产妇心情逐渐恢复平静，此时多数产妇已筋疲力尽，可嘱其休息。此期的产妇最关注的问题是新生儿的性别和健康状况。如果新生儿有异常或性别不理想，尤其是缺乏亲人的理解与支持时，产妇会产生焦虑、烦躁不安等情绪变化，甚至不愿接纳孩子。

二、分娩期心理社会评估

在评估分娩期的心理社会状态时，需要考虑到产妇、主要家庭成员两个方面。

（一）产妇及其主要家庭成员心理评估

对产妇及其家庭成员的心理评估具体包括认知功能、情绪与情感、应激与应对、健康行为、自我概念、精神信仰六个方面，评估方法具体介绍如下：

1. 认知功能　对产妇的认知评估可以通过观察、会谈及评定量表测量进行。

（1）评估要点：通过自由式会谈和结构式会谈相结合的方法评估产妇当前的健康状况，是否掌握分娩期的相关知识，以及有无与学习相关的感知觉障碍，便于制订合理的分娩计划。问诊要点包括对分娩疼痛的认识，疼痛的部位、性质、程度和持续时间，对硬膜外分娩镇痛的认识，对产程经过的理解，对各项检查的了解，制订分娩计划与否，对自然分娩的信心及认知改变等情况。再者，可通过观察产妇对周围环境变化有无反应进行评估，如对医务人员出入、光线的明暗变化等。通过观察产妇的面部表情对疼痛程度进行评估；通过让产妇完成某项任务进行有意注意评估，如在填写入院评估表时，观察其执行任务时的专注程度。

（2）评估工具：可应用简易精神状态量表、蒙特利尔认知评估量表等对产妇的认知功能进行评估。

2. 情绪与情感　可以通过会谈、观察、评定量表测量和医学检测对产妇的情绪与情感进行评估。

（1）评估要点：通过观察产妇的面部表情、身体表情、言语表情，并通过会谈评估产妇的情绪变化，是否伴有高兴或沮丧、焦虑、恐惧等的心理反应。

（2）评估工具

1）评定量表测量：①分娩前，可应用分娩恐惧问卷（fear of childbirth questionnaire，FCQ）、Wijma分娩预期问卷（Wijma delivery expectancy questionnaire，W-DEQ-A）、分娩态度问卷（childbirth attitudes questionnaire，CAQ）、分娩恐惧量表（fear of birth scale，FOBS）、FBS出生预期量表（FBS birth anticipation scale）及分娩恐惧问卷（childbirth fear questionnaire，CFQ）等评估产妇的情绪状态。②分娩中，可应用分娩时恐惧量表（development of the delivery fear scale，DFS）评估产妇的情绪状态。③分娩后，可应用Wijma分娩经历问卷（Wijma delivery experience questionnaire，W-DEQ-B）、牛津分娩忧虑量表（oxford worries about labour scale，OWLS-9）等评估产妇的情绪状态。

2）医学检测：通过检测产妇的呼吸、心率、血压、皮肤颜色、食欲及睡眠状态等变化得到其情绪与情感异常的客观资料，如产妇紧张时常伴有皮肤苍白，焦虑和恐惧时常伴有多汗等。

3. 应激与应对　对产妇的应激与应对评估可以通过会谈、观察、评定量表测量和医学检测进行。

（1）评估要点：分娩是一种生理过程，但对于产妇来说也是一种强烈而持久的应激源。短暂的应激事件一般对母亲和胎儿没有什么危害，但是长期、严重的压力则可能影响胎儿的健康状况，甚至导致胎心率改变、胎儿宫内缺氧等情况发生。可通过会谈了解产妇有无应激源？应激源是否对其进食有影响？是否出现食欲缺乏、腹痛、疲乏、睡眠障碍等应激所致的生理反应？产妇的应对方式如何？

（2）评估工具

1）评定量表测量：可用住院病人压力评定量表、生活事件量表、简易应对方式问卷、社会支持量表等评估产妇的应激源、应对方式及支持情况。

2）医学检测：检测有无因应激而导致的生理功能变化，如心率加快、血压升高、注意力不集中等。

4. 健康行为　可以通过会谈、观察及评定量表测量对产妇的健康行为进行评估。

（1）评估要点：了解分娩期妇女临产后采取了何种活动与体位，效果如何？是否感觉自己临产以后活动受限？临产后，是否有睡眠障碍？疼痛视觉模拟评分情况如何？宫缩间歇期能否休息？睡眠和休息时采取何种姿势等。

（2）评估工具：常用的评定量表包括 Wijma 分娩预期问卷（Wijma delivery expectancy questionnaire，W-DEQ-A）、A 型行为评定量表等。

5. 自我概念　对产妇的自我概念评估可以通过会谈、观察和评定量表测量进行。

（1）评估要点：通过会谈了解产妇对自我形象的认知、自我认同度及是否存在自我概念的问题。通过询问"目前有哪些事情让您感到焦虑、恐惧？"评估产妇现存与潜在的威胁。通过观察产妇的外表、面部表情、非语言行为以及情绪状态，评估是否有焦虑、抑郁等不良情绪的发生。

（2）评估工具：可采用 Rosenberg 自尊量表、Tennessee 自我概念量表对产妇的自我概念进行评估。

6. 精神信仰　对产妇的精神信仰评估可以通过会谈、观察和评定量表测量进行。

（1）评估要点：在产程中可通过观察来获取与产妇个体精神和宗教信仰相关的线索。通过询问"有无宗教信仰，有何风俗习惯，是否因宗教信仰而禁食某种食物，所信仰的宗教对自然分娩的支持度"等问题，评估其是否会影响分娩的顺利进行。

（2）评估工具：可用精神信仰经验指数、米勒精神信仰量表进行评估。

（二）分娩期妇女及其主要家庭成员社会评估

社会评估的主要目的是评估产妇的社会功能状态及所处的社会环境等，包括角色、家庭、文化和环境四个方面，以明确其可能对产妇健康状态的影响，为制订相应的护理措施，促进个体的社会适应能力及身心健康提供依据。

1. 角色　通过观察产妇的角色胜任情况、角色满意度及有无角色适应不良等情况，以判断其在分娩过程中的配合程度。通过会谈评估产妇的角色分类、角色感知、角色满意度等，了解其有无角色适应不良所致头痛、头晕、乏力、睡眠障碍、心率及心律异常等生理反应及紧张、焦虑、抑郁或绝望等不良情绪。问诊要点包括：是否适应准妈妈的角色，是否具有即将为人母的责任感，分娩过程中是否需要配偶的陪伴、照顾和支持，家人关心程度及对新生命到来的态度如何等。

2. 家庭

（1）家庭结构：可通过分析产妇家庭内部的构成和运作机制对家庭成员之间的相互作用和关系作出判断，包括家庭的人口组成、家庭成员的数量，家庭权力结构的类型，产妇的主要照顾者、家庭成员的角色认同和适应度、价值观及家庭内部沟通是否良好等。

（2）家庭功能：通过会谈与观察对家庭收入是否能够满足产妇及家庭成员的衣、食、住、行等基本生活需求，以及家庭成员的社会责任感、家庭教育情况等进行评估；同时评估家庭的情感功能、社会责任感、社会交往意识与技能、心理支持与健康照顾功能等。

（3）家庭资源与应对：通过会谈与观察对家庭资源与应对进行评估，包括家庭为新生儿的到来做了哪些准备、家庭成员的生活方式和情绪的改变、家庭成员应对压力的主要方法、如何帮助产妇应对分娩疼痛、如何应对分娩过程中可能遇到的其他困难等问题。

3. 文化　通过查阅分娩档案中产妇的基本信息，观察产妇的表情、眼神、手势、服饰等，以了解产妇与分娩相关的文化特征和要素，如知识、信仰、道德、习俗等；通过会谈评估产妇的价值观、健康信念与信仰、对分娩的体验等；通过观察日常饮食情况评估产妇的饮食习俗。

4. 环境　环境评估包括物理环境和社会环境。对于物理环境，应观察产妇所住病室是否具备光

Note:

线明亮、温度和湿度适宜、安静、整洁、无异味等有利于分娩的温馨环境。通过会谈，评估产妇的社会环境，包括社会经济状况、是否受到良好的教育、有无稳定的社会关系、社会支持能否满足需要、个人生活方式是否健康、有无社会心理问题等。

（翟巾帼）

第七节　分娩期妇女常见健康问题

一、分娩期妇女现存健康问题

1. 焦虑　与担心能否耐受分娩疼痛、分娩能否顺利进行、胎儿发育有无异常、新生儿是否发生窒息等有关。
2. 恐惧　与害怕分娩并发症及陌生的医院环境等导致的极度焦虑有关。
3. 分娩痛　与逐渐加强的宫缩和会阴伤口有关。
4. 睡眠型态紊乱　与心理紧张及分娩疼痛有关。
5. 疲乏　与产程时间长、体力消耗过多有关。
6. 应对无效　与疼痛及未能应用应对技巧有关。
7. 舒适度减弱　与子宫收缩、被迫体位等有关。
8. 无能为力感　与临产后无法控制的子宫收缩以及对产程的未知有关。
9. 情境性低自尊　与生产过程导致的机体功能下降等有关。
10. 知识缺乏：缺乏正常分娩、分娩后母乳喂养、新生儿护理等知识。

二、分娩期妇女潜在健康问题

1. 有受伤的危险　与会阴切开、软产道裂伤等有关。
2. 有感染的危险　与胎膜早破、长期卧床、抵抗力低下、Ⅲ类伤口等有关。
3. 有电解质失调的危险　与体液不足、过度通气有关。
4. 有体液失衡的危险　与进食、补液不足有关。
5. 潜在并发症：产后出血、胎盘早剥、肩难产、胎儿宫内窘迫、新生儿窒息。

（王香丽）

第八节　分娩期妇女评估实践

一、健康史评估

本节将针对章前导入的案例进行健康评估。

1. 社会人口学资料

项目	产妇信息	项目	产妇信息
姓名	张 ××	年龄	28 岁
国籍	中国	民族	汉族
学历	大学本科	职业	教师
婚姻状况	已婚	联系人（关系）	李 ××（丈夫）
工作单位	××大学	户口所在地	××区 ××街道 ××号
家庭住址	××区 ××街道 2 号	保险类型	市医保

Note：

2．目前健康状况

现病史：末次月经为 2020 年 6 月 7 日，预产期为 2021 年 3 月 14 日。

妊娠早期：停经 35d 查尿 hCG 阳性，停经 40d 出现恶心、呕吐等早孕反应，持续 1 个月余症状缓解。无感冒，无腹痛、阴道流血等不适，无药物、毒物、放射线接触史，无宠物接触史。

妊娠中期：停经 5 个月余感胎动。孕期按时产前检查，孕早期甲功、TORCH 无异常，孕 12^{+4} 周 NT 检查（1.6mm）未见异常，孕 17 周 NF 检查（3.83mm）未见异常，孕 17 周唐氏筛查低风险，孕 24^{+2} 周 OGTT（4.14–8.66–8.27mmol/L）未见异常，胎儿四维及心脏超声未见异常。

妊娠晚期：因自感心慌、头昏不适，行心脏超声无异常，近 1 个月症状自行好转，无头晕、头痛、视物模糊，双下肢无水肿。近 1 个月无盆浴及性生活史。2021 年 3 月 15 日 9 时因见红、自觉下腹疼痛 4h，门诊以"1 胎 0 产，孕 40^{+1} 周，LOA，先兆临产"收住院。自妊娠以来，食欲正常，夜间休息好，大小便正常。体重增加 15kg。

3．日常生活状况 自觉健康状况良好，无吸烟、饮酒、熬夜等不良嗜好，无孕期特殊用药。营养均衡，不偏食。无疫区、疫情、疫水接触史，无牧区、矿山、高氟区、低碘区居住史，无化学性物质、放射性物质、有毒物质接触史，无吸毒史，无冶游史。

4．既往健康史 初潮 12 岁，（4~6）d/（28~30）d，月经量中等，偶有痛经。25 岁结婚，配偶健康状况良好，生产史 0-0-0-0。出生并久居于本地，否认肝炎、结核、疟疾病史，否认高血压、心脏病史，否认糖尿病、脑血管疾病、精神疾病史，否认输血及外伤史，否认食物、药物过敏史，预防接种史不详。

5．家族史 父母健在，否认家族性遗传病史。

6．系统回顾 见表 5-4。

表 5-4 系统回顾结果

项目	评估结果
生殖系统	
● 您这是第几胎？是自然受孕吗？保胎过吗？	产妇诉：这是我自然受孕第一胎，过程顺利，没保过胎。
● 您怀孕期间患过阴道炎吗？外阴有过瘙痒吗？	产妇诉：没有。
● 是否做过国家免费三病检测（乙肝、梅毒、艾滋病筛查）？	产妇诉：三病检测是在刚怀孕 8 周时候做的。 注意事项：如果是试管婴儿，或有保胎史，产妇情绪易过于紧张、焦虑，要加强心理评估。生殖系统感染可能引起新生儿感染，需要使用抗生素预防感染。国家免费三病检测，目的是尽早阻断母婴传播，降低新生儿感染率。
生殖系统	
● 您有无子宫肌瘤、子宫发育不良、子宫畸形等？有无瘢痕子宫（肌瘤剔除术、剖宫产史）？	产妇诉：这些情况都没有。
● 您外阴、阴道及宫颈有无异常（如外阴瘢痕、阴道纵隔、宫颈瘢痕、宫颈坚韧等）？	产妇诉：没有。 注意事项：子宫肌瘤、子宫发育不良、子宫畸形等均能影响子宫收缩导致子宫收缩乏力、产后出血等。瘢痕子宫是子宫破裂、产后出血的高危因素。
体重	
● 怀孕以来，您的体重增加或减轻了多少？	产妇诉：怀孕到现在重了 15kg。
● 您是否规律产检？产检时有无提示巨大儿或羊水过多？	产妇诉：我一直按时产检，所有结果都很好。 注意事项：孕期体重变化程度可以为胎儿大小评估做参考。规律的产检可以了解孕妇一些异常生理变化，利于提前做好准备，保障孕妇以及胎儿的安全。

续表

项目	评估结果
生殖系统 ● 您感觉如何？肚子疼吗？大概几分钟疼一次？持续多长时间？目前这种疼痛还能忍受吗？	**产妇诉**：越来越疼了，2~3min 疼一次，一次能持续 40s 左右。目前我感觉体力还行，疼痛还可以耐受。如果后面疼得厉害了，超出我的忍耐力，我会考虑行无痛分娩。 **注意事项**：临产后随时评估宫缩频率与强度以便及时观察产程进展情况。
生殖系统 ● 您破水了吗？有无血性分泌物？	**产妇诉**：没有。 **注意事项**：胎膜破裂后要注重体位管理，防止脐带脱垂发生。破水后分泌物呈血性要警惕胎盘早剥发生，保障母婴安全。
循环系统 ● 您血压正常吗？有无心悸、头晕等不适？有无心血管疾病史？您有无血栓疾病史？	**产妇诉**：都没有，一切正常。 **注意事项**：产妇患妊娠期高血压疾病时，分娩期血压控制不佳时会引起严重子痫抽搐的发生，严重危害母儿健康；分娩时，由于宫缩时屏气用力，一些产妇可出现眼球结膜下出血。
呼吸系统 ● 您有无气促、呼吸困难或其他的呼吸问题？	**产妇诉**：没有。 **注意事项**：排除孕妇的原发病影响，在分娩期突然发生的呼吸困难、面色发绀等需警惕羊水栓塞等分娩并发症。
消化系统 ● 您今天吃饭了吗？有无恶心、呕吐的表现？ ● 您有没有肛门坠胀及排便感？	**产妇诉**：喝了一碗粥；没有感觉到恶心、呕吐。 **产妇诉**：目前还没有。 **注意事项**：临产后产妇因呕吐、进食量少可引起能量不足，水、电解质紊乱，可导致子宫收缩乏力。产妇过早出现肛门坠胀及排便感，应警惕发生持续性枕后位或持续性枕横位。
泌尿系统 ● 您有没有尿频或排尿困难？	**产妇诉**：有尿频，但是没有排尿困难。 **注意事项**：临产后产妇易出现尿潴留，要及时排空膀胱以免影响胎头下降以及宫缩。
肌肉骨骼系统 ● 您骨盆有无异常？既往有无佝偻病、脊髓灰质炎、脊柱和髋关节结核以及骨外伤？骨盆有无外伤史？	**产妇诉**：这些都没有。 **注意事项**：评估骨盆有无异常，有无头盆不称，及早作出诊断，决定适当的分娩方式。
内分泌系统 ● 您有无甲状腺功能亢进、妊娠期糖尿病？	**产妇诉**：都没有。 **注意事项**：甲状腺功能亢进的产妇分娩时应注意避免甲亢危象的发生。
血液系统 ● 您有过贫血或其他血液系统疾病吗？	**产妇诉**：没有。 **注意事项**：有贫血史或其他血液系统疾病者分娩时注意预防产后出血。
特殊用药史及过敏史 ● 您怀孕期间有无特殊用药？有无药物、食物过敏史？	**产妇诉**：没有。 **注意事项**：特殊用药史及食物、药物过敏史要在病历中标注，避免出现用药不安全事件。

二、体格检查

1. 一般情况　身高 163cm,体重 67kg,体温 36.6℃,脉搏 80 次 /min,呼吸 20 次 /min,血压 115/70mmHg。

2. 全身状况

(1) 发育及意识状态:营养良好,发育正常,神志清楚,能正常沟通交流,查体配合。

(2) 皮肤及其附属器官:全身皮肤无黄染,未见皮疹,出血点,无肝掌、蜘蛛痣,全身浅表淋巴结未触及肿大。

(3) 头颈部:头颅无畸形、无颜面及眼睑水肿;巩膜无黄染;双侧瞳孔等大等圆,对光反射未见异常;眼球运动自如;耳郭无畸形,听力正常;鼻腔无异常;口唇无发绀;扁桃体无肿大;颈软无抵抗;甲状腺无肿大。

(4) 胸部:呼吸运动未闻及明显异常;双肺呼吸音清晰,未闻及干湿啰音及胸膜摩擦音;心前区无隆起,心界叩诊不大,无心包摩擦音。心率80 次 /min,律齐,各瓣膜听诊未闻及杂音,未闻及心包杂音。脉搏 80 次 /min,节律正常。胸部无畸形,胸骨无压痛;双侧乳房对称无压痛、无肿块,乳头凸,无初乳分泌。

(5) 腹部:膨隆,无腹壁静脉曲张,下腹部可见少量粉红色妊娠纹,肋下未触及肝脾,肾脏无叩击痛,移动性浊音阴性,肠鸣音未见异常,无瘢痕,膀胱少量充盈。

(6) 外阴:会阴无水肿、无静脉曲张、无瘢痕,会阴体弹性、长度正常。

(7) 背部及腰骶部:脊柱呈生理弯曲,腰骶部无畸形。

(8) 四肢:四肢正常,双下肢活动自如、无水肿及静脉曲张。

3. 产科检查

(1) 宫高 32cm,腹围 100cm,胎心 136 次 /min,宫缩(40~45)s/(2~3)min,胎方位 LOA。

(2) 阴道检查:宫口开大 2cm,宫颈软,先露平坐骨棘,有水囊感。

(3) 骨盆外测量:髂棘间径 24cm,髂嵴间径 27cm,坐骨结节间径 9cm,骶耻外径 19cm。

体格检查结束,询问产妇有无其他疑问。

产妇询问"我能自己生吗? 会不会中途转成剖宫产呀?"

解答:根据评估的胎儿大小、宫缩情况、先露高低、宫口开大程度以及宫颈条件等可以试产;至于中途会不会剖宫产,要根据产程进展是否顺利、胎心是否正常、破膜后羊水情况、能否积极配合等综合因素决定。

三、辅助检查

1. 血常规　红细胞计数 3.92×10^{12}/L,血红蛋白 115g/L,白细胞计数 5.13×10^9/L,血小板计数 193×10^9/L。

2. 凝血系列　纤维蛋白原含量 2.52g/L,凝血酶原标准化比值 1.04,凝血酶原时间 13.40s,凝血酶原比值 1.03,凝血酶时间 16s,凝血酶时间比值 0.94。

3. 传染性指标检测八项　乙肝核心抗体 0.07s/co,乙肝 e 抗体 1.71s/co,乙肝表面抗体定量 7.45mIU/ml,乙肝 e 抗原 0.291s/co,乙肝表面抗原定量 0.00IU/ml,丙型肝炎抗体 0.07s/co,人免疫缺陷病毒 0.08s/co,螺旋体特异抗体 0.03s/co。

4. 超声影像　2021 年 3 月 14 日超声结果:双顶径 9.5cm,股骨长 7.4cm,腹围 32.2cm,羊水指数 9.7cm,最大深度 9.7cm,胎盘 Ⅱ 级,脐带绕颈 1 周,S/D 比值 1.77。

5. 胎心监测　胎心监护:CST 阴性。

辅助检查结束,询问有无疑问。产妇询问"我的检查结果都正常吗?"

解答:到目前为止,检查结果都正常。

Note:

四、心理社会评估

（一）心理评估

1. 认知功能　张女士孕期通过孕妇学校及网络课堂的学习,对分娩有所了解,认为分娩是妇女正常的生活事件,自己应该可以完成。随着产程进展,宫缩逐渐加强加密,张女士开始出现紧张和焦虑,怀疑自己能否顺利完成分娩过程,试图让医生联系麻醉师进行无痛分娩。在助产士的指导及鼓励下,张女士能够正确运用拉玛泽呼吸减痛法调整呼吸,自觉疼痛可以忍受,再未提及无痛分娩。

2. 情绪与情感　助产士对张女士进行了分娩知识、最新分娩理念和如何调动分娩内驱力的讲解、指导张女士在产程中顺应身体感觉进行配合,赋能后的张女士对分娩充满了信心,开始表现得积极、乐观,在宫缩间歇张女士能够跟助产士诉说期待宝宝的降临,向助产士提出让其丈夫陪伴待产的期求。

3. 应激与应对　以往遇到压力或情绪不好时会通过睡眠、找朋友倾诉的方式缓解。目前认为最大的压力是比较害怕分娩时侧切、撕裂伤,通过医生和助产士的讲解,压力有所缓解。同时担心因自身经验不足会无法照顾好新生儿,经家庭商议决定分娩后移住月子会所,对于自身和新生儿都能获得专业照顾。

4. 健康行为　自觉健康状况良好,孕期坚持正常上班,承担部分家务,每日晚饭后散步半小时,孕 37 周以后散步时间延长至 1h。无吸烟、饮酒、熬夜等不良嗜好,也无孕期特殊用药。按时进行孕期检查,参加孕妇学校课程,并按孕妇学校老师的指导自定食谱,营养均衡,不偏食。体重变化符合妊娠发展,孕期增重 15kg。

5. 自我概念　自我感觉身心健康良好,只是对于分娩仍然存在些许的紧张和担忧,但通过医生、助产士对分娩相关专业知识的讲解及心理疏导,张女士对自然分娩充满了信心。

6. 精神信仰　张女士及其家庭成员均无宗教信仰。

（二）社会评估

1. 角色　张女士为大学教师,人际关系简单,主要交往对象为朋友、同事和学生;此次妊娠是计划内妊娠,对于母亲角色做好了充分的准备;其家庭成员也都在做积极的角色营造。

2. 家庭　双方皆为独生子女,丈夫在政府机关工作;父母、公婆居住于同一个城市,皆为知识分子,夫妻关系融洽,家庭和睦,氛围和谐。

3. 文化　夫妻双方均是高等学历,对待分娩有积极正确的认识。与医护人员能有效地沟通。

4. 环境　张女士参加的是市级医疗保险,社会支持系统良好;此次妊娠是全家计划内的事情,家庭成员均已做好各方面的准备工作;夫妻居住三室一厅,家庭商议准备产后移住月子会所;病房是两人间,同病房的是位待产孕妇;目前所处的待产室环境宽敞,明亮。

五、健康问题

1. 现存健康问题

（1）分娩痛　与逐渐加强的宫缩有关。

告诉张女士分娩疼痛的原因,讲解宫缩时全身放松的重要性,教会张女士缓解疼痛的方法。

（2）焦虑　与担心能否耐受宫缩痛、能否顺利分娩等有关。

及时进行心理疏导及全身放松的技术指导,及时告诉产妇产程进展情况。

（3）舒适的改变　与子宫收缩、尿频、阴道检查等有关。

协助产妇应用非药物镇痛方法以减轻分娩疼痛;嘱定时排尿,防止发生尿潴留;减少阴道检查的次数。

Note：

2. 潜在健康问题

有受伤的危险　与会阴切开、软产道裂伤等有关。

教会产妇第二产程如何与助产士配合,将受伤的风险降到最低。

（王香丽）

思 考 题

1. 助产士对产妇进行健康史评估时,针对生殖系统的问诊应关注哪些方面?
2. 针对不同时期的产妇,如何减轻其焦虑情绪?
3. 除药物镇痛外,还有哪些非药物方法可以减轻分娩疼痛?
4. 助产士在进行分娩期体格检查时,初产妇与经产妇有哪些不同?
5. 面对处于不同产程的产妇,心理社会评估的重点分别是什么?
6. 对分娩期妇女进行辅助检查,最常用的检查方法有哪些?

URSING

第六章

产褥期妇女的评估

06章 数字内容

学 习 目 标

知识目标：

1. 掌握产褥期妇女健康史评估的基本内容；产褥期妇女常见症状及问诊要点；产褥期妇女体格检查的项目及方法；产褥期妇女心理社会评估的内容与方法。

2. 熟悉产褥期妇女生殖系统的解剖和生理变化；产褥期常见辅助检查项目及异常结果的临床意义；产褥期妇女及其家庭成员的心理变化特点；产褥期妇女常见健康问题。

3. 了解产褥期妇女常见症状的发生原因和机制；产褥期常见辅助检查的操作过程。

能力目标：

1. 能结合产褥期妇女的特点对其进行健康史、身体状况、心理社会状况等全面评估。

2. 能对产褥期妇女的评估资料进行准确记录和综合分析，并提出现存或潜在的健康问题。

素质目标：

1. 能与产褥期妇女及其家庭成员进行有效沟通，及时准确获取评估资料，顺利完成健康评估。

2. 在对产褥期妇女进行体格检查时，能够树立高度的责任心，保护其个人隐私，体现对服务对象的人文关怀。

李女士,29 岁,G₃P₂,自然分娩后 42d,产后恢复好,纯母乳喂养,丈夫陪同前来行产后复查。

体格检查:体温 36.7℃,脉搏 86 次/min,呼吸 18 次/min,血压 112/71 mmHg。

请思考:

1. 如何对此产妇进行健康史评估?

2. 如何对此产妇进行恶露情况的问诊?

3. 如何对此产妇进行心理社会方面的评估?

产褥期(puerperium)是指从胎盘娩出至全身各器官(除乳腺外)恢复或接近未孕状态所需的一段时期,一般约 6 周。产褥期内,产妇各系统均会发生较大变化,且随着新生儿的出生,产妇及其家庭成员都将经历心理调适和社会适应的过程。因此,助产士应熟知产褥期可能发生的变化,及时准确地进行健康评估,对产褥期妇女及其家庭提供指导,以促进母婴健康和家庭幸福。

第一节　产褥期妇女解剖生理回顾

产褥期妇女全身各系统都发生了较大的生理变化,以生殖系统变化最为明显。掌握这些变化规律有利于做好产褥期健康评估与护理,促进母婴健康。

一、身体外观变化

1. **腹壁**　腹壁皮肤受妊娠子宫增大的影响,部分弹力纤维断裂,腹直肌呈不同程度分离,导致产后腹壁明显松弛,其紧张度约在产后 6~8 周恢复;妊娠期出现的下腹正中线色素沉着在产褥期逐渐变浅或消退;腹壁紫色的妊娠纹逐渐机化变为银白色,但产后不能消退。

2. **乳房**　乳房的主要变化是泌乳。妊娠期妇女体内雌激素、孕激素和胎盘生乳素升高,使乳腺发育、乳腺体积增大、乳晕加深,为泌乳做好准备。产后血液中的雌激素、孕激素和胎盘生乳素急剧下降,抑制了下丘脑分泌的催乳素抑制因子的释放,在催乳素的作用下,乳汁开始分泌。婴儿吸吮乳头时,来自乳头的感觉信号经传入神经纤维到达下丘脑,通过抑制下丘脑分泌的多巴胺及其他催乳素抑制因子,使腺垂体催乳素呈脉冲式释放,促进乳汁分泌。同时,吸吮乳头还反射性地引起神经垂体释放缩宫素,使乳腺腺泡周围的肌上皮收缩,促进乳汁从腺泡通过导管排至乳窦,喷射出乳汁,此过程称为喷乳反射。若乳汁分泌不足,则乳房空软;若乳汁不能正常排出,则乳汁淤积,可导致乳房胀痛或硬结,甚至乳腺炎。

二、生殖系统变化

1. **子宫**　子宫是产褥期变化最大的器官。子宫在胎盘娩出后逐渐恢复至未孕状态的全过程称子宫复旧(involution of uterus),一般为 6 周。主要变化包括子宫体肌纤维缩复、子宫内膜再生、子宫血管变化、子宫下段及子宫颈的复原。

(1) 子宫体肌纤维缩复:子宫复旧并不是肌细胞数目减少,而是肌浆中的蛋白质被分解排出,使细胞质减少而导致肌细胞缩小。被分解的蛋白质及其代谢产物通过肾脏排出体外。随着肌纤维的缩复,子宫体积及重量均发生变化。胎盘娩出后,子宫逐渐缩小,产后 1 周缩小至妊娠 12 周大小,在耻骨联合上方可扪及;产后 10d 子宫降至骨盆腔内,经腹部不能摸到子宫底;产后 6 周,子宫恢复至妊娠前大小。随着子宫体积的缩小,子宫重量也逐渐减轻,分娩结束时约 1 000g,产后 1 周约 500g,产后 2 周约 300g,产后 6 周降至 50~70g。

(2) 子宫内膜的再生:胎盘、胎膜娩出后,遗留的蜕膜厚薄不一,特别在胎盘附着部高低不平。表层蜕膜发生变性、坏死、脱落,随恶露排出;深层即子宫内膜的基底层逐渐再生出新的功能层,使子宫内膜修复。产后 3 周左右,除胎盘附着部位外,宫腔表面被新生内膜覆盖,但胎盘附着部位的子宫内膜修复约需 6 周。

(3) 子宫血管变化:胎盘娩出后,胎盘附着面立即缩小为原来的一半,使开放的子宫螺旋动脉和静脉窦压缩变窄,数小时后血管内形成血栓,出血量逐渐减少直至停止。若新生内膜修复期内,胎盘附着部位因修复不良而出现血栓脱落,则可发生晚期产后出血。

(4) 子宫下段及子宫颈的复原:产后子宫下段肌纤维缩复,逐渐恢复至非孕时的子宫峡部。胎盘娩出后,子宫颈外口呈环状如袖口;产后 2~3d,宫口仍可容纳 2 指;产后 1 周,宫颈内口关闭,宫颈管复原;产后 4 周,子宫颈完全恢复至非孕时形态。分娩时宫颈常有轻度裂伤,使初产妇的子宫颈外口由产前的圆形(未产型)变为产后的"一"字形(已产型)。

2. 阴道 分娩后阴道腔扩大,阴道黏膜及周围组织水肿,黏膜皱襞因过度伸展而减少,甚至消失,导致阴道松弛,肌张力降低。产后,阴道腔逐渐缩小,阴道壁肌张力逐渐恢复,产后 3 周黏膜皱襞重新出现,但在产褥期结束时阴道紧张度仍不能完全恢复至未孕状态。

3. 外阴 分娩后外阴轻度水肿,于产后 2~3d 逐渐消退。会阴部血液循环丰富,如有轻度撕裂伤或会阴侧切缝合,一般于产后 3~4d 内愈合。

4. 盆底组织 在分娩过程中,由于受胎儿先露部长时间的压迫,使盆底肌及其筋膜过度扩张致弹性减弱,可伴有盆底肌纤维部分断裂,导致盆底肌松弛。若无严重损伤,且能坚持产后康复锻炼,盆底肌可在产褥期内逐渐恢复至接近未孕状态;若盆底肌及其筋膜发生严重损伤、断裂,并于产褥期过早参加重体力劳动,或分娩次数多、间隔时间短等,盆底组织则难以恢复,可导致阴道壁膨出、子宫脱垂等。

三、其他系统变化

1. 循环系统 胎盘剥离后,因子宫胎盘血液循环终止及子宫缩复,大量血液从子宫流入体循环内,加上妊娠期潴留的大量组织间液回吸收,产后 72h 内产妇循环血量增加 15%~25%,应注意预防心力衰竭的发生。循环血量在产后 2~3 周逐渐恢复至未孕状态。

2. 血液系统 产褥早期血液仍处于高凝状态,有利于胎盘剥离创面迅速形成血栓,减少产后出血。纤维蛋白原、凝血酶、凝血酶原在产后 2~4 周降至正常。血红蛋白于产后 1 周左右回升。产褥早期白细胞可增加至 $(15~30) \times 10^9$/L,一般 1~2 周恢复正常。中性粒细胞增多,淋巴细胞减少,血小板增多。红细胞沉降率于产后 3~4 周降至正常。

3. 消化系统 妊娠期胃肠肌张力及蠕动均减弱,胃酸分泌减少,于产后 1~2 周逐渐恢复。由于分娩过程中的能量消耗及体液丢失,产妇产后 1~2d 内常感口渴,喜进流食或半流食,但食欲差,之后逐渐好转。产妇因活动减少、肠蠕动减弱、腹肌及盆底肌松弛,容易发生便秘和肠胀气。

4. 泌尿系统 妊娠期体内潴留的大量水分主要经肾排出,因此产后 1 周内尿量增多。妊娠期的肾盂及输尿管生理性扩张一般在产后 2~8 周恢复正常。由于分娩过程中膀胱受压造成黏膜水肿、充血、肌张力降低,加之会阴切口疼痛、不习惯卧床排尿、器械助产、区域阻滞麻醉等,产褥早期尤其是产后 24h 内容易发生尿潴留。

5. 内分泌系统 产后雌激素和孕激素水平急剧下降,至产后 1 周降至未孕时水平。胎盘生乳素于产后 6h 已不能测出。哺乳产妇的催乳素于产后下降,但仍高于未孕时水平;不哺乳产妇的催乳素于产后 2 周降至未孕水平。

月经复潮及排卵时间与是否哺乳有关。不哺乳产妇通常在产后 6~10 周月经复潮,在产后 10 周左右恢复排卵;哺乳产妇月经复潮延迟,有些在哺乳期月经一直不来潮,平均在产后 4~6 个月恢复排卵。产后月经复潮较晚者,复潮前多有排卵,故哺乳期妇女虽未见月经复潮,却仍有受孕可能。

(郭秀静)

第二节　产褥期妇女健康史评估

产褥期是产妇全身各器官恢复到孕前状态的关键时期,也是产后心理社会调适的重要阶段。产褥期内,社区卫生服务中心/乡镇卫生院会在接到分娩医院转来的产妇信息后,于产妇出院后 3d 内、产后 14d 以及产后 28d 进行 3 次产后访视,同时产后 42d 时产妇需回医院进行一次全面的健康检查。产褥期健康史评估的主要内容包括产妇社会人口学资料、本次分娩情况、产后恢复情况、母乳喂养情况以及有无产后情绪不良等。

在评估产褥期妇女健康史时应注意以下问题:

- 重点评估产后全身各系统的变化。
- 评估本次分娩的过程,包括分娩方式、有无分娩期并发症、新生儿出生时情况等。
- 通过收集产妇的既往史及家族史,发现有无产后并发症的高危因素。
- 对产妇进行抑郁筛查,以早期发现产后抑郁高危人群。
- 评估产妇及其他重要家庭成员的心理调适情况。
- 评估配偶及其他主要家庭成员对产妇的支持状况。
- 评估结束后,应主动询问产妇是否还有需要进一步讨论的问题。

一、产褥期妇女全面健康史评估

(一) 社会人口学资料

详细收集产妇、配偶及其他主要照顾者的社会人口学资料对于发现潜在或现存的健康问题具有重要意义。

1. 产妇的资料　主要包括产妇的姓名、年龄、家庭住址、文化程度、经济状况、家庭结构等。评估年龄主要是因为高龄产妇产后恢复相对较慢,而年龄过小的产妇往往对产褥期护理及新生儿护理知识相对缺乏;评估家庭住址,可以根据所在地区的产后服务水平,指导产妇产后复查;不同文化程度、经济状况的产妇,其对产褥期照顾的需求及方式有所不同;家庭结构也是影响产妇照顾情况的重要因素。

2. 配偶的资料　包括配偶的年龄、文化程度、工作性质、是否与产妇同住、健康状况及其对父亲角色的适应情况等。配偶的年龄和文化程度会影响其对产褥期护理及新生儿护理知识的掌握;工作性质决定其能否与产妇同住或为产妇提供照顾;健康状况则直接关系到其能否胜任产妇和新生儿的照顾任务;对父亲角色的适应情况会影响其对产妇及新生儿提供支持和照顾的积极性。

3. 其他照顾者的资料　主要包括照顾者的年龄、性别、文化程度、健康状况、与产妇之间关系等。年龄和健康状况直接影响到其为产妇提供照顾的能力;文化程度是影响其产褥期照顾观念的因素之一;照顾者与产妇之间关系融洽,则产妇满意度较高,否则容易引发产妇不良情绪。

(二) 目前健康状况

针对产褥期内可能发生的健康问题进行评估,注意识别哪些是生理现象,哪些是病理问题。如有无切口疼痛、产后宫缩痛;有无便秘、尿潴留、尿失禁;有无乳房肿胀、乳汁不足、乳头皲裂等母乳喂养方面的问题;有无恶露异常、发热等产褥感染的表现,是否用药及用药期间是否停止母乳喂养;有无晚期产后出血;有无下肢肿胀、疼痛等静脉血栓形成的征象;有无产后情绪问题。

(三) 日常生活状况

询问产妇的饮食习惯,包括饮食型态、饮食内容和摄入量,产褥期有无饮食习惯改变;了解产褥期的休息及活动情况,新生儿照护是否影响其睡眠,"坐月子"对其活动的影响;询问产妇的排泄情况,产后有无改变;产妇的自理能力及新生儿照护能力如何等。

(四) 既往健康史

既往健康史评估包括既往妊娠、分娩史和既往疾病、手术史两部分,其主要目的是了解有无影响产妇和新生儿健康的疾病和高危因素。

1. 既往妊娠、分娩史　重点评估既往妊娠、分娩是否顺利,有无并发症或合并症,如:有无产后出血或晚期产后出血史,有无围生期抑郁史,有无产褥感染及产褥中暑史,既往母乳喂养情况等。

2. 既往疾病、手术史　重点询问产妇有无心脏病、糖尿病、肝病、肾病、传染性疾病等可能影响产后康复或母乳喂养的病史,并具体评估治疗方法、治疗效果及是否影响母乳喂养;询问是否接受过手术治疗,目前的健康状况等。

(五) 家族史

为发现产妇潜在的生理或心理疾病,应详细收集其家族史资料。如高血压、心脏病、肺结核、血栓性疾病、精神障碍性疾病等家族史;应特别注意询问产妇的母亲或姐妹中有无围生期抑郁史。

(六) 系统回顾

产褥期内,产妇的全身各系统都会发生较大的变化,有的产妇可能同时存在多种症状而主诉不清,系统回顾可以帮助评估每一项可能出现的症状和体征,并协助判断有无异常情况,详见表6-1。

表 6-1　**产褥期妇女系统回顾的主要内容**

项目	原因
一般健康状况 ● 您感觉怎样? ● 您情绪如何?	● 分娩过程中的能量消耗、体液流失等可导致产妇在产褥早期感觉疲劳 ● 产后激素水平下降、社会支持不足等可引起易哭、易怒等情绪变化 **注意:若产妇情绪变化明显,应及早进行产后抑郁筛查,必要时请心理医生会诊或建议其看心理医生。**
体重 ● 您分娩前的体重是多少? ● 产后,您的体重增加或减轻了多少?	● 随着胎儿、胎盘的娩出,产后体重有所下降。产褥期内随着各系统的恢复,体重进一步下降,逐渐达到或接近孕前体重。但部分产妇产褥期内摄入过量,可能体重不降,甚至增加 ● 产后体重的下降值与孕期体重增加值有关 **注意:母乳喂养者,按照哺乳期妇女膳食指南对其进行饮食指导,饮食宜多样化,以保证营养均衡,但不宜过量。**
体温 ● 您有无体温升高的情况?	● 产后24h内体温略升高与产程延长致过度疲劳有关;产后3~4d可出现泌乳热,一般仅持续4~16h **注意:对于发热者,应注意观察发热的程度、持续的时间及热型,对于持续高热者应积极查找原因,以排除感染、中暑等。**
外周组织 ● 您有无汗量增多? ● 您有无头发大量脱落? ● 您的皮肤、妊娠纹有无变化?	● 产后1周内,产妇体内潴留的水分通过皮肤排出,出汗量增多,俗称"褥汗",属于正常现象 ● 妊娠期高水平雌激素使头发更新速度变慢,而产后雌激素水平降低,脱发增加;按照传统习俗"坐月子"的产妇,产褥期内洗头次数减少甚至不洗头,会因为头皮毛囊被油脂阻塞而引起脱发 **注意:产褥期内,产妇出汗量增加,应指导其科学"坐月子",做好个人卫生,保持皮肤、毛发清洁,减少脱发,预防感染。** ● 产后,松弛的腹壁逐渐恢复其紧张度,腹部、面部等部位的色素沉着逐渐消退,初产妇的紫红色妊娠纹逐渐变淡,最后变为银白色

项目	原因
头颈部—眼睛 ● 您有无视力方面的改变?	● 因妊娠期高血压疾病而发生视力模糊、视野斑点者,产后随着病情好转,视力逐渐恢复
头颈部—耳朵 ● 您有无听力方面的改变?	● 因妊娠期鼓膜供血增加、肿胀而引起的听力下降、耳痛、耳胀等,在产后逐渐恢复
头颈部—鼻腔 ● 您有无鼻塞、鼻出血?	● 产后随着体内雌激素水平的降低,鼻黏膜充血、水肿逐渐消失,鼻塞缓解,鼻出血得到纠正
头颈部—口腔/咽喉 ● 您有无咽喉疼痛? ● 您有无咳嗽或气紧的问题? ● 您有无牙龈出血? 最后一次口腔检查是什么时候?	● 持续的咽喉疼痛、发冷或发热可能与上呼吸道感染有关 ● 咳嗽或气紧提示有肺炎或结核等的可能 ● 经常性牙龈出血有齿龈疾病或凝血功能异常的可能,建议进一步行口腔检查或血液科门诊就诊
头颈部—颈部 ● 您有无颈部包块的缩小或消失?	● 妊娠期轻度肿大的甲状腺,产后逐渐恢复至正常大小
呼吸系统 ● 您有无呼吸困难、呼吸急促或深慢等情况?	● 产后腹压降低,膈肌下降,呼吸方式由胸式呼吸变为腹式呼吸,呼吸变得深慢 ● 以活动耐力下降为主要表现的呼吸困难提示有心血管疾病的可能
心血管系统 ● 您有无心血管疾病史? ● 您有无心慌、胸闷等不适? ● 您有无下肢肿胀、疼痛?	● 产后,子宫胎盘循环终止,大量血液从子宫涌入体循环,加之妊娠期潴留的组织间液回吸收,产后72h内,循环血量增加15%~25%,心脏负荷加重 **注意:**对于有心血管疾病者,应注意预防心力衰竭的发生。 ● 下肢肿胀、疼痛应警惕深静脉血栓的形成 **注意:**产后应鼓励产妇早期下床活动,建议穿梯度压力弹力袜,必要时结合间歇性气囊加压治疗、抗凝药物注射等,预防深静脉血栓形成。
乳房 ● 您的乳汁是否充足? 是否为纯母乳喂养? ● 您有无乳头平坦或凹陷? ● 您有无乳房肿胀、硬结、乳头皲裂等问题?	● 吸吮刺激及不断排空乳房是促进乳汁分泌的重要因素。另外,泌乳量还与产妇的营养、睡眠、情绪以及健康状况等有关 ● 母乳喂养是世界卫生组织提倡的最佳喂养方式,主张纯母乳喂养至少6个月 ● 乳头平坦及凹陷会导致哺乳困难 **注意:**乳头平坦及凹陷者,应指导其进行乳头伸展练习和牵拉练习,也可以利用吸乳器进行吸引,必要时使用假乳套,以利于婴儿含接。 ● 乳房肿胀、硬结、乳头皲裂等都是哺乳期常见问题,多因未早开奶、未按需哺乳、未掌握母乳喂养技巧所致 **注意:**母乳喂养者,应指导其母乳喂养技巧,保证有效喂养,避免乳房肿胀;人工喂养者,应行退乳指导;乳头皲裂者,指导其哺乳后在皲裂处涂抹乳汁或抗生素软膏。
消化系统 ● 您食欲如何? 是否喜欢进食汤类? ● 您有无便秘?	● 由于分娩过程中的能量消耗及体液丢失,产妇产后1~2d内常感口渴,喜进流食或半流食,但食欲差,之后逐渐好转 ● 便秘与产褥期活动量减少、肠蠕动减弱、腹肌及盆底肌松弛有关 **注意:**应鼓励产妇早下床活动,多食蔬菜水果及富含纤维素食物,多饮水,以保持大便通畅。

续表

项目	原因
泌尿系统	
● 您有无尿量增多？	● 妊娠期体内潴留的水分主要经肾脏排出，因此产后1周内尿量增多属于正常现象
● 您有无排尿困难/尿潴留？	● 产褥期，特别是产后24h内，由于膀胱肌张力降低，对膀胱内压的敏感性降低，加之外阴切口疼痛、不习惯卧床排尿、区域阻滞麻醉、器械助产等，产后容易发生排尿不畅，甚至尿潴留 **注意：产后4h内要鼓励产妇及时排尿，如出现排尿困难，可采取听流水声、温开水冲洗会阴、热敷下腹部、针灸等方法诱导排尿，必要时行导尿。**
● 您有无尿频、尿急、尿痛？	● 尿频、尿急、尿痛多提示产后泌尿系统感染
● 您有无尿失禁？	● 尿失禁与妊娠、分娩导致盆底组织松弛有关，多见于经产妇 **注意：Kegel训练（盆底肌收缩训练）可以促进产后盆底功能康复，必要时可建议产妇行盆底生物电刺激等治疗。**
生殖系统	
● 您有无下腹痛？	● 产褥早期，子宫收缩会引起下腹部阵发性疼痛，哺乳时疼痛加重，称为"产后宫缩痛"，属于正常现象
● 您有无会阴切口疼痛？	● 会阴切口的红、肿、热、痛提示切口感染，切口疼痛剧烈并伴有肛门坠胀感提示阴道壁及会阴部血肿的可能 **注意：有会阴切口者，应注意观察切口周围有无渗血、红肿、硬结等，并指导产妇行健侧卧位。**
● 您有无恶露异常？	● 正常恶露有血腥味，但无臭味，一般持续4~6周，总量可达250~500ml。若恶露持续时间延长、伴有臭味等，提示有宫腔感染的可能 **注意：产后应注意保持会阴部清洁，预防产后感染的发生。**
● 您有无阴道大量流血？	● 产后大量阴道流血者有产后出血或晚期产后出血的可能 **注意：对于产后出血量多者，应予以重视，积极查找原因，并进行相应处理。**
● 您有无外阴瘙痒、分泌物异常？	● 外阴瘙痒、分泌物异常提示有外阴或阴道炎症的可能
运动系统	
● 您有无下肢痉挛？	● 下肢痉挛提示有低钙的可能
● 您有无关节疼痛？	● 妊娠晚期，骨关节及韧带松弛，部分孕妇感到腰骶部、耻骨联合等关节疼痛，产褥期逐渐缓解
内分泌系统	
● 您有无糖尿病？	● 有糖尿病者，应注意监测产妇血糖变化，根据病情调节降糖药的剂量，防止发生低血糖或酮症酸中毒
● 您有无甲状腺疾病？	● 甲状腺疾病特别是甲状腺功能亢进者应注意观察生命体征，防止发生甲亢危象
● 您是否有乳汁不分泌、无汗、毛发脱落、嗜睡等？	● 产后出血可导致席汉综合征，出现性腺、甲状腺及肾上腺皮质功能减退的表现
血液系统	
● 您有无头晕、乏力、心悸等？	● 血红蛋白水平于产后1周左右回升，贫血者症状逐渐改善

二、产褥期妇女重点健康史评估

如果产妇因为某些原因无法配合长时间的问诊，可以参照以下问题简要进行产褥期健康史评估。这些问题主要围绕本次妊娠分娩状况、产后情况、高危因素及社会支持状况展开。

Note:

1. 此次是您第几次分娩？分娩孕周是多少周？是阴道分娩，还是剖宫产？
2. 如果是阴道分娩，是否采取了助产技术？是否行会阴切开？有无会阴撕裂伤？
3. 您产后阴道流血持续了多长时间？量多不多？有无异味？
4. 您有无疼痛或其他不适？（如果有，请描述具体部位、性质及程度）
5. 您采取的是纯母乳喂养、人工喂养还是混合喂养？（未行纯母乳喂养者，请描述具体原因）
6. 您是否合并有其他疾病？（若有，请具体描述）
7. 您是否按照传统习俗"坐月子"？（若是，请描述具体行为表现）
8. 您产后有无情绪变化？（如果有，请描述具体情况）
9. 哪些人与您同住？主要照顾者是谁？与同住者关系如何？夫妻关系如何？

（郭秀静）

第三节　产褥期妇女主要症状问诊

产褥期是产妇全身各系统逐渐恢复至孕前状态的重要时期。同时，随着体内激素水平的变化、角色转变、家庭结构及社会支持系统的变化等，产妇还会经历心理调适和社会适应的过程。如果产褥期异常，产妇可能会表现出相应的病理症状。系统的症状问诊有利于助产士对产妇的各种症状及其发生原因做出判断，为制订照护计划奠定基础。

一、恶露

产后随子宫蜕膜的脱落，含有血液、坏死蜕膜等组织经阴道排出称为恶露(lochia)。恶露有血腥味，但无臭味，一般持续 4~6 周，总量达 250~500ml，此为产褥期的主要表现之一，属于生理性变化。但若发生大量阴道流血或反复出血，则可能为晚期产后出血；若恶露呈脓性，有臭味，则应考虑产褥感染的可能。

（一）原因与机制

产后，随着胎儿和胎盘的娩出，产妇体内雌激素和孕激素水平急剧下降，子宫蜕膜失去激素的作用，发生脱落。同时，子宫内残留的组织、黏液以及胎盘剥离面所排出的血液也会与其混合，并一起排出，因而形成恶露。

（二）临床表现

恶露的持续时间、量等存在个体差异，同时受产后子宫收缩力、子宫内有无组织残留等因素影响。正常情况下，产后最初 3~4d 内为血性恶露，色鲜红，量多，有时伴有小血块，含有大量红细胞、坏死蜕膜及少量胎膜，之后出血量逐渐减少，浆液增加，转变为浆液恶露；浆液恶露色淡红，含有较多坏死蜕膜组织、宫腔渗出液、宫颈黏液，少量红细胞及白细胞，持续 10d 左右，浆液逐渐减少，白细胞增多，变为白色恶露；白色恶露色较白，含有大量白细胞、坏死蜕膜组织、表皮细胞及细菌等，约持续 3 周。

若发生晚期产后出血，则分娩 24h 后，产褥期内发生子宫大量出血，可表现为血性恶露持续时间延长，之后反复出血，也可能表现为突然大量出血；若发生产褥感染，可表现为恶露增多呈脓性，有臭味，且伴有发热、寒战、头痛等全身感染的症状。

（三）问诊要点

1. 恶露的特点　询问产后天数，恶露的量、颜色、性状以及有无臭味。胎盘、胎膜残留引起的出血多发生于产后 10d 左右；子宫胎盘附着面复旧不全导致的出血多发生于产后 2 周左右，为突然大量出血；产褥感染者，恶露呈脓性，有臭味。

2. 伴随症状　产褥感染者可伴有腹痛、子宫压痛或高热、寒战、心率增快等全身感染的症状。

3. 诱因　询问产妇有无胎膜早破、产程延长、滞产、器械助产、产后出血以及胎盘、胎膜残留等，有无临产前性生活，剖宫产者了解其手术指征、手术方式及术后恢复情况，以帮助分析恶露异常或出

Note:

血的原因。

4. 对产妇的影响　询问产妇有无头晕、乏力、心慌、气短等症状。通过查看血液学检查结果，了解产妇有无贫血或感染；通过交谈了解产妇有无紧张、恐惧等负面情绪。

5. 应对措施　询问产妇是否因为恶露异常或阴道流血而及时就诊，采取了哪些治疗措施，效果如何。

二、褥汗

产后 1 周内，妊娠期潴留的水分需要经皮肤排出，表现为大量出汗，俗称"褥汗"，因此产褥早期的大量出汗多属于生理现象，不需要特殊处理。

(一) 原因与机制

妊娠期，母体为了满足胎儿的需要，不但营养供应量需要增加，血容量也相应增加，至妊娠 32~34 周时达高峰，平均约增加 1 450ml，维持此水平至分娩。足月后，母体的组织间液也增加。而产后母体需要量减少，身体会将多余的水分排出体外，排出水分的途径有三种：呼吸、肾脏和皮肤。因此，产后 1 周内，产妇出汗量增加属正常现象。

(二) 临床表现

表现为大量出汗，即便卧床休息，出汗量仍多，以夜间睡眠和初醒时尤为明显。由于出汗量增加，部分产妇伴有口渴感，喜食流质饮食。

(三) 问诊要点

1. 褥汗的特点　询问产妇汗量的多少、持续的时间、有无特殊规律。

2. 诱因　询问产妇室内温度、湿度如何，穿戴或盖被是否过多，出汗前是否有运动、进食大量汤类等。

3. 伴随症状　结核病者同时伴有低热、乏力、咳嗽等症状，结核菌素试验阳性；感染者可伴有发热、寒战等症状，白细胞计数增高。

4. 对产妇的影响　询问产妇是否有口渴感，有无头晕、乏力、尿量减少、血压下降等脱水的表现。

5. 应对措施　产妇是否因大量出汗而就诊，采取了哪些应对措施，效果如何。出汗后是否补充了足够的水分，是否做到了勤换衣服、勤洗澡，能否保持皮肤的清洁干燥。

三、疼痛

疼痛是产褥期常见症状之一，根据疼痛部位不同可分为切口疼痛、产后宫缩痛、乳房胀痛、耻骨联合痛、腰背痛、下肢疼痛等，大多数属于生理现象，只有少数为病理性疼痛。

(一) 原因与临床表现

1. 切口痛　行剖宫产或会阴切开缝合术者，产褥早期会有切口疼痛。若为切口感染所致的疼痛，还伴有切口的红肿和发热。

2. 产后宫缩痛　子宫复旧过程中可因子宫收缩而引起下腹部阵发性剧烈疼痛，即产后宫缩痛。于产后 1~2d 出现，持续 2~3d 后自然消失。哺乳时，吸吮刺激会反射性引起缩宫素分泌增加，刺激子宫收缩而加重产后宫缩痛。注射缩宫素同样会加重产后宫缩痛。

3. 乳房胀痛　若产后未及时哺乳或排空乳房，可发生乳房胀痛，常伴有乳房硬结，若乳房出现局部红、肿、热、痛，提示乳腺炎可能。

4. 耻骨联合痛与腰背痛　妊娠中晚期，受体内激素水平影响，关节韧带变得松弛，部分孕妇会发生耻骨联合痛、腰背痛，甚至其他骨关节的疼痛，产后此类疼痛会持续一段时间，之后随着各系统的逐渐恢复，疼痛程度逐渐缓解，直至消失。

5. 盆底坠胀痛　妊娠、分娩，特别是经阴道助产分娩者，可能使盆底筋膜、子宫韧带和盆底肌肉受到过度牵拉而削弱其支撑作用。因此，在长时间站立或蹲位时，产褥期妇女可有盆底坠胀痛。

6. 腹痛及子宫体压痛 分娩期或产褥期,生殖道受病原体侵袭,可引起产褥感染。若病原体经胎盘剥离面侵入并扩散,则会引起子宫内膜炎、子宫肌炎。若发生子宫肌炎,则会引起腹痛、子宫体压痛以及高热、寒战、头痛等全身感染的症状。

7. 尿痛 由于产程中膀胱受压、过多阴道检查、导尿术等原因,产后有 2%~4% 的产妇会发生泌尿系统感染,表现为尿频、尿急、尿痛等尿路刺激症状。

8. 下肢疼痛 由于产褥期户外活动少,骨钙吸收减少,同时母乳喂养会增加骨钙流失,因此产褥期妇女可能因钙质缺乏而导致下肢痉挛,从而引起下肢疼痛;产褥早期血液处于高凝状态,加之产后活动减少、剖宫产手术、使用止血药物等因素,产褥早期存在较高的血栓形成风险,若发生下肢深静脉血栓,多表现为单侧下肢肿胀、疼痛,以左下肢更为常见,有时伴有发热和肢体颜色的改变。

(二) 问诊要点

1. 疼痛的特点 询问产妇疼痛开始的时间、部位、性质以及影响因素,是持续性还是间歇性,并采用疼痛测评工具对产妇的疼痛程度进行评估,有利于判断疼痛的原因。产后宫缩痛多出现在产褥早期,为下腹部疼痛,并且于哺乳后或注射缩宫素后加重;耻骨联合痛和腰背痛开始于产前,于产后逐渐缓解;低钙引起的下肢疼痛为突发的痉挛性疼痛;下肢静脉血栓引起的疼痛多为单侧肢体的疼痛,且伴有肿胀感。

2. 伴随症状 病理性疼痛多伴有其他症状,询问有无伴随症状有助于判断具体病因。切口感染所致的疼痛多伴有切口的红肿和发热;产褥感染引起的腹痛和子宫体压痛,多伴有高热、寒战等全身感染的症状;产后泌尿系统感染引起的尿痛,多伴有尿频、尿急等其他尿路刺激征的表现。

3. 对产妇的影响 评估疼痛对产妇的心理和个人生活造成了哪些影响。有无因疼痛而导致睡眠障碍或食欲减退;有无因疼痛导致肢体功能障碍或强迫体位;有无因疼痛而导致烦躁易怒等。

4. 应对措施 询问产妇是否因为疼痛而及时就诊,做过哪些检查,检查结果有无异常,采取了哪些缓解疼痛的措施,效果如何。应注意结合产妇的疼痛特点询问是否采取了正确的疼痛缓解方法,如下肢深静脉血栓形成者可抬高下肢,下肢痉挛者可局部热敷,盆底坠胀痛者应避免久站或久蹲。

四、发热

发热为产褥期常见症状之一,可能为生理性发热,也可能为感染、产褥中暑等原因引起的病理性发热。

(一) 原因与表现

1. 生理性发热 部分产妇因产程延长致使过度疲劳或产程中发生脱水,其体温在产后 24h 内略升高,但一般不超过 38℃。另外,产后 3~4d,由于乳房血管、淋巴管充盈,乳房胀大,会伴有体温升高,称为泌乳热(breast fever),一般持续 4~16h 即下降,不属于病理状态。

2. 病理性发热

(1) 产褥感染:即分娩及产褥期生殖道受病原体侵袭,引起局部或全身感染,发病率约 6%。产程延长、产科手术操作、贫血、营养不良等是其常见诱因。除发热外,还伴有感染部位的红肿、疼痛、硬结、脓性分泌物、恶露异常以及寒战、头痛、脉速等全身症状。

(2) 产后泌尿系统感染:由于产程中膀胱受压、频繁阴道检查等原因,产后容易发生泌尿系统感染。若发生膀胱炎,主要表现为尿路刺激症状,部分伴有低热,但一般无全身症状;若发生肾盂肾炎,则除了尿路刺激症状,还表现为腰部疼痛、高热、寒战、恶心、呕吐等。

(3) 急性乳腺炎:是乳腺的急性化脓性感染,好发于产后 3~4 周,以初产妇多见,乳汁淤积是其最常见原因,主要表现为乳房局部的红、肿、热、痛,随炎症发展,可伴有高热、寒战等全身症状。

(4) 产褥中暑:按照传统习俗"坐月子"者,"月子"期间门窗紧闭,包头盖被,使室内环境和身体环境均处于高温、高湿状态,体内热量不能及时散发,因而导致体温调节中枢功能障碍而发生中暑。轻度中暑者,体温达 38.5℃以上,伴有面色潮红、脉搏增快、胸闷、呼吸急促、口渴、全身痱子等;重度中

Note:

暑者,体温继续升高,可达 41~42℃,热型为稽留热,表现为面色苍白、呼吸急促、谵妄、抽搐、昏迷。若不及时处理,可发展为呼吸、循环衰竭而死亡,幸存者也常遗留中枢神经系统不可逆的后遗症。

(5) 其他:如上呼吸道感染、血栓性静脉炎等,除发热外,还伴有其他系统的相应症状。

(二) 问诊要点

1. 发热的特点 询问产妇发热的程度、持续时间及变化规律,有利于判断发热的热型及原因,从而采取针对性的处理措施。

2. 诱因 询问产妇有无胎膜早破、产程延长、器械助产、人工剥离胎盘、产后出血、妊娠晚期或产褥期性生活等,有无室内温湿度过高、包头盖被、门窗紧闭等。

3. 伴随症状 询问产妇有无其他伴随症状,有助于判断发热的具体原因。产褥感染多伴有恶露异常;泌尿系统感染多伴有尿频、尿急、尿痛;乳腺炎患者伴有乳房肿胀及疼痛;产褥中暑者多伴有口渴、心悸、胸闷、痱子等,高热时可发生谵妄、抽搐、昏迷。

4. 对产妇的影响 询问产妇发热是否导致其头晕、乏力、嗜睡、食欲减退,有无谵语或幻觉等意识障碍;其日常生活发生了哪些变化;发热是否影响了母乳喂养。

5. 应对措施 询问产妇是否因为发热而及时就诊,做过哪些检查,检查结果有无异常,重点了解白细胞、C 反应蛋白等指标有无升高,以判断是否感染;采取了哪些治疗措施,效果如何,治疗措施是否影响了母乳喂养。

五、尿潴留

尿潴留是指尿液不能自主排出或膀胱不能排空的状态,分为梗阻性尿潴留和非梗阻性尿潴留两类。前者常见于尿道结石、肿瘤、狭窄、畸形等,后者可能为中枢神经或周围神经损伤所致的神经源性膀胱功能障碍以及药物作用所致的平滑肌松弛性尿潴留等。尿潴留是产褥早期的常见症状之一,多为非梗阻性尿潴留。

(一) 原因与机制

除褥汗外,妊娠期体内潴留的多余水分还需要经肾脏排出,因此产后 1 周内的尿量也相应增多。然而,由于分娩过程中膀胱受压,导致黏膜充血、水肿及肌张力降低,产后(尤其是产后 24h 内)对膀胱内压的敏感性降低,可发生产后排尿困难或尿潴留。另外,会阴切口疼痛、不习惯卧床排尿、器械助产、麻醉镇痛以及精神紧张、过度疲劳等,也是导致产后排尿困难或尿潴留的常见原因。

(二) 临床表现

根据起病的急缓,可分为急性尿潴留和慢性尿潴留。其中,急性尿潴留者,表现为下腹部胀痛难忍,可有尿液从尿道溢出,但下腹部胀痛不能缓解;慢性尿潴留者,表现为排尿困难、尿频、尿不尽感。查体可见耻骨联合上膨隆,可扪及囊性包块,叩诊呈浊音,有压痛。

(三) 问诊要点

1. 确定是否为尿潴留 询问产妇排尿情况,是排尿困难还是完全不能自行排尿,排尿的间隔时间及每次的排尿量,结合查体结果判断有无尿潴留,必要时行膀胱残余尿量测定。

2. 尿潴留的特点 询问尿潴留的发生时间,是在自然分娩后还是剖宫产术后拔除尿管之后,尿潴留起病的急缓,有无下腹部胀痛、尿频、尿急、尿痛、尿不尽、尿中断、腰痛等伴随症状,尿液有无混浊或血样改变,以协助判断尿潴留的发生原因。

3. 原因 询问有无抗组胺药、抗抑郁药、抗胆碱药等相关药物的用药史,有无盆神经损伤或功能障碍,是否存在精神紧张,是否适应当前的排尿环境或排尿方式等。

4. 对产妇的影响 询问产妇是否因尿潴留而导致下腹胀痛、烦躁和辗转不安,是否影响睡眠,是否因为膀胱充盈而影响子宫收缩,使产后出血量增加。

5. 应对措施 询问产妇及家属采取了哪些措施,是否采取听流水声、下腹部热敷、针灸、肌内注射新斯的明、导尿等帮助排尿的措施,效果如何。若不习惯床上排尿,是否在照护者的搀扶下下床排尿。

Note:

六、尿失禁

尿失禁是指膀胱内尿液失去控制而自行经尿道排出的现象,可分为压力性尿失禁、反射性尿失禁、急迫性尿失禁、功能性尿失禁、溢出性尿失禁等。产后尿失禁以压力性尿失禁为主,多为暂时的,随着产后盆底肌张力的恢复,尿失禁症状可逐渐缓解。

(一) 原因与机制

正常情况下,膀胱逼尿肌的顺应性使膀胱贮尿时的内部压力维持在足够低的水平,而尿道括约肌与周围组织的张力足够高,从而使膀胱内尿液不外漏。任何导致盆底组织张力降低或腹压增加的因素均可能引起尿失禁。妊娠期增大的子宫使腹压增加,自然分娩过程中,特别是器械助产、第二产程延长者,其盆底肌肉、筋膜、韧带可能被过度牵拉,导致张力降低,甚至出现撕裂,从而发生尿失禁;产后过早参加体力劳动,会影响盆底组织张力的恢复而发生尿失禁;多次分娩会增加盆底组织损伤的概率;而慢性咳嗽、长期便秘、长期站立或蹲位等会使腹压增加。

(二) 临床表现

主要表现为喷嚏、咳嗽、大笑或运动等腹压增加时,有少量尿液不自主地由尿道口溢出。

(三) 问诊要点

1. **尿失禁的特点**　尿失禁开始的时间、每次的漏尿量,间断还是持续发生,漏尿前有无尿意或诱因。

2. **尿失禁的严重程度**　可采用国际尿失禁咨询委员会尿失禁问卷(ICI-Q-LF)进行测评。该问卷根据尿失禁发生的频率将其分为 0~5 级:0 级为从不漏尿;1 级为每周漏尿 1 次或不到 1 次;2 级为每周漏尿 2~3 次;3 级为大约每天漏尿 1 次;4 级为每天漏尿数次;5 级为持续漏尿。

3. **伴随症状**　若尿失禁伴有尿频、尿急等症状,应注意排除泌尿系统感染的可能。

4. **对产妇的影响**　是否因尿失禁而控制液体摄入,是否因尿液刺激皮肤而引起皮炎或发生压疮,是否存在自卑心理,是否影响社交。

5. **应对措施**　产妇是否因尿失禁而及时就诊,进行了哪些检查,注意查看检查结果有无异常;采取了哪些治疗或护理措施,如盆底肌训练、生物反馈电刺激治疗等,效果如何。

知 识 拓 展

Kegel 训练

　　Kegel 训练又称盆底肌训练(pelvic floor muscle training,PFMT),由妇科医生阿诺德·凯格尔博士于 1948 年研究发明。英国国家卫生和临床优化研究所(National Institute for Health and Care Excellence,NICE)建议,治疗师指导下至少 3 个月的 PFMT 作为对压力性尿失禁患者的一线治疗(A 级证据)。PFMT 应达到相当的训练量,才可能有效。训练方法:持续收缩盆底肌(即缩肛运动)不少于 3s,松弛休息 2~6s,连续做 15~30min,每天重复 3 遍;或每天做 150~200 次缩肛运动,持续 3 个月或更长时间。文献报道,PFMT 的短期有效率可达 50%~75%。但 PFMT 存在依从性差、训练技巧不易掌握等缺点。NICE 建议孕妇进行 PFMT 以预防产后尿失禁(A 级证据)。

七、便秘

便秘是产褥早期常见的临床症状之一,按其原因可分为器质性便秘和功能性便秘两类,产后便秘以功能性多见。

（一）原因与机制

1. 腹肌、盆底肌张力降低 产后随着胎儿、胎盘娩出，腹压降低，腹肌及盆底肌张力降低，排便力量减弱，导致排便困难。

2. 肠蠕动减慢 产后多以休息为主，活动减少，因此肠蠕动减慢，肠内容物停留时间长，使水分吸收导致大便干结，引起便秘。

3. 饮食结构改变 产妇饮食多以高蛋白类食物为主，纤维素相对缺乏，另有部分产妇，特别是剖宫产者，产后进食量相对较少，可导致肠道刺激减少，从而发生排便困难。

4. 体液不足 产程中大量体液消耗，产后出汗量增加，若不能及时补充体液，可导致水、电解质紊乱，肠蠕动减慢，发生便秘。

5. 其他 剖宫产切口疼痛、会阴撕裂伤、痔疮、肛瘘、肛裂等也是导致产后便秘的原因。

（二）临床表现

主要表现为不能排出大便或排便次数减少、大便干结、排便费力等，经常排便用力，还可引发或加重原有的痔疮，发生便血。

（三）问诊要点

1. 便秘特点 询问产妇起病的急缓以及病程的长短，排便次数、排便的困难程度、大便的量及性状等。

2. 便秘的原因 询问产妇有无进食量过少、饮食结构改变、活动量减少，有无精神紧张、环境改变，有无肠道肿瘤、肛裂、痔疮等。

3. 伴随症状 便秘严重者可伴有腹胀、腹痛等不适，若有便血、黑便、贫血、消瘦等伴随症状，应及时进行相关检查，以排除肠道肿瘤、痔疮等疾病的可能。

4. 对产妇的影响 询问产妇是否因便秘而导致腹痛或腹胀不适、肛周疼痛、烦躁、焦虑、食欲缺乏、失眠等；是否因为肠道胀满而影响子宫收缩，导致恶露增加。

5. 应对措施 针对便秘，产妇及家属采取了哪些措施，效果如何。建议采取增加运动、多饮水、改变饮食结构等方法缓解便秘，必要时使用缓泻剂类药物。

八、乳房问题

母乳是婴儿成长最天然、最安全的食物。世界卫生组织和联合国儿童基金会建议，纯母乳喂养至少要维持至产后 6 个月，添加辅食后继续母乳喂养至 2 岁或更长。然而，母乳喂养过程中可能会遇到乳房胀痛、乳汁不足、乳头皲裂等问题。

（一）原因与机制

1. 乳房胀痛 ①母乳喂养延迟、婴儿含接姿势不正确以及乳腺管不通畅等，会影响乳房排空而导致乳房胀痛；②因母婴分离或其他原因需要暂停母乳喂养者，若不能及时排空乳房，也会导致乳房胀痛；③因存在医学指征而不能行母乳喂养者，需及时采取退乳措施，而退乳过程中禁止排空乳房，若退乳措施效果欠佳，则可能会发生乳房胀痛。

2. 乳汁不足 吸吮及不断排空乳房是保持乳腺不断泌乳的重要条件，产妇的营养、睡眠、情绪及健康状况等均与泌乳量密切相关。如果新生儿吸吮不足或方法不正确，或产妇营养不良、睡眠不佳、情绪不良、健康状况欠佳等，均可导致产后乳汁不足。

3. 乳头皲裂 ①婴儿含接姿势不正确是乳头皲裂的最常见原因，正确的含接姿势应是婴儿含住乳头及大部分乳晕，如果只含住乳头，则不容易吸出乳汁，且容易造成乳头皲裂；②哺乳结束时，产妇应轻压新生儿下颌，待其张开嘴巴后取出乳头，若在口腔负压的情况下强行拉出乳头则可能导致乳头皲裂；③乳头过小、乳头平坦或凹陷，则新生儿吸吮会更加用力，容易导致乳头皲裂；④使用肥皂等过度清洗乳头会损伤乳头表皮，易发生乳头皲裂。

（二）临床表现

1. 乳房胀痛 双乳胀实、硬结，触之疼痛，可伴有轻度发热。若不及时排空乳房，严重者可发展为乳腺炎。

2. 乳汁不足　乳汁不足主要表现为：①哺乳前无乳房胀满感,哺乳前后乳房变化不明显;②新生儿用力吸吮,但听不到连续吞咽声;③哺乳后新生儿仍哭闹或不久后又哭闹,哺乳后新生儿睡眠时间短于 1h;④新生儿大小便量减少;⑤出生 1 周之后,新生儿体重不增或增加缓慢。

3. 乳头皲裂　检查乳头可见表面存在小裂口或溃疡,可为一处或多处,深浅不一,局部可见血性液体或淡黄色浆液渗出。新生儿吸吮时伴有乳头锐痛,部分产妇因此拒绝哺乳。若细菌经皲裂处侵入,可发生乳腺炎;若皲裂处发生真菌感染,可出现局部红肿、疼痛,并伴有白色分泌物。

(三) 问诊要点

1. 母乳喂养情况　询问产妇是否为母乳喂养,哺乳的频次以及每次哺乳的时间,是否按需哺乳;未行母乳喂养者是否及时排空乳房。

2. 发生原因　包括新生儿含接姿势是否正确,产妇有无睡眠不足、焦虑、饮食不当、乳头平坦或凹陷等;是否有过度清洗乳头的行为。

3. 伴随症状　是否伴有乳房红、肿、热、痛及全身发热、寒战等乳腺炎的症状;乳头皲裂处是否有红肿、疼痛及白色分泌物。

4. 对母婴的影响　是否因母乳喂养不当而导致新生儿体重不增或增加缓慢;是否导致产妇疼痛、发热、焦虑等;产妇是否因此而拒绝哺乳。

5. 应对措施　询问产妇及家属采取了哪些措施,效果如何。乳房胀痛者,是否行乳房热敷及按摩;乳汁不足者有无增加新生儿吸吮次数、多进食汤类等;乳头皲裂者是否将乳汁涂于乳头上或采取间接哺乳的方法。

九、产后心理障碍

产后心理障碍(postnatal psychological disturbances,PPD)是指产后 6 周内发生的以精神和行为障碍为主要表现的一组疾病,包括产后沮丧、产后抑郁和产后精神病。产后心理障碍不仅会影响产妇本人的生活质量,而且会影响到产妇的家庭功能和亲子关系,甚至影响到婴幼儿的发育及其情感、智力、行为的发展,为家庭及社会带来了巨大的危害。

(一) 原因与机制

一般认为由生理、心理、社会等各方面因素相互作用所致。

1. 生物学因素

(1) 神经内分泌因素:产后雌激素、孕激素水平急剧降低,导致脑内和内分泌组织中儿茶酚胺减少,从而影响到高级脑活动。同时,分娩过程使产妇身体疲惫、情绪低落,也导致神经系统功能减退,内分泌水平不稳定,进一步促进情绪的低落。

(2) 躯体因素:难产、滞产、器械助产等产科因素是产后心理障碍的重要诱因,心脏病、病毒性肝炎、性传播疾病等合并症以及重度子痫前期、胎盘早剥等产科并发症也会增加产妇的心理负担,成为产后心理障碍的诱因之一。

(3) 既往史与家族史:经前期综合征、产前抑郁、产前焦虑、产后抑郁等既往史都是产后心理障碍较显著的预测因素。精神病家族史,特别是抑郁症家族史,是产妇出现产后心理障碍的高危因素。

2. 心理因素　好强求全、固执、保守、内倾、敏感等性格特征的人群更容易发生产后心理障碍。另外,部分产妇在产后初期会出现暂时性的心理退化现象,即行为变得更加原始或孩子气,这也是产后心理障碍的心理学基础。加之产后对母亲角色的适应过程及对新生儿护理知识的学习过程,都对产妇带来一定的压力,从而增加发生产后心理障碍的可能性。

3. 社会因素　情感及社会支持不足,特别是来自配偶及同住者的支持不足,是产后心理障碍的重要危险因素;丧亲、婚姻破裂、失业等生活压力事件以及死胎、死产、畸形儿、母婴分离、喂养困难等对产妇都是强烈的精神刺激,成为产后心理障碍的高危因素。另外,年龄、文化程度、经济状况、职业等也与产后心理状态有一定关系。

（二）临床表现

1. 产后沮丧 常于产后 3~4d 开始,5~14d 达高峰。主要表现为不明原因的失眠、疲乏、敏感、易哭、情绪不稳定等,对新生儿护理影响不大。

2. 产后抑郁 多于产后 2 周内发病。主要表现为心情压抑、情绪淡漠、焦虑、易怒、自责、自罪感,创造性思维受损,主动性降低,严重者甚至绝望、有自杀或杀婴倾向。其症状比产后沮丧持续时间长,可持续几个月甚至更长。

3. 产后精神病 是与产褥期有关的重度精神行为障碍,其临床特征为精神错乱、急性幻觉和妄想、抑郁或狂躁交叉的多形性病程及症状易变性。产妇主要表现为不能休息、错觉、判断力差、做事紊乱、不能进行自我护理和新生儿护理,甚至出现自我伤害和伤害婴儿的行为。产后精神病可分为 6 种类型:①抑郁状态;②谵妄状态;③躁狂状态;④幻觉妄想状态;⑤反应性精神病;⑥感染性精神病。

（三）问诊要点

1. 症状开始的时间 询问产妇及家属其症状开始的时间,是产前症状的延续,还是从产后多少天开始的。

2. 严重程度 使用比较成熟的心理卫生评定量表对产妇进行心理状况评估,根据评估结果初步了解其心理障碍的类型及其程度。若量表评定结果为阳性,可请心理学专业人员为其行进一步的诊断。

3. 高危因素 询问产妇有无经前期紧张综合征、有无孕产期合并症或并发症、孕产期情绪是否紧张;有无不良生活事件发生;有无精神病个人史和家族史;分娩过程是否顺利;婴儿的健康状况;产妇的个性特征;情感及社会支持状况;产妇及家人对新生儿性别是否满意等。

4. 对产妇及其家庭的影响 询问产妇及家属是否影响日常生活,是否伴有睡眠障碍、烦躁易怒等,是否导致家庭关系紧张,有无自伤及伤害他人的想法;是否导致其无法完成新生儿护理或生活不能自理。

5. 对疾病的认识 产妇及家属能否正确认识疾病,家属是否因为产妇的不良情绪而对其进行责怪。

6. 应对措施 询问产妇及家属是否及时就医,采取了哪些处理,效果如何;对于产后心理障碍,产妇及家属分别采取了哪些应对措施,属于积极的还是消极的应对措施。

（郭秀静）

第四节 产褥期妇女体格检查

产褥期妇女的身心会发生一系列变化,如果处理不当就会转变为病理状态,如产褥感染、产后抑郁等,因此助产士需要定期对产妇进行身心评估与健康指导。对产妇进行初次评估时应进行全面的体格检查,包括全身检查和生殖系统检查,以全面了解分娩后的身体情况,帮助判断有无产褥期病理问题,为产褥期妇女的健康指导提供依据。

一、产褥期妇女全身检查

（一）一般状态检查

一般状态检查是对产褥期妇女进行概括性观察,检查内容包括生命体征、营养状态、步态等。

1. 生命体征 包括体温、脉搏、呼吸、血压。

（1）体温:产后体温多在正常范围内。产褥病率指分娩 24h 以后的 10d 内,每日测量体温 4 次,间隔 4h,体温有 2 次≥38℃。产褥病率的最常见原因是产褥感染。产褥期妇女在高温环境下,体内余热不能及时散发,可引起中枢性体温调节功能障碍(高热)、水电解质紊乱、循环衰竭和神经系统功能损害,若体温持续上升达 41~42℃,呈稽留热型,伴有面色苍白、口渴、脉搏细数、呼吸急促、谵妄、抽搐、昏迷等症状,应警惕重度产褥中暑。

(2) 脉搏:分娩后因胎盘血液循环停止,卧床休息或迷走神经的作用,脉搏缓慢而规律,60~70 次/min,产后 1 周恢复正常。脉搏加快时应注意观察体温、出血和心脏情况。体温不高而脉搏加快,常为产后出血的早期表现。

(3) 呼吸:分娩后腹压减低,膈肌下降由妊娠期的胸式呼吸变为胸腹式呼吸,呼吸深慢,14~16 次/min。

(4) 血压:产褥期血压平稳。子痫前期的产妇于产后血压明显降低,逐渐恢复正常。

2. 营养状态 通过观察和量化指标测量评估产妇的营养状态。观察皮肤和黏膜的色泽、皮下脂肪的弹性和厚度、肌肉的充实状态、指甲和毛发的光泽度等,若皮肤黏膜、口唇、甲床苍白提示产妇贫血。

3. 步态 若产妇存在耻骨联合、骶髂关节或大腿疼痛,行走时可闻及骨擦音,不能下床,行走困难,应考虑有耻骨联合分离的可能。

(二) 乳房检查

检查乳房应有良好照明,产妇取坐位或仰卧位,充分暴露双侧乳房,按先视诊后触诊的顺序进行。

1. 视诊 先观察乳房的形态和轮廓,再观察乳房的皮肤、乳头、乳晕及腋窝。

(1) 形态和轮廓:观察乳房体积大小、是否对称、有无发育异常、局部凹陷或隆起等。产褥期乳房变化是妊娠期变化的延续,产后 2~3d 乳腺腺泡上皮开始分泌乳汁,乳房明显增大,乳房皮肤紧张,可见浅表静脉扩张。正常乳房两侧对称,若一侧乳房明显增大,可见于产后惯用一侧乳房哺乳、炎症、囊肿形成或乳腺肿瘤等。

(2) 乳房皮肤:重点观察乳房皮肤有无红肿、下陷、溃疡、皮疹、瘢痕和色素沉着。正常乳房肤色与身体其他部位一致。乳房皮肤局部红、肿、热、痛,常见于急性乳腺炎。

(3) 乳头和乳晕:注意乳头大小、位置、两侧是否对称,有无回缩及分泌物。从妊娠早期开始乳头和乳晕色素沉着、乳晕扩大;停止哺乳后,乳头和乳晕逐渐转为暗红色。乳头直径在标准范围内,未突出于乳晕或微高于乳晕,称乳头平坦(图 6-1);如乳头不能突出,而是向内凹陷于乳晕内,称乳头内陷(图 6-2),可分为原发性和继发性。继发性乳头内陷多因乳腺炎症或肿瘤引起;原发性乳头内陷为先天性发育不良,常为双侧,亦可见于单侧。因产妇乳头平坦或内陷,新生儿无法正常含接乳头,导致母乳喂养困难。如近期才发生乳头内陷,应警惕深部乳腺癌侵犯乳腺管,致乳头受牵拉。

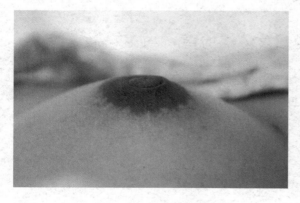

图 6-1 乳头平坦

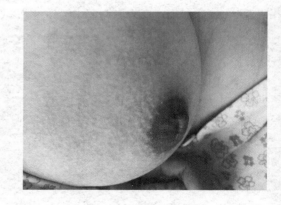

图 6-2 乳头内陷

乳头皮肤有裂口或狭小溃疡称乳头皲裂,裂口位于乳头表面或乳头与乳晕连接部,多见于初产妇,因新生儿含接姿势不正确或新生儿用力吸吮所致。早期乳头炎表现为乳头皲裂,多为放射性小裂口,裂口深时可有出血。乳晕炎常发生在乳头炎之后,当炎症侵及乳晕深层时,引起蜂窝织炎,局部红、肿、热、痛明显,静脉扩张并伴有乳头皲裂。

（4）腋窝：注意观察有无红肿、溃疡、瘢痕和肿块。胚胎发育过程中，自腋窝至腹股沟连线(即乳线)上形成的 6~8 对乳头状局部增厚，即为乳房的始基。正常情况下仅胸前一对发育成为乳房，其余均于出生前退化。如未退化，形成多余的乳头或乳房，称为副乳，哺乳期可出现胀痛甚至可泌乳。急性乳腺炎感染严重时，可出现腋下淋巴结肿大、疼痛和压痛。

　2. **触诊**　对产褥期妇女乳房的触诊内容主要为乳房皮肤的温度、有无压痛及肿块。

（1）乳房皮肤温度：用手指的掌面或手掌进行检查。局部皮肤温度升高并伴有皮肤发红，见于急性炎症和生长迅速的肿瘤，如乳房的急性化脓性疾病、急性乳腺炎、炎性乳癌等。

（2）乳房肿块触诊：产后 2~3d，乳汁开始分泌，乳房皮肤发紧，可有硬结形成。产后如未正确哺乳或未及时排空乳房，可致乳胀。乳腺炎早期乳房有界限不清的肿块，触痛明显；若触及明显的肿块、硬且有压痛、腋下可扪及肿大且有压痛的淋巴结见于乳腺蜂窝织炎；触诊肿块时应检查有无波动感，波动明显提示浅表脓肿；如波动感不明显且触及腋窝肿大的淋巴结，可能是乳房深部脓肿。

　（三）腹部检查

　1. **视诊**　腹部视诊的内容主要包括腹部皮肤和腹部外形。

（1）腹部皮肤：分娩后腹壁皮肤松弛是受增大妊娠子宫的影响，部分弹力纤维断裂，腹直肌出现不同程度的分离，腹壁张力的恢复需要 6~8 周才能完成；妊娠期出现的下腹部正中线、外阴部的色素沉着，在产后颜色逐渐变浅至消退；初产妇腹壁上的紫红色妊娠纹逐渐变成银白色。

　若为剖宫产术后产妇，在腹壁可见手术瘢痕。切口组织红肿者提示切口早期感染；出现局部组织坏死或腹部切口裂开，则提示严重感染。腹部切口为芽孢梭菌坏死性感染时，早期局部组织水肿，切口处可见污秽、有臭味的血清样分泌物。感染初期时切口邻近皮肤色泽正常；当切口组织肿胀、邻近皮肤色泽变为黄色或青铜色时，提示感染加重。

（2）腹部外形：产后腹壁皮肤明显松弛，体型偏瘦的产妇下腹可见局部隆起的球状物，为分娩后的子宫。若为剖宫产术后产妇，可见腹部呈弥漫性对称隆起，这是由于剖宫产后胃肠蠕动减少，大量胃肠积气所致。

　2. **听诊**　正常肠鸣音 4~5 次 /min，但产后由于麻醉、活动减少致肠蠕动减弱，可出现肠鸣音减弱或消失。

　3. **叩诊**　通过腹部叩诊可了解腹部鼓音区和浊音区的变化、腹腔脏器的位置、大小及有无叩痛、腹腔有无积气积液、肿块等。腹部叩诊呈鼓音，其程度因胃肠充气的多少而不同；鼓音明显，多见于产后活动少、肠蠕动减少、胃肠高度充气、麻痹性肠梗阻等。若叩诊呈浊音，且移动性浊音阳性，提示腹腔内有中等量以上积液，见于腹腔内出血、心功能不全等。在耻骨联合上方叩诊膀胱区，叩诊呈圆形区域的浊音时提示膀胱充盈、尿潴留；叩诊呈鼓音、叩不出膀胱的轮廓时提示膀胱空虚。

　4. **触诊**　在产妇排空膀胱后进行检查，主要包括子宫触诊和膀胱触诊。

（1）子宫触诊：测量子宫底高度最好在每日同一时间进行，取仰卧位，两腿屈曲放松，先按摩子宫使其收缩，然后用皮尺测量耻骨联合上缘至子宫底的距离。也可用体表标志表示，如脐下或耻骨联合上几横指。分娩后，可在产妇的腹部中央触及圆而硬的子宫。由于子宫纤维的收缩及缩复作用，使子宫体积逐渐缩小，胎盘娩出后，宫底位于脐下一横指；产后第 1d 因子宫颈外口上升至坐骨棘水平，使宫底上升至平脐，以后每天下降 1~2cm；至产后 1 周在耻骨联合上方可触及；产后 10d 子宫降至盆腔内，腹部检查不可触及宫底。若触诊时如发现子宫质软、轮廓不清、宫底升高，提示子宫收缩乏力；子宫增大且宫体压痛明显，提示子宫感染。

　针对正常产褥期产妇，下腹部触诊无明显压痛与反跳痛。若出现腹膜刺激征考虑为盆腔腹膜炎。急性期治疗不及时可发展成盆腔炎性疾病后遗症。剖宫产术后切口局部组织有压痛，提示切口感染；局部水肿和压痛，切口局部存在气体，在水肿部位可触及捻发音，可能是芽孢梭菌坏死性感染。

（2）膀胱触诊：正常膀胱空虚时隐于盆腔内不易触及。若下腹部、耻骨联合上触及一边界清晰的囊性包块,按压有尿意或有压痛,无反跳痛,伴宫底升高,排尿或者导尿后消失,提示产后尿潴留。

二、产褥期妇女生殖系统检查

产褥期妇女的生殖系统检查是产妇检查的重点内容,主要通过对产妇的外阴、阴道及子宫进行视诊、触诊检查,评估产妇分娩后的身体恢复情况。

（一）视诊

可通过直接视诊、阴道窥器视诊两种方式进行。

1. **外阴**　分娩后外阴轻度水肿,于产后 2~3d 逐渐消退。如有撕裂或会阴切开缝合者,可见缝合的伤口。会阴裂伤或侧切伤口感染时,局部充血、水肿、明显压痛,脓性分泌物流出甚至伤口裂开,较严重时可出现低热。

按感染的深浅,将会阴侧切伤口的感染分为四度:

（1）单纯性感染:感染限于会阴侧切伤口边缘皮肤及浅筋膜,不包括皮肤坏死及全身感染症状,局部不形成水疱。

（2）浅筋膜感染:感染达到浅层筋膜,可出现全层的皮肤充血和水肿,但不包括皮肤坏死和严重全身感染症状,局部不形成水疱。

（3）坏死性筋膜炎:多见于 A 族溶血性链球菌、革兰氏阴性需氧菌和各种厌氧菌感染,严重时局部血管堵塞,形成水疱、溃疡、局部发紫及显著皮下坏死,可出现捻发音。

（4）坏死性肌炎:浅层筋膜至深部肌肉出现坏死。多见于芽孢梭形杆菌感染,但在感染部位也可发现合并其他细菌感染。

2. **阴道**　观察阴道前后壁和侧壁黏膜颜色、皱襞多少。注意恶露的量、性质、颜色、有无臭味。

（1）阴道壁:阴道受胎先露部压迫,产后最初几天阴道黏膜及周围组织水肿,阴道黏膜皱襞减少甚至消失,阴道壁松软、平坦,弹性消失。随后阴道腔逐渐缩小,阴道黏膜皱襞在产后 3 周重新显现,但在产褥期结束时仍不能恢复到未孕状态。

若阴道黏膜充血、水肿或溃疡并伴有脓性或浆液性分泌物提示阴道感染,严重者可见组织大片坏死脱落。阴道窥器检查见阴道壁或切口周围有突出的肿块呈紫色,有活动性鲜血从阴道流出,提示阴道壁血肿。阴道内血肿可使一侧阴道壁肿胀,阴道管腔部分或全部被填充。

（2）恶露:视诊具体内容见本章第三节。注意恶露的量、性质、颜色、有无臭味。若多次反复阴道少量流血,恶露经久不净或者突然阴道大量流血,提示胎盘残留。

3. **子宫**　观察宫颈大小、颜色、宫颈外口形状,有无出血、糜烂、撕裂、外翻、腺囊肿、息肉、肿块以及宫颈管内有无出血或分泌物等。若出现宫颈裂伤,常发生在宫颈 3 点与 9 点处,有时可上延至子宫下段、阴道穹隆,若裂伤及子宫动脉分支,可见活跃性出血甚至血流如注。

（二）触诊

子宫及其附件深隐于盆腔内,临床可通过双合诊或三合诊对产妇进行检查,了解阴道、子宫及附件的情况。

1. **阴道**　阴道壁触及条形瘢痕或杂乱的黏膜、正常皱襞消失、局部硬韧,多因分娩时产伤引起的阴道损伤所致。若触及张力大、压痛明显、有波动感的肿物多为阴道壁血肿。

2. **子宫及附件**　正常情况下,产后 2~3d 宫颈可容两指,产后 1 周宫颈内口关闭。若产后子宫大且软,宫颈口松弛,有时可触到残留胎盘、胎膜组织,见于晚期产后出血。若宫颈口有血块堵塞,宫颈软,宫口松弛,子宫偏大,并有不同程度的压痛,提示子宫复旧不全。若下腹部明显压痛、反跳痛、肌紧张,子宫旁一侧或双侧结缔组织增厚、触痛,有时可触及肿块,肿块与子宫相连,考虑子宫感染并发盆腔结缔组织炎,严重者形成"冰冻骨盆"。若下腹软但有深压痛,子宫活动受限,移动宫颈时可引起患侧疼痛,有时可扪及增粗及触痛明显的静脉丛,可能是盆腔血栓性静脉炎。

（万盈璐）

第五节　产褥期妇女辅助检查

产褥期的辅助检查可以帮助识别正常产褥期及产褥期疾病,主要包括血液学检查、超声检查、微生物学检查、尿液检测及病理检查。

一、血液学检查

产妇在某些生理或者病理情况下,可引起血液细胞的成分和数量发生变化,通过血液学检查,可以帮助确诊某些疾病。

(一) 检查方法

略。

(二) 结果判断

1. **红细胞、血红蛋白、血细胞比容的测定**　正常情况下产褥期的血红蛋白于产后 1 周左右回升。当各项计数低于参考值范围下限时,考虑贫血,可能因妊娠期后期血液稀释或产后出血所致。血细胞比容的测定,有助于诊断贫血或判断贫血的严重程度。

2. **白细胞测定**　产褥早期白细胞可增至 $(15{\sim}30) \times 10^9/L$,中性粒细胞比例增加而淋巴细胞的比例下降,可能是由于产时组织损伤及产后子宫缩复,代谢产物进入血液循环引起的反应,产后 1~2 周恢复至正常水平。若白细胞持续增高,中性粒细胞明显增高且核左移,提示产褥感染。但严重感染时,由于骨髓抑制,血白细胞总数及中性粒细胞可不增高。

3. **血小板测定**　分娩后血小板数增多。当血小板快速降至 $100 \times 10^9/L$ 以下,甚至可达 $50 \times 10^9/L$ 以下,提示产后出血,需警惕血小板消耗过多导致的弥散性血管内凝血。

4. **纤维蛋白原、凝血酶原**　产后 2~4 周内降至正常。若产后失血过多可引起继发性凝血功能障碍,其结果表现为凝血酶原的时间延长或纤维蛋白原降低。

5. **血清 C- 反应蛋白测定**　若此值增高,有助于早期诊断产后感染。

6. **血 β-hCG**　产后明显降低,2 周内下降至正常水平。此值增高对于晚期产后出血的产妇有诊断意义,有助于排除胎盘残留及绒毛膜癌。

二、超声检查

妇产科常用的超声检查分为经腹壁超声检查和经阴道超声检查两种。

(一) 检查方法

略。

(二) 结果判读

1. 正常声像

(1) 产褥期内正常的子宫声像:子宫体积明显增大,宫腔线清,内无异常回声团,肌壁回声均匀,表示子宫处于复旧阶段;子宫体积局限性增大,宫腔线清,内无异常回声团,胎盘附着部肌层回声不均匀,提示胎盘附着部位处于复旧阶段。顺产和剖宫产产褥期子宫的声像分别见文末彩图 6-3 和彩图 6-4。

(2) 产褥期结束后的子宫声像:子宫体积正常,肌层回声均匀,双侧附件区未见明显异常肿块,盆腔超声未见异常血流信号。

2. 异常声像

(1) 胎盘胎膜残留:子宫体积明显增大,宫腔线不清,内见异常回声团,提示胎盘胎膜残留(文末彩图 6-5)。

(2) 子宫切口裂开并血肿:子宫体积增大,子宫下段前壁切口处凹凸不平,浆膜层断续不完整,肌壁连续性不佳或断裂,子宫下段前壁(切口处)见低或混合性回声团外突,提示子宫切口裂开并血肿(文末彩图 6-6)。

三、微生物学检查

产褥期妇女的微生物学检查主要包括阴道分泌物检查和血液检查。阴道分泌物检查前需正确采集标本,先对会阴部进行全面消毒,暴露阴道和子宫颈,然后从阴道、子宫颈采集分泌物进行需氧菌和厌氧菌培养以及沙眼衣原体、人型支原体的检测。

(一) 检查方法

1. **直接显微镜检查**　分为涂片不染色和涂片染色显微镜检查。其中涂片不染色显微镜检查,常用悬滴、压滴法和湿式涂片。如滴虫阴道炎阴道分泌物湿片,通过暗视野显微镜观察阴道毛滴虫的生长、运动方式。涂片染色显微镜检查,如妇产科常将阴道分泌物经革兰氏染色涂片对病原体进行检查,其结果对阴道感染的诊治具有一定意义。

2. **病原体的分离培养和鉴定**　常将宫腔分泌物、脓肿穿刺物、阴道后穹隆穿刺物或血液标本做细菌培养。实验室根据可疑菌的生长特性,选择合适的培养基,使细菌在体外人工培养基上进行分离培养做出鉴定,为进一步做药物敏感试验、临床用药提供依据。

3. **抗菌药物敏感性试验**　临床上对于有症状而多次湿片检查为阴性或治疗效果欠佳的阴道炎,取其阴道分泌物;产褥期感染且抗生素治疗效果不佳者,取其血液标本,以上均可采用培养法同时行药敏试验。

4. **细菌耐药性检测**　细菌耐药表型的检测和耐药基因型的检测。

5. **病原体抗原和特异性抗体检测**　可以作为快速确定病原体的方法。

(二) 结果判断

会阴侧切切口感染多为需氧菌和厌氧菌所致的混合感染。葡萄球菌和大肠埃希菌是引起会阴、阴道及子宫颈感染最常见的细菌。

1. **需氧菌**
(1) 链球菌:是外源性产褥感染的主要致病菌。以 β- 溶血性链球菌致病性最强,能产生致热外毒素与溶组织酶,使病变迅速扩散导致严重感染。链球菌可以寄生在女性生殖道内,也可以通过医务人员或产妇其他部位感染进入生殖道。

(2) 杆菌:以大肠埃希菌、克雷伯菌属、变形杆菌属多见,是引起菌血症或感染性休克的常见致病菌。

(3) 葡萄球菌:主要包括金黄色葡萄球菌和表皮葡萄球菌。金黄色葡萄球菌多为外源性感染,容易引起伤口严重感染。表皮葡萄球菌存在于阴道菌群中,引起感染较轻。

2. **厌氧菌**
(1) 革兰氏阳性球菌:消化球菌和消化链球菌存在于阴道内,当产道损伤、胎盘残留、局部组织坏死等造成缺氧时,细菌能迅速繁殖引起感染。

(2) 杆菌属:这类杆菌多与需氧菌和厌氧性链球菌混合感染,形成局部脓肿,产生大量脓液,有恶臭味;还可以引起化脓性血栓性静脉炎。

(3) 芽孢梭菌:感染轻者引起子宫内膜炎、腹膜炎、败血症;严重者引起溶血、黄疸、血红蛋白尿、急性肾衰竭、气性坏疽等,甚至死亡。

3. **支原体和衣原体**　可在女性生殖道内寄生,引起生殖道感染,其感染多无明显症状。

四、尿液检测

协助产妇清洗尿道口和外阴部,排尿弃去前段尿液,收集中段尿 5~10ml 盛于带盖的无菌容器内送检。由于泌尿道感染的临床表现常和轻型的子宫内膜炎相似,应对所有产后子宫内膜炎患者进行尿液分析。如发现脓尿和菌尿,将尿液进行培养,同时针对泌尿道感染进行治疗。

五、病理检查

将宫腔刮出物送病理检查。在镜下,若见变性绒毛或混有新鲜绒毛,而无胎盘附着部位的血管病变,诊断为胎盘残留;若见坏死蜕膜组织混以纤维素、玻璃样蜕膜细胞及红细胞,而无绒毛组织则诊断为蜕膜组织残留。

(万盈璐)

第六节　产褥期妇女心理社会评估

新生儿的出生使家庭结构和家庭功能都发生了相应变化。在产褥期,产妇需要从妊娠期和分娩期的不适、疼痛、焦虑中恢复,并接纳家庭新成员及新家庭。与此同时,家庭其他成员也会经历心理调适的过程,以适应新的家庭生活模式。因此,助产士应将产妇、新生儿及其他主要家庭成员作为一个整体,对其进行产褥期心理社会评估和调适指导。

一、产褥期常见心理社会变化

(一)产褥期妇女常见心理社会变化

产褥期是产妇在心理社会上变化较大的一个时期,产褥期妇女的心理社会变化与分娩次数、分娩经历、身体恢复情况、哺乳情况、新生儿性别及健康状况、照顾者、家庭支持系统等有关,可表现为情绪高涨、希望、高兴、满足感、幸福感,也可能表现为压力感、焦虑、抑郁等。

1. 产褥期妇女心理调适　产褥期妇女的心理调适主要表现在两个方面:确立家长与孩子的关系和承担母亲角色的责任。美国心理学家 Rubin 在 1960 年提出产褥期妇女的心理调适过程需要经过三个时期,分别是依赖期、依赖-独立期和独立期。通过这三个时期来观察与评估产妇的心理调适状况,能帮助助产士制订照护计划,满足产妇的需求。

(1) 依赖期(taking-in phase):一般指产后 1~3d。此期产妇主要关注的是自己的食物、水分、睡眠等基本需要,较少关注新生儿,新生儿护理常由其他人员完成。此期产妇经常思考自己的新角色,喜欢与他人谈论妊娠、分娩的过程,并常常主动与他人分享自己的经历。产妇常常对自己的孩子有一种怀疑的感觉,产生"孩子真的是我的吗?""分娩真的结束了吗?"等想法。

(2) 依赖-独立期(taking-hold phase):一般指产后 3~14d,此期一般持续 10~14d。产妇的身体逐渐恢复,并变得较为独立,逐渐显示出自我护理能力,关注的重心从自己转移到新生儿。此期产妇对新生儿护理产生浓厚兴趣,主动参与新生儿护理,愿意亲自给新生儿哺乳、换尿布等,而且经常将自己的孩子与别人的孩子进行比较。因此,此期是产妇学习和掌握自我护理及新生儿护理知识技能最容易的时期。但由于激素水平变化、不良的分娩经历、爱的被剥夺感、过多母亲责任等,此期也是产后抑郁发生的高峰期。

(3) 独立期(letting-go phase):一般指产后 2 周至 1 个月。产妇进一步确认了自己的角色,接受了现实生活中的新生儿。产妇、家人及新生儿成为一个完整的系统,形成新的生活形态。产妇与家人共同分享欢乐与责任,并逐渐恢复分娩前的家庭生活。但是产妇及家人会承受更多的压力,出现兴趣与需要、事业与家庭间的矛盾,父母与祖父母间可能会因如何养育孩子而出现家庭冲突。

2. 产褥期妇女的角色转换　母亲角色转换是指分娩以后,产妇护理新生儿的能力逐步体现,最后能良好地适应母亲角色的过程。母亲角色转换从妊娠期开始,持续到产后几个月。主要包括以下四个阶段:

(1) 角色想象阶段:此阶段从孕妇选择产科医生与分娩医院开始。在此阶段,很多孕妇参加产前培训班学习,了解分娩过程,并主动学习如何适应母亲角色。

Note:

(2) 事实角色初始阶段:此阶段是指分娩结束至产后 4~6 周的时间。此期,产妇的新生儿护理知识主要来源于医护人员、朋友、长辈等。其主要任务是充分理解新生儿各种反应的意义、学习新生儿护理,以便了解和满足新生儿的需要。

(3) 角色默契阶段:此阶段与以上阶段有一些重叠,是在产妇对新生儿给出信号正确理解的基础上形成的。此时,产妇不是根据教科书或者医护人员所给予的知识照顾新生儿,而是根据新生儿所给的信号进行新生儿护理,产妇与新生儿之间形成相互的认同与默契。

(4) 角色实现阶段:当产妇感受到新生儿带来的快乐、幸福以及做父母的自豪感时,就达到母亲角色实现阶段。对于做父母的自豪感,有的在新生儿出生的第一个月就可产生,而有的需要相对较长的时间。

3. 产褥期妇女心理变化的影响因素　产褥期妇女的心理变化受很多因素影响,如身体状况、分娩感受、社会支持等。

(1) 年龄:未成年产妇(<18 岁)由于本身在生理、心理及社会等各方面尚未成熟,因此在母亲角色的学习上会遇到较多困难,影响其心理适应;而高龄产妇(>35 岁)体力和精力下降,容易出现疲惫感,并且在事业和母亲角色上面临更多的冲突。

(2) 身体状况:妊娠期身体健康状况欠佳、存在妊娠期或分娩期并发症、剖宫产以及难产等均会影响产妇的身体状况,从而影响其心理适应过程。

(3) 分娩感受:产妇对分娩过程的感受与产妇所具有的分娩知识、对分娩的期望、分娩方式及分娩过程支持源的获得有关。当实际分娩经历与产妇的期望之间存在较大差距时,就会使产妇产生心理落差,从而影响其自尊。

(4) 产次:相对于初产妇,经产妇因为有过妊娠、分娩及新生儿护理经历,其产后心理调适过程更为顺利,且能够更快地完成角色转化。

(5) 性格特征:产妇的性格以及与新生儿情感联结的结果是影响其心理调适的一个重要因素。平静、快乐、积极向上的产妇,产后心理调适能力较强;相反,易激动、忧虑、消极的产妇,其产后心理调适能力较弱。

(6) 社会支持:社会支持系统不但提供情感支持和陪伴支持,同时也提供物质支持和信息支持。良好的经济状况、家人与照顾者的理解与帮助,有利于产妇的心理适应,使其更能胜任新生儿照顾工作。

(7) 其他:畸形儿、母婴分离、新生儿性别与期望不符、喂养困难、非预期的剖宫产等也是影响产褥期妇女心理调适的常见因素。

(二) 家庭主要成员常见心理社会变化

新生儿的出生对整个家庭都是一个重要的事件,所有家庭成员特别是新生儿父亲、其他子女、祖父母等都会经历复杂的心理社会适应过程。

1. 父亲常见心理社会变化　新生儿出生后,父亲对其外观、反应产生浓厚的兴趣,渴望去摸、抱新生儿,很多父亲不断地评论新生儿的外观特征,向别人描述特征时表现出非常兴奋的样子。在新生儿醒的时候,父亲总是采用抚摸、眼睛的对视、与新生儿说话等语言或非语言的方式与新生儿沟通,父亲此时非常渴望与妻子一起照顾新生儿,并希望得到妻子和其他家庭成员的肯定。由于对新生儿护理知识的缺乏,故而对有关新生儿护理的知识非常敏感。然而,生活压力、经济与工作压力以及新生儿带来的夫妻关系变化等各方面的因素,可能会让部分父亲难以适应,产生烦躁、焦虑等心理变化。

2. 其他子女常见心理社会变化　新生儿出生后,家庭关注的焦点转移到新生儿身上,对其他子女的关注度降低,故而使其他子女产生爱的被剥夺感,由此引发烦躁、易怒、焦虑等情绪问题,为引起家庭的关注,多表现为黏父母、发脾气、不讲道理或者出现一些退化行为,如要求用奶瓶吃奶等,严重者可有伤害新生儿的行为。

3. 祖父母常见心理社会变化　对于新生儿的出生,其祖父母会感到非常高兴,并想方设法与新

Note:

生儿接近,希望有足够多的机会看到新生儿,并在与新生儿接触中得到快乐。另一方面,家庭成员的注意力转移到新生儿身上,新生儿父母对祖父母的关注度降低,可能导致新生儿祖父母产生焦虑、抑郁等不良情绪。此外,祖父母对新生儿的期待与现实的矛盾、家庭关系的变化等也会引发各种心理变化。

二、产褥期心理社会评估

将产妇及其家庭成员作为整体进行心理、社会评估,可帮助助产士判断产妇及家庭成员对健康教育和指导的需求。

(一) 产妇及其家庭成员心理评估

对产妇及其家庭成员的心理评估包括认知功能、情绪与情感、应激与应对、健康行为、自我概念、精神信仰六个方面,评估方法具体如下:

1. 认知功能 大部分产妇在产褥期会经历不同类型的疼痛,如切口痛、产后宫缩痛、耻骨联合痛与腰背痛等。另外,部分产褥期妇女会出现记忆力减退、注意力下降、思维迟缓等现象。了解产妇及其家庭成员在认知方面的变化有利于缓解这些变化带来的不利影响。

评估方法可以通过问诊及相关评估工具进行。

(1) 评估要点:有无记忆力、注意力和思维能力的改变或异常? 有无疼痛及其部位、性质、程度、持续时间?

(2) 评估工具:记忆力评估可采用评定量表进行测评,常用评估工具见第二章第一节;疼痛评估可采用视觉模拟评分法、口述描绘评分法、数字评分法等。

2. 情绪与情感 产褥期是产妇情绪波动较大的一段时期,焦虑、抑郁、情绪不稳、易激惹是产褥期妇女常见情绪问题。面对家庭结构的变化以及产妇情绪的波动,其他家庭成员也可能出现焦虑、抑郁等情绪问题。了解产妇及其家庭成员的情绪情感变化有利于及时进行干预,以缓解其带来的不利影响。

可以通过问诊及相关评估工具进行评估。

(1) 评估要点:近来心情如何? 是否感到紧张 / 害怕? 对以前感兴趣的事情是否依然感兴趣? 有没有什么事使其感到特别担心 / 沮丧 / 抑郁? 是否感到生活有意义?

(2) 评估工具:常用的测评工具有爱丁堡产后抑郁量表(Edinburgh postnatal depression scale,EPDS)、产后抑郁筛查量表(postpartum depression screening scale,PDSS)、贝克抑郁问卷(Beck depression inventory,BDI)、SAS 和 SDS 等。

3. 应激与应对 产褥期妇女及家庭成员往往面临较多的应激,如分娩带来的疲劳、疼痛,产后的角色转换,照顾新生儿过程中的应对能力不足,家庭成员间的文化差异,家庭功能失调,经济困难以及居室环境欠佳等。面对应激,不同的产妇及家庭成员可产生不同的应激反应,所采取的应对措施也有所不同。了解产妇及家庭成员的应激与应对,有利于指导其采取有效的应对方式消除或缓解应激反应。

应激与应对评估可通过问诊及相关评估工具进行。

(1) 评估要点:使您感到有压力的事件是什么? 采取何种方式缓解紧张或压力? 效果如何? 遇到困难时,是否主动寻求家人、亲友或同事的帮助? 家人、亲友、同事中谁能帮助缓解压力? 对其帮助是否满意? 面对困难一般采取什么样的态度和行为? 是否因压力而导致食欲缺乏、疲乏、睡眠障碍、焦虑、抑郁等应激反应?

(2) 评估工具:可针对应激过程中的有关因素选用相应的评定量表,对应激源、应对方式等进行评估,评估工具详见第二章第一节。另外,用于测量焦虑和抑郁的量表也可以作为测量应激反应的有效工具。

4. 健康行为 伴随着产后生活模式的改变,产褥期妇女的健康行为,特别是生活方式和习惯会发生相应变化,如饮食过度、作息不规律等。其家庭成员也可能因为忙于照顾产妇及新生儿而发生健康行为的改变,如运动减少、作息不规律等。了解产妇及家庭成员的健康行为,有利于进行针对性指导,以减轻对健康的影响。

可以通过问诊及相关评估工具进行评估。

(1) 评估要点:是否饮食过度? 是否高盐、高脂饮食? 有无烟酒嗜好? 睡眠时间与质量如何? 是否进行运动? 是否主动进行产后复查? 是否进行母乳喂养? 是否存在喂养困难? 做事是否有耐心?

(2) 评估工具:可采用健康促进生活方式问卷(health-promoting life profile,HPLP)测量健康促进行为、A 型行为评定量表(type A behavior pattern,TABP)评估是否具有 A 型行为模式。

5. 自我概念 产褥期妇女体型改变、衣着宽松、产褥早期身体功能未完全恢复均可导致产妇身体意像改变;产褥期妇女因产假暂时离开工作、祖父母因照顾新生儿退出某些社会团体等均可导致产妇及家庭成员的社会认同受到影响;若新生儿养育过程中遇到困难,也会影响产妇及家庭成员的自我认同感。而上述任何对自我的负性或消极评价都会影响到个人的自尊。了解产妇及家庭成员的自我概念,有利于缓解这些变化带来的不利影响。

自我概念可采用问诊、观察、画人测验、评定量表测定等完成。

(1) 评估要点:观察产妇的外表是否整洁、穿着打扮是否得体、身体意像改变的程度,询问其对自己的身体和外表是否满意。同时注意其面部表情与主诉是否一致,有无"我真没用"等语言流露。也可以采用画人测验法,让产妇画自画像,并对其进行解释,从中了解其对身体意像改变的理解与认识。

(2) 评估工具:常用的可直接测定个人自我概念的量表有 Rosenberg 自尊量表。若对其他子女进行测评,可采用的量表有 Pieer-Harries 的儿童自我概念量表、Michigan 青少年自我概念量表以及 Coopersmith 青少年自尊量表等。

6. 精神信仰 产褥期妇女因"月子"不能外出参加宗教活动,家庭成员因忙于照顾新生儿及产妇也影响其参加宗教活动,因此产妇及家庭成员均可能存在信仰减弱的问题。了解产妇及家庭成员的精神信仰及变化,有利于促进其健康。

精神信仰评估主要通过观察、会谈和评定量表测定完成。

(1) 评估要点:生活的目的和意义是什么? 面对困难,是什么给予您力量和希望? 生活中有哪些需要遵从的戒规? 有无饮食禁忌? 是否有宗教信仰或精神信仰? 信仰对健康有何帮助? 是否经常参加宗教活动? "坐月子"或照顾"月子"对其参加宗教活动有何影响? 也可以通过观察其是否穿戴宗教服装或饰品、是否阅读宗教书籍、有无餐前祷告、有无教友访视等了解其精神信仰。

(2) 评估工具:自评问卷是目前常用的评估工具,具体见第二章第一节。

(二) 产妇及其家庭成员社会评估

产妇及其家庭成员的角色适应情况、各成员之间的文化差异及沟通情况、家庭经济状况、家庭环境等均会影响其健康状况。随着新生儿的出生,家庭角色结构发生变化,而为了照顾产妇及新生儿,祖父母往往也会加入其中,家庭人口结构也会随之发生变化。若产妇及家庭成员角色适应不良,会增加家庭矛盾及不良心理的风险;若家庭各成员间文化差异大,会导致沟通障碍,影响家庭功能;经济状况差及住房拥挤也与产妇不良情绪有关。因此,对产妇及其家庭成员的社会评估需要包括角色、家庭、文化、环境四个方面。

1. 角色 新生儿出生后,产妇及其家庭成员的角色均会发生变化,初产妇常因初为人母不清楚角色期望而发生角色模糊,二孩产妇常因为同时照顾两个孩子而发生角色冲突。另外,产妇暂时退出职场,在单位的角色也会发生变化。若角色适应不良,可导致焦虑、沮丧等不良情绪,甚至精疲力尽。

角色评估主要通过问诊和观察完成。评估要点主要包括:是否适应父母 / 祖父母角色? 是否清楚自己的角色权利和义务? 是否感到压力很大、不能胜任新角色? 是否感到紧张、焦虑或抑郁? 是否感到疲劳、头晕或失眠? 社会交往和人际关系如何? 与朋友关系是否密切? 对自己所承担的角色感到满意、愉快,还是沮丧、焦虑?

2. 家庭 新生儿的出生对整个家庭来说是一个重要应激源,产后家庭面临着接纳新成员的压力,同时也会发生家庭结构、家庭功能等各方面的改变。若家庭压力超过家庭资源,则导致家庭功能失衡,发生家庭危机。家庭评估可参照 Friedman 的家庭评估模式进行。

(1)家庭结构:通过收集家庭人口基本信息,分析家庭人口结构,对家庭类型及家庭生活周期进行判断。同时可通过询问以下问题了解家庭的权利结构、角色结构、沟通过程等,如:与哪些人住在一起? 谁是主要照顾者? 家里谁做主? 各家庭成员的角色行为是否符合家庭的角色期望? 家庭关系是否和睦? 家庭成员间沟通是否直截了当?

(2)家庭功能:注意询问产妇家庭关系如何、家庭成员的生活照顾及情感支持能力如何、新生儿的出生是否带来经济压力。可通过评定量表进行家庭功能测定,常用的评定量表有 Smilkstein 的家庭功能量表、Procidano 与 Heller 的家庭支持量表、家庭功能评定量表(FAD)等。

(3)家庭资源与应对:评估时可以询问以下问题:家庭收入能否满足家庭需要? 家庭成员能否为产妇提供有效的情感支持? 家庭成员能否为产妇提供足够的产褥期护理及新生儿护理知识? 家庭环境能否满足产妇和新生儿的生活需要? 社会医疗卫生服务能否满足需求? 产妇和新生儿护理方面遇到困难时向谁求助?

3. 文化 文化中与产褥期关系较为密切的主要有风俗习惯、知识等。目前我国大部分产妇仍遵从"坐月子"的风俗习惯,"月子"期间有多种禁忌,如不洗头、不洗澡、不刷牙、不吹风、不出门、不沾冷水、不看电视/手机等,不科学的习俗会对产妇健康带来不良影响;若产妇及丈夫双方家庭成员在饮食、文化等方面存在较大差异,可能会发生文化冲突,导致沮丧、烦恼等不良情绪,甚至家庭关系不和睦;不同的文化程度或知识结构会影响产褥期知识的获取,从而影响产妇及新生儿的健康。因此,对产妇及家庭成员的文化进行全面了解,有利于针对性进行健康教育指导。

主要通过问诊和观察进行评估。评估要点主要包括:产褥期有无特殊禁忌或风俗习惯? 家庭成员间在产褥期风俗习惯方面有无差异? 若祖父母来自外地,对本地的生活习惯、环境、语言等是否适应? 产褥期相关知识获取有无困难? 主要通过哪些途径获取产褥期知识? 观察产妇及家庭成员有无文化休克的表现;观察外表、服饰等,了解其有无特殊的民族风俗或宗教信仰。

4. 环境 与产褥期关系较为密切的主要是社会环境中的社会经济、生活方式、社会关系与社会支持、医疗卫生服务体系等。社会经济条件会影响居住环境、营养条件等,从而影响产褥期健康;与生活方式有关的饮食、卫生习惯会直接影响产妇健康;社会网络健全、人际关系融洽者,更易于获得情感、物质、信息等多方面的支持;充足的医疗卫生资源为产妇健康提供有力保障。

环境评估主要通过问诊和实地考察完成。评估要点主要包括:居家环境是否宽敞、整洁、明亮? 空气是否流通、新鲜? 家中有无不利于健康的危险因素? 生活方式是否健康? 社会支持系统能否满足需要? 社会关系是否融洽? 医疗保健资源是否充足? 也可以通过实地考察了解所处环境是否存在危害健康的因素,以补充问诊的不足。如环境的温湿度是否适宜,地面是否干燥、防滑,环境有无异味,有无噪声,有无取暖或降温设备等。

(郭秀静)

第七节 产褥期妇女常见健康问题

一、产褥期妇女现存健康问题

1. **活动耐力下降** 与产后身体虚弱有关。

2. **睡眠型态紊乱** 与环境嘈杂、哺乳、婴儿哭闹、照顾婴儿有关。

3. **尿潴留** 与产后未及时排尿、产程延长有关。

4. **便秘** 与产时损伤及活动减少有关。

5. **舒适度减弱** 与产后宫缩、会阴部切口疼痛、恶露、褥汗、多尿、乳房胀痛等有关。

6. **疲乏** 与产褥期精神、身体长期得不到休息有关。

7. **焦虑** 与角色状态改变有关。

8. **知识缺乏**:缺乏产褥期相关知识。

9. **社交孤立** 与中国产妇坐月子的传统习惯、缺乏外界交流、精神孤独有关。

10. **社会交往障碍** 与产后心理障碍有关。

二、产褥期妇女潜在健康问题

1. **有感染的危险** 与分娩损伤、胎儿娩出及会阴切口/撕裂部位的细菌侵入有关。

2. **有出血的危险** 与胎盘胎膜残留、子宫复旧不全等有关。

3. **有母乳喂养无效的危险** 与喂养技能不熟或乳头扁平、凹陷等有关。

4. **有母乳喂养中断的危险** 与各种原因造成的母婴分离有关。

5. **有便秘的危险** 与产后活动减少有关。

6. **有体液不足的危险** 与分娩时摄入水分减少及产时、产后失血有关。

7. **有无能为力感的危险** 与产后抑郁有关。

8. **有养育障碍的危险** 与产后抑郁导致养育孩子的能力和信心缺乏有关。

9. **有精神困扰的危险** 与产后抑郁、家庭矛盾冲突有关。

（万盈璐）

第八节　产褥期妇女评估实践

本节将针对章前导入的案例进行健康评估。

一、健康史评估

1. 社会人口学资料

项目	产妇信息	项目	产妇信息
姓名	李 ××	年龄	29 岁
国籍	中国	民族	汉族
学历	大学本科	职业	职员
婚姻状况	已婚	联系人（关系）	王 ××（丈夫）
工作单位	××市 ××银行	户口所在地	××区 ××街道 2 号
家庭住址	××区 ××街道 2 号	保险类型	市职工医保

2. **目前健康状况** 目前为自然分娩后 42d,身体已基本恢复孕前状态。

3. **日常生活状况** 产妇的一日三餐,饮食规律,营养搭配合理。偶尔会在下午 3 点和晚上 10 点补充汤类食物和水果。平素进食速度过快,喜欢吃辣的食物,但哺乳期间饮食习惯有所改变,产妇明显减少辣和冷的食物摄入。不抽烟、不饮酒、不熬夜,生活规律,日常还进行体力锻炼。产妇能独立照护新生儿,且在新生儿的照顾过程中对产妇的睡眠没有影响。大小便正常。

4. **既往健康史** 否认肝炎、结核等传染性疾病史;否认高血压、心脑血管疾病史;否认糖尿病、精神疾病史;否认手术外伤史和输血史;否认食物及药物等过敏史;按国家免疫计划进行接种。妊娠晚期至今每天服用碳酸钙 D_3 片 1 片。

5. **个人及婚育史** 本地人,否认血吸虫、疟疾等疫区、疫情、疫水接触史;生活起居规律;无吸烟、酗酒史;无吸毒史;否认粉尘、毒物、放射性物质等接触史。初潮 13 岁,平素月经规律,(5~7)d/(28~32)d,月经量中等,无血块,无痛经。产妇 24 岁结婚,配偶身体健康,夫妻关系融洽,G₃P₂,3 年前顺产一男婴 2 350g,孩子身体健康。1 年前自然流产 1 次。本次为 42d 前自然分娩一女婴,新生儿出生体重 4 050g。

6. 家族史　产妇的父亲于 5 年前诊断高血压,之后一直规律服用降压药治疗。母亲围生期无合并症及并发症。其他直系家属均无特殊疾病。

7. 系统回顾　见表 6-2。

表 6-2　系统回顾结果

项目	评估结果
一般健康状况 ● 您感觉怎样? ● 您情绪如何?	**产妇诉**:目前身体感觉还好,但情绪较怀孕前容易激动,经常会失眠,也为一些琐事而发脾气。 **解答**:您的这些情况是产后心理障碍较常见的症状,除了与产后体内激素水平下降有关,还与您的分娩经历、性格、社会支持系统等有关,应取得家属的理解和支持。若症状严重,建议您看心理门诊。 **注意事项**:交谈过程中认真倾听产妇所表达的焦虑情绪。
体重 ● 您分娩前的体重是多少? ● 您产后体重增加或减轻了多少?	**产妇诉**:分娩前体重为 69kg,婴儿体重 4 050g,现在体重 66kg,体重下降不多。 **解答**:母乳喂养期间需要补充足够的营养,但营养宜均衡,不宜过量,才能保证产后体重逐步下降。
体温 ● 您产后有无体温升高的情况?	**产妇诉**:产后第 3d 开始发热,最高达到了 39.8℃,发热期间感觉乏力,食欲不好。持续 3d,医生更换抗生素后,逐渐好转,出院至今体温一直是正常的。 **解答**:分娩后细菌侵入生殖道的创面造成子宫感染,出现高热,您在住院期间使用足量、有效抗生素后,体温逐渐下降。您日常注意体温的观察,若有发热及时就诊。 **注意事项**:高热期间可进行头部冰敷、温水擦浴等物理降温,多饮水,注意口腔护理。
外周组织 ● 您有无出汗增多? ● 您有无头发大量脱落? ● 您的皮肤、妊娠纹有无变化?	**产妇诉**:产后第 1 周安静休息时都有出汗,退热期间出汗也比较多,后来就好多了。 **解答**:产后 1 周内会将孕期潴留的水分排出体外,所以出汗很多,称为"褥汗",属于正常现象。高热期间,出汗比较多,需要及时擦干并保持衣物干净。 **产妇诉**:头发大量脱落,我经常洗头,头发卫生做得很好,为什么还会脱发? **解答**:产后体内激素水平的变化是头发脱落的主要原因之一,这种情况会逐渐好转的。 **产妇诉**:腹部的皮肤还是比较松弛,有妊娠纹,颜色是银白色的。 **解答**:产后腹部皮肤受妊娠子宫增大的影响,部分弹力纤维断裂,因为是第二胎,妊娠纹为银白色。腹部的皮肤明显松弛,紧张度需产后 6~8 周恢复;产后保健操对产后康复非常有利,值得推荐。
头颈部—眼睛 ● 您有无视力方面的改变?	**产妇诉**:无上述症状。
头颈部—耳朵 ● 您有无听力方面的改变?	**产妇诉**:无上述症状。

项目	评估结果
头颈部—鼻腔 ● 您有无鼻塞?	**产妇诉**:无上述症状。
头颈部—颈部 ● 您有无颈部包块?	**产妇诉**:无上述症状。
头颈部—口腔/咽喉 ● 您有无牙龈出血? ● 您有无咽喉疼痛? ● 您有无长期咳嗽或肺部感染发生?	**产妇诉**:无上述症状。
呼吸系统 ● 您有无呼吸困难、呼吸急促或深慢等问题?	**产妇诉**:与分娩前相比,呼吸没有那么急促了。 **解答**:产后随着胎儿娩出,腹压降低,膈肌下降,呼吸方式由胸式呼吸变为胸腹式呼吸,呼吸变得深慢,属于正常现象。
心血管系统 ● 您有无心血管疾病史? ● 您有无心慌、胸闷等表现? ● 您有无下肢肿胀、疼痛?	**产妇诉**:无上述情况。 **注意事项**:对于有妊娠合并心脏病者,产后 72h 内仍应注意预防心衰的发生。产后容易出现下肢血栓性静脉炎,多发生在股静脉、腘静脉及大隐静脉,表现为下肢持续疼痛、下肢水肿。
乳房 ● 您的乳汁分泌量是否充足? 是否为纯母乳喂养? ● 您有无乳头凹陷? ● 您有无乳房肿胀、硬结、乳头皲裂?	**产妇诉**:住院期间因为和孩子分开了一段时间,用药时也不适合喂奶,在助产士的指导下,通过挤奶将乳房排空。现在是纯母乳喂养,乳汁分泌量充足。无乳头凹陷、乳房肿胀等情况。 **解答**:母乳喂养对母婴均有益处。在母婴分离的情况下,每日不断排空乳房也是维持泌乳的重要条件。乳汁分泌量与您的睡眠、营养、情绪等都有关系,建议保证充足睡眠,加强营养,调整好情绪。 **注意事项**:鼓励产妇进行纯母乳喂养至少 6 个月。
消化系统 ● 您食欲如何? 您有无喜欢进食汤类的情况? ● 您有无便秘发生?	**产妇诉**:发热期间食欲不好,只能喝些汤类,进食量不多,现在食欲越来越好。 **解答**:消化系统在产后 1~2 周就逐渐恢复了,发热期间食欲不好,尽量多饮水,多吃些高蛋白、高热量、高维生素、容易消化的食物,以汤类食物为宜。注意保持口腔卫生。 **产妇诉**:偶有便秘,肠胀气。我的日常活动量也不是太大。 **解答**:产后随着身体的逐步恢复,多食蔬菜水果和富含粗纤维的食物,并适当运动,可以做产后保健操,这样才能保持大便的通畅,缓解腹胀。母乳喂养期间,营养要均衡,为促进乳汁分泌,应多进食汤类,适当补充维生素。
泌尿系统 ● 您产后有无尿量增多的现象? ● 您有无排尿困难/尿潴留? ● 您有无尿频、尿急、尿痛? ● 您有无尿失禁的问题?	**产妇诉**:产后第 1 周尿量较多。 **解答**:产后第 1 周需要排出孕期潴留于体内的水分,而且进流质饮食也偏多,所以尿量会增多。 **产妇诉**:没有排尿困难,也没有尿频、尿急、尿痛等情况。在大笑、咳嗽、打喷嚏时会有漏尿现象。 **解答**:阴道分娩会导致盆底组织松弛或伴有盆底肌纤维部分撕裂,分娩后会有尿失禁现象发生。产褥期应避免过早进行较强的体力劳动或剧烈运动。您可以做产后康复训练,比如 Kegel 训练,也可以行盆底电刺激治疗,以促进产后盆底功能康复。

续表

项目	评估结果
生殖系统 ● 您有无下腹部疼痛？ ● 您有无会阴切口的异常？ ● 您有无恶露的异常？ ● 您有无阴道大量流血？ ● 您有无外阴瘙痒、分泌物异常等情况？	**产妇诉**：产后的前几天有阵发性的下腹部疼痛，在哺乳时疼痛会加重；发热期间，医生按压肚子的时候很痛，现在都治好了，肚子不疼了。会阴切口没有异常。 **解答**：产褥早期子宫收缩会引起下腹部阵发性疼痛，哺乳时由于缩宫素反射性分泌增多，促进子宫收缩，疼痛会加重，称为"产后宫缩痛"，属于正常情况；产褥感染期间，会出现下腹部压痛明显。 **产妇诉**：刚分娩后阴道流血不多，产后第3d以后阴道分泌物增多，还有臭味。没有外阴瘙痒。 **解答**：要注意观察恶露的颜色、量、气味、性质，平时保持会阴清洁，勤换内裤，应采用淋浴，不要盆浴。 **注意事项**：采取半卧位或抬高床头，促进恶露的引流，防止感染扩散。
运动系统 ● 您有无小腿痉挛的现象？ ● 您有无关节疼痛的现象？	**产妇诉**：无上述症状，还需要继续口服钙片吗？ **解答**：可以继续口服钙片，因为母乳喂养会增加母体骨钙的流失，容易导致缺钙。
内分泌系统 ● 您有无糖尿病病史？ ● 您有无甲状腺疾病？	**产妇诉**：无上述情况。
血液系统 ● 您有无贫血史？	**产妇诉**：无贫血史。

产妇的其他问题：

（1）产后多长时间可以开始性生活？在月经恢复之前是否需要避孕？

产后6周行产后复查，复查正常之后可以开始性生活，但必须采取避孕措施，因为不论月经是否恢复，都有排卵的可能。

（2）哪种避孕方法比较合适呢？

因为您是母乳喂养，不宜采取药物避孕，应以工具避孕为宜，可以采取安全套避孕，若子宫已完全复旧，也可以放置宫内节育器。

二、体格检查

1. 一般情况　身高165cm，体重66kg，体温（腋温）36.7℃，脉搏86次/min，呼吸18次/min，血压112/71mmHg。

2. 全身情况

（1）发育及意识状态：发育正常，营养良好，面容正常，神志清楚，查体合作。

（2）皮肤及其附属器官：全身皮肤红润、温暖、弹性良好，无黄染，未见皮疹及出血点，无肝掌、蜘蛛痣，全身浅表淋巴结未触及肿大。腹部无明显膨隆，脐耻之间正中可见纵行条状黑色素沉着，无腹壁静脉曲张，腹部柔软，腹壁松弛，无压痛及反跳痛，无包块，腹部及大腿外侧妊娠纹的颜色为银白色。

（3）头颈部：头颅大小正常，无畸形、压痛、包块，毛发浓密，分布均匀，无颜面及眼睑水肿；结膜无充血，巩膜无黄染，双侧瞳孔等大等圆，直径约3mm，对光反射正常，眼球运动自如，无震颤；两耳郭无畸形，外耳道无异常分泌物，乳突区无压痛，听力正常；鼻通气良好，鼻中隔无偏曲，鼻腔无异常分泌物，鼻翼无扇动，鼻窦区无压痛；口唇无发绀，口腔黏膜无溃疡，舌苔正常，咽部无充血，扁桃体无肿大，悬雍垂居中；颈部两侧对称，气管居中，甲状腺无肿大，未闻及明显血管杂音，无颈项强直，颈静脉无怒张，肝颈静脉回流征阴性。

（4）呼吸系统：胸廓无畸形，胸骨无压痛；胸式呼吸，呼吸节律规整，双侧对称，呼吸音未闻及明显异常，肋间隙未见增宽和变窄，双侧呼吸动度一致，语颤无增强及减弱，双肺叩诊呈清音，双肺呼吸音清晰，未闻及干湿啰音及胸膜摩擦音。

（5）心血管系统：心前区无隆起，心尖搏动位于左侧第5肋间锁骨中线内0.5cm处，未触及细震颤，心界不大，无心包摩擦音。心率86次/min，心律齐，第一心音无增强，各瓣膜区未闻及杂音和心包摩擦音。脉搏86次/min，双侧桡动脉搏动一致、有力、节律规则，无脉搏短绌，无奇脉、交替脉及水冲脉，无毛细血管搏动，未闻及枪击音。

（6）乳房：双侧乳房对称，充盈，无硬结、肿块，乳头凸起，有乳汁溢出，乳晕处散在多个蒙氏结节。

（7）消化系统：肝脾肋下未触及，无移动性浊音，墨菲征阴性。肠鸣音正常。肛门可见外痔。

（8）运动系统：脊柱生理弯曲存在，四肢无畸形，关节活动自如、无红肿，双下肢无水肿，无下肢静脉曲张、杵状指（趾），四肢肌力、肌张力正常，双侧膝、跟腱反射正常。

3. 生殖系统 外阴发育正常，阴毛呈倒三角形分布，会阴侧切口愈合良好；阴道壁完整，阴道肌张力较低，无恶露，可见少许乳白色分泌物，宫颈光滑，宫口闭合，呈"一"字形；子宫前倾位，正常非妊娠大小，质软，无压痛，双侧附件区未扪及包块，无压痛及反跳痛。

三、辅助检查

1. 血常规 未见异常。血红蛋白111g/L，白细胞6.8×10^9/L，血小板155×10^9/L。

2. 超声影像 前位子宫，形态规整，大小5.8cm×5.2cm×3.8cm，子宫内膜厚0.3cm，宫腔内未见确切占位；双侧附件未见明显异常。

3. 尿常规 正常。

四、心理社会评估

（一）心理评估

1. 认知功能 产妇年龄29岁，本科学历，受到良好教育，大学毕业后在银行工作，在会谈过程中，对答如流，思维活跃，能接受新事物。本次生育二胎，生产、育儿方面比较有经验。助产士指导其挤奶时，学习能力强，很快就能掌握操作要点。产妇的视力、听力、注意力、记忆力、定向能力、思维、语言表达能力等认知功能无异常。

2. 情绪与情感 产妇在发生高热、产褥感染、母婴分离期间，均出现轻度的焦虑和抑郁，表现为偶有心情压抑、失眠，容易疲倦。鼓励产妇表达自身的感受，与家属多沟通，取得理解和支持。产妇有焦虑、睡眠形态紊乱、疲乏等问题，对其生活质量影响不大。

3. 应激与应对 应激源来源于体内和体外，该产妇的应激源来源于体内的包括：分娩、哺乳、高热、失眠、产妇自身产生的焦虑、抑郁；来源于体外的有：邻床孩子的哭闹声、天气炎热、转院、治疗效果不佳、母婴分离、与婆婆育儿观念的冲突等。伴随着疾病的治愈，产妇的压力应对是积极有效的。

4. 健康行为 产妇进食过快，喜欢吃辣的食物，不抽烟、不饮酒、不熬夜，生活规律，日常还进行体力锻炼，每年单位组织体检1次。平时工作认真，严格遵从医生的诊疗方案。进食过快、喜欢吃辣的食物等生活方式需要适当调整。

5. 自我概念 产妇无体像紊乱、无人格障碍，社会认同感好，和同事、家人沟通良好。对产后体型偏胖有一定顾虑，但有信心通过后期锻炼恢复至未孕状态。

6. 精神信仰 产妇没有佩戴任何宗教饰物，有正确的世界观、价值观，无宗教信仰、无不良精神信仰。

（二）社会评估

1. 角色 产妇扮演着妻子、女儿、母亲、患者、银行职工等多重角色，因为是第二次做母亲，母亲角色适应良好，对角色的自我感知良好。

2. **家庭** 产妇夫妻均是独生子女,夫妻关系好,家庭经济状况良好;关系较密切的同事、朋友也较多。目前与公婆同住,与婆婆一起照顾孩子,但在婴儿养育观念上存在一定冲突;对于与婆婆之间的冲突,产妇会主动寻求丈夫帮助进行协调。APGAR 评估结果:家庭功能良好。

3. **文化** 产妇自身文化程度为本科,丈夫为高校教师,无特殊风俗习惯及宗教信仰,接受新事物的能力强,适应能力好。对养生和护肤知识比较感兴趣。产妇无文化休克的状况,无精神困扰。

4. **环境** 产妇家庭环境居住在新小区,周边设施配套齐全。工作地点离家不远,工作环境良好。也有自己的朋友圈。环境对产妇的健康无明确的现存或者潜在的有害因素。

五、健康问题

1. 现存健康问题

(1)焦虑 与产后激素水平下降、母婴分离、治疗效果不佳等因素有关。

采用 SAS 和 EPDS 对其进行心理状况的初步筛查,若产妇存在焦虑或抑郁倾向,为其进行心理疏导,鼓励产妇宣泄、抒发自身的感受,鼓励家属予以理解和支持。

(2)感染 与产褥感染有关。

密切观察生命体征,尤其是体温、血常规的变化。重视发热期间的口腔护理,观察药物的效果及副作用,同时做好高热的护理。

(3)睡眠型态紊乱 与产后产褥感染、住院期间牵挂孩子和家庭,回家后夜间需要照看孩子及哺乳有关。

住院期间有效控制感染、退热,调整产妇生物钟,抒发思念情绪,必要时遵医嘱给予镇静剂促进睡眠;出院后指导其与孩子保持同步休息,若夜间睡眠不足,则充分利用孩子白天休息的时间补足睡眠。

(4)便秘 与高热、产后活动减少以及进食果蔬偏少有关。

指导产妇正常活动,调整饮食结构,多食蔬菜水果。

2. 潜在健康问题

有精神困扰的危险 与产后存在家庭冲突有关。

应积极协调家庭冲突等问题,并鼓励家属予以理解和支持,否则继续加重,可能会出现产后心理障碍。

(万盈璐)

思 考 题

1. 助产士应从哪几个方面对产褥期妇女进行健康史评估?

2. 针对产褥期妇女发热症状的问诊要点有哪些?

3. 母乳喂养异常的原因及应对措施有哪些?

4. 产褥期妇女心理障碍影响因素有哪些?

URSING

第七章

新生儿的评估

07章　数字内容

学习目标

知识目标：

1. 掌握新生儿健康史评估的基本内容；常见症状及其评估要点；体格检查方法；辅助检查项目；新生儿及家庭主要成员心理社会评估的基本内容；常见现存和潜在健康问题。

2. 熟悉新生儿解剖生理方面的变化特点及健康史评估的特殊性。新生儿辅助检查的常用检测方法和临床意义；新生儿及家庭主要成员心理社会变化。

3. 了解新生儿常见症状的发生原因和机制；体格检查和辅助检查结果的临床意义；辅助检查的操作过程。

能力目标：

1. 能正确采集新生儿辅助检查所需标本并进行操作筛查，给予服务对象告知和相关指导。

2. 能对新生儿及其主要家庭成员的评估资料进行准确记录和综合分析，并根据评估结果提出现存或潜在的健康问题。

3. 在对新生儿及家庭成员评估过程中给予针对性家庭指导与帮助。

素质目标：

1. 在对新生儿检查时，能够树立高度责任心，体现对服务对象的人文关怀。

2. 能与新生儿及其家属有效沟通，及时准确获取评估资料。

3. 能在与新生儿及家属主要成员评估过程中，关注新生儿成长发育，帮助新生儿家庭更好面对相关问题。

4. 具备对新生儿现存和潜在问题进行细微观察和评判性思维的素养。

新生儿,男,顺产分娩,出生体重 3250g。母亲 G_2P_1,39^{+2} 周。

体格检查:出生后 1min 心率 128 次 /min,体温 36.9℃,呼吸 46 次 /min。躯干皮肤色红,四肢较紫,哭声响亮,肌张力好,用洗耳球插鼻有皱眉动作。

该新生儿采用母乳喂养,第 3d 开始皮肤逐渐出现黄染,经皮肤测胆红素值为 8mg/dl,腹软,食欲及大小便均正常。

请思考:

1. 该新生儿的 Apgar 评分是多少?

2. 如何对该新生儿进行有关黄疸症状的问诊?

3. 新生儿有哪些常见心理社会变化?

4. 如何对新生儿及其家庭成员进行心理社会评估?

新生儿(neonate)是指从出生至 28d 的婴儿。新生儿刚刚从母体宫内到宫外,需要全身各系统的协调配合以适应新环境,正常足月新生儿会出现一系列生理变化,也可能因适应不良而出现各种病理问题,尤其在新生儿出生后的第一个 24h,因为这是生命最脆弱的时期,高危儿更是容易发生危重状况。因此,全面准确的评估、及时有效的支持对促进新生儿健康成长具有重要意义。家长作为新生儿出生后的主要照护者,其身心状况、评判素养、照护技能与新生儿的健康息息相关,故对新生儿的评估需要关注到整个家庭,尤其是母亲和其他主要照顾者。全面的评估包括新生儿健康史评估、症状问诊、体格检查、辅助检查及心理社会评估。

第一节　新生儿解剖生理回顾

新生儿从脐带结扎就开始一种新的生命活动方式,由于宫内外生存环境有别、组织器官功能尚未发育完善、免疫系统不成熟等原因,新生儿需要完成多方面的生理调节才能适应复杂多变的宫外环境,尤其在早产或疾病影响下,明显增加了死亡率。因此,应了解新生儿的解剖生理特点,以便对其进行全面系统的评估。

一、体温调节

新生儿体温调节中枢发育不完善,主要依靠外界环境来保持温暖,体表面积相对较大,皮下脂肪薄,血管丰富,易散热。环境温度过高易引起"脱水热",而温度过低则可发生寒冷损伤综合征。

二、新生儿各系统解剖生理特点

1. 呼吸系统　新生儿在娩出后的数秒钟内即建立呼吸,由于其胸腔小、肋间肌弱、胸廓运动较浅,呼吸主要依靠膈肌的升降运动,故呈腹式呼吸。呼吸中枢发育不完善使呼吸节律不规则,频率为 40~60 次 /min。

2. 循环系统　新生儿出生的最初几天在心前区可看到心脏为横位,随着出生后自主呼吸的建立,其血液循环动力学即发生重大变化:胎盘 - 脐循环终止;肺循环阻力降低,肺血流量增加,左心房压力增高;卵圆孔功能性关闭。正常足月新生儿心率波动较大,安静时为 120~140 次 /min,哭闹或活动增加时可增至 160 次 /min。新生儿的血压特别低,出生时 (50~80)/(30~50)mmHg,脉压 25~30mmHg,以后血压会逐渐升高。

3. 消化系统　新生儿的胃呈水平位,食管下端贲门括约肌松弛而幽门括约肌发达,故新生儿易出现溢奶、吐奶。一般来说,新生儿生后 12~24h 开始排出胎粪,2~3d 排完,3~4d 转为过渡性大便。

4. 泌尿系统　新生儿出生后阴囊或阴阜常有不同程度的水肿,数日后自行消退。新生儿出生后24h 内开始排尿,正常尿量为每小时 1~3ml/kg。肾功能尚不完善,肾小球滤过率和肾小管浓缩、排泄功能差,牛奶喂养的新生儿易出现血磷偏高和低钙血症。

5. 血液系统　新生儿血容量约占体重的 10%,为 80~100ml/kg。由于新生儿生后 1 周内凝血因子不足、活性低,易发生出血,因此新生儿娩出后即给予维生素 K_1(VitK_1)1mg 肌内注射预防出血。

6. 神经系统　新生儿大脑相对较大,占体重的 10%~20%。脊髓相对较长,其末端位于第 3、4 腰椎下缘。足月儿大脑皮质兴奋性低,睡眠时间长,每天可达 20~22h。新生儿已具备吸吮、吞咽、觅食、拥抱等原始反射。由于锥体束发育不成熟,腹壁反射、提睾反射可呈阴性,而巴氏征、克氏征呈阳性。

7. 内分泌与代谢系统　新生儿基础热能的消耗量为 50~70kcal/kg(209.2~313.8kJ/kg),随后增至每天 100~120kcal/kg(418~502kJ/kg)。娩出后的 12h 内若未及时补充糖分易出现低血糖。肝内葡萄糖醛酸转移酶不足,生后 2~3d 开始出现生理性黄疸,2 周内消退。

8. 免疫系统　新生儿的特异性免疫和非特异性免疫功能均不成熟,唯有免疫球蛋白 IgG 可以通过胎盘由母体获得,使新生儿对某些传染病具有免疫力。但 IgA 和 IgM 不易透过胎盘,因此新生儿易发生呼吸道和消化道感染。

三、新生儿常见特殊生理现象

除了以上各系统的变化特点,新生儿还可能出现一些特殊的生理现象,一般不需要特殊处理,为了方便对其进行评估,特将其名称、产生原因和特点进行汇总,见表 7-1。

表 7-1　新生儿常见的特殊生理现象及特点

名称	产生原因	特点
生理性体重下降	摄入量少、非显性失水及胎粪排出	新生儿出生后 2~4d 体重下降 6%~9%,但一般不超过 10%,7~10d 恢复至出生时水平
生理性黄疸	摄取、结合、排泄胆红素的能力较低	新生儿在生后 2~3d 出现黄疸,10~14d 消退,一般情况良好,食欲正常
"马牙"和"螳螂嘴"	上皮细胞堆积或黏液腺分泌物所致	前者指新生儿上腭中线和齿龈部位有散在黄白色、米粒大小隆起;后者指口腔两侧的颊部各有一个利于吸吮的隆起的脂肪垫。一般数周或数月后自然消退
乳腺肿大、假月经	出生后来自母亲的雌激素突然中断所致	新生儿在出生后 3~5d 可出现乳腺肿大如蚕豆至鸽蛋大小,多在 2~3 周后自行消退。部分女婴在出生后 5~7d 出现类似月经样的流血,一般不做处理,1 周后可自然消失
红斑及粟粒疹	皮脂腺功能未完全发育成熟,皮脂腺堆积所致	前者指出生后 1~2d,新生儿头部、躯干和四肢出现大小不等的红色斑丘疹;后者指鼻尖、鼻翼、颜面部可见米粒大小的黄白色皮疹。一般 1~2d 可自然消退

(陶巍巍)

第二节　新生儿健康史评估

新生儿的健康史评估需要考虑新生儿和父母两个方面,针对新生儿主要评估目前健康状况和出生时状况,而对父母主要评估胎儿期及分娩期的情况。胎儿期健康史主要评估父母的健康史和遗传病史、母亲的既往妊娠史、用药史、分娩史、产前检查状况、有无合并症或并发症等。分娩期的健康史评估主要包括分娩时的孕周、分娩的方式、分娩过程是否正常以及麻醉的类型等。在评估新生儿健康史时应注意以下问题：

- 询问病史应有目的性，勿遗漏关键性的病史内容，以免造成漏诊或误诊。
- 评估时除了新生儿本身的评估，不能忽视其父母的健康史及用药史等。
- 评估母亲的既往妊娠史，应重点评估分娩先天性异常儿、死产儿和遗传性疾病患儿史。

一、新生儿全面健康史评估

(一) 社会人口学资料

主要包括新生儿姓名、性别、日龄、种族、籍贯、父母姓名、家庭住址及能联系到的电话号码等。新生儿姓名一般是在母亲姓名之后加注"之子"或"之女"，如李 ×× 之子、赵 ×× 之大女、孙 ×× 之小子；日龄一定要准确记录，生后 1 周内精确到小时，1 周到 1 个月精确到天。

(二) 目前健康状况

新生儿目前的表现是否正常，有无呼吸困难、惊厥，有无哭闹、拒乳、呕吐，有无腹泻或排尿异常，皮肤有无黄疸、发绀或苍白等。如果有异常表现，需要进一步明确详细信息，如持续了多长时间、严重程度如何等。具体见本章第三节"新生儿主要症状问诊"。

(三) 出生史

主要包括胎次、胎龄、产次、出生时间、出生时体重、有无窒息（Apgar 评分）、惊厥、出血、复苏抢救情况等；有无分娩并发症，如臀位、绒毛膜羊膜炎、羊水恶臭或羊水粪染、产前窒息伴胎心率异常；是否应用器械助产，如产钳助产、胎头吸引术及剖宫产分娩等。

1. 新生儿胎龄　根据胎龄，新生儿可分为足月儿、早产儿、过期产儿等（表 7-2）。

表 7-2　**新生儿分类（根据胎龄）**

分类	亚分类	胎龄 / 周
足月儿		37~41
早产儿		<37
	极早早产儿	28~32
	超早早产儿	<28
过期产儿		≥42

2. 新生儿体重　根据出生时体重，新生儿可分为正常出生体重儿、低出生体重儿、极低出生体重儿、超低出生体重儿、巨大儿（表 7-3）。

3. 新生儿出生体重与胎龄的关系　根据出生体重与胎龄的关系，新生儿可分为适于胎龄儿、小于胎龄儿、大于胎龄儿等（表 7-4）。

表 7-3　**新生儿分类（根据出生时体重）**

分类	出生体重 /kg
正常出生体重儿	2.5~3.9
低出生体重儿	<2.5
极低出生体重儿	<1.5
超低出生体重儿	<1.0
巨大儿	≥4.0

Note:

表 7-4 新生儿分类（根据出生体重与胎龄的关系）

分类	出生体重/同胎龄儿平均体重/百分位数
适于胎龄儿	10~90
小于胎龄儿	<10
大于胎龄儿	>90

4. 高危新生儿 对于易发生或可能发生危重疾病而需要监护的新生儿，除了以上分类外，还要评估是否出现窒息、先天畸形等，其中评价新生儿窒息程度通常采用 Apgar 评分，内容包括心率、呼吸、喉反射、肌张力和皮肤颜色 5 项，每项 2 分，共 10 分（表 7-5）。一般出生后 1minApgar 评分 8~10 分为正常，4~7 分为轻度窒息，0~3 分为重度窒息。

表 7-5 新生儿 Apgar 评分法

体征	0 分	1 分	2 分
心率	0	<100 次/min	≥100 次/min
呼吸	0	浅慢,且不规则	佳,哭声响
肌张力	松弛	四肢稍屈曲	四肢屈曲,活动好
喉反射	无反射	有些动作	咳嗽、恶心
皮肤颜色	全身苍白	身体红,四肢青紫	全身粉红

（四）母亲健康史

1. 母亲的疾病史 包括是否存在各种急慢性疾病,是否吸烟、吸毒、酗酒,是否存在性传播疾病,是否应用过处方或非处方药物等。

2. 孕产史 母亲年龄是否 >40 岁或 <16 岁,孕期是否出现过羊水异常、阴道流血、妊娠期糖尿病、子痫或先兆子痫、胎盘异常、胎膜早破等。

3. 分娩史 包括是否出现过期产、早产、难产、手术产、急产、滞产、臀位产、脐带异常、羊水污染等,分娩过程中是否使用过镇静或镇痛药物等。

（五）家族史

收集家族史资料的目的是发现可能潜在的生理或心理疾病。主要了解新生儿父母家族中三代有无遗传性疾病史、先天性疾病史、过敏性疾病史等;新生儿父母的种族、有无近亲结婚、健康状况、患病情况、有害物质接触史;新生儿同胞兄姐的健康状况、患病情况,母亲各胎次情况,如流产、死胎、死产、生后死亡等。

（六）系统回顾

通过系统回顾可帮助助产士评估新生儿可能出现的异常症状和体征,详见表 7-6。

表 7-6 新生儿系统回顾的主要内容

项目	原因
体温调节 ● 新生儿的体温是否保持稳定?	● 新生儿的体温调节能力尚不稳定,主要依靠外界环境来保持温暖 注意:若出现体温过低,要注意同时评估是否出现四肢硬肿症状。
皮肤黏膜 ● 是否存在损伤、出血点、胎记等? ● 新生儿有黄疸吗?	● 分娩过程中的机械因素可能造成新生儿软组织损伤 ● 胎记是黑色素沉着 ● 黄疸为新生儿摄取、结合、排泄胆红素的能力较低所致 注意:如果存在上述问题,需详细描述,并注意观察有无感染、出血、肝脾肿大等,同时要注意关注其精神状态。

Note:

续表

项目	原因
头颈部 ● 头部和颈部是否存在肿块？	● 分娩过程中的机械因素可能对新生儿造成头部损伤和骨折，如头部血肿和锁骨骨折
五官 ● 眼睛里是否有分泌物？ ● 能够眨眼吗？ ● 是否有液体从耳朵、鼻腔和喉咙里流出？ ● 鼻腔是否有充血？ ● 对声音有反应吗？	● 眼睛里有分泌物可能是分娩的原因或者有感染存在 ● 正常新生儿对光反射存在 ● 新生儿用鼻腔进行呼吸，需清除鼻腔内的分泌物以减轻呼吸阻力 ● 正常情况下，新生儿对声音有反应
呼吸系统 ● 新生儿的呼吸是否表现为堵塞性或者喘息样？	● 胎儿时期的液体若残留在肺内可以造成呼吸道堵塞
循环系统 ● 皮肤是否苍白？	● 多为严重贫血或外周血管强烈收缩引起，可提示心血管充盈不良
消化系统 ● 新生儿排胎便了吗？ ● 新生儿呕吐过吗？	● 胎便排出提示无肛门闭锁 ● 持续性呕吐常提示肠道梗阻
泌尿系统 ● 新生儿排尿了吗？	● 排尿可反映肾脏功能
神经系统 ● 新生儿的运动和哭声是否正常？ ● 新生儿每天睡几小时？	● 正常新生儿肌肉运动对称，四肢能部分屈曲；手 - 口运动明显。当处于觉醒状态时，新生儿能够表现出随机的、无目的的双侧运动 ● 哭声响亮，不过分高尖和虚弱 ● 新生儿一天的睡眠时间可达 20h，长时间的睡眠可促进生长和发育
内分泌系统 ● 新生儿有低血糖的症状吗？	● 母亲患有妊娠期糖尿病易导致新生儿低血糖
亲子关系 ● 家庭成员与新生儿的互动怎样？	● 新生儿的健康依赖于家庭成员的照顾，父母应多接触和拥抱新生儿，在亲子关系建立的过程中多为新生儿提供帮助

二、新生儿重点健康史评估

如果产妇无法长时间地配合问诊，可围绕新生儿分娩期健康状况及胎儿期健康状况进行重点健康史评估，具体可参照以下问题简要问诊：

1. 您的宝宝是第几胎第几产？分娩时怀孕多少周？是自然分娩还是剖宫产？

2. 您的宝宝出生体重是多少？出生时是否出现宫内窘迫或窒息现象？

3. 您的宝宝出生时是否做过窒息程度评分？（如果有，请详述得分）

4. 您在怀孕期间胎儿是否出现过异常？（如果有，请详述）

5. 您的宝宝出生后健康状况如何？（如果有，请详述）

6. 您和您的先生是否存在遗传性疾病史？是否近亲结婚？

Note：

7. 您怀孕前的健康状况如何？

8. 您怀孕期间是否患病或应用过药物？（如果有，请详述）

（陶巍巍）

第三节　新生儿主要症状问诊

由于新生儿不能自述自觉症状，其主要症状通常由照护者发现，如黄疸、体温异常、哭闹、呼吸困难、腹胀、发绀、呕吐等。因此，对新生儿的症状问诊需要借助其照护者间接获取，这不仅对助产士的理论知识和问诊技能有相应的专业要求，同时也需要照护者具备细心观察和流畅表达的能力。

一、体温异常

主要包括发热（fever）和低体温（hypothermia）。前者主要指新生儿机体在致热源作用下体温调节中枢的调定点上移而引起调节性体温升高，而后者不仅可以引起皮肤硬肿症，还可致心、脑、肝、肾和肺等重要脏器损伤，甚至导致死亡。发热指体核温度高于37.5℃，根据发热的程度不同可分为四种类型：低热（37.5~38℃）、中等热（38.1~39℃）、高热（39.1~41℃）、超高热（41℃以上）；而低体温一般指体核温度低于35℃，临床分级包括轻度低温（32.1~35℃）、中度低温（30~32℃）、重度低温（25.1~29.9℃）、致死温度（23~25℃）。

（一）原因与机制

1. 生理因素　新生儿的体温调节中枢无论是产热还是散热调节功能都不完善，调节能力差，致使体温易受外界环境的影响。当外界环境温度低时易导致低体温，而当新生儿体温升高超过正常水平时，散热机制主要为外周血管扩张和有限程度的出汗，当不足以代偿时，可引起发热。

2. 环境因素　秋冬寒冷季节环境温度低，易导致低体温；周围的环境温度过高，如新生儿包裹过严过多、暖箱温度及光疗箱温度设置过高、辐射床温控探头脱落等，易引起新生儿发热。

3. 饮食因素　新生儿肝脏储存的糖原量很少，若热量摄入不足，常不能维持正常体温，易发生低体温；新生儿出生后经呼吸、皮肤蒸发等非显性失水以及排出大、小便等丢失大量水分，而生后3~4d内母乳量较少，未能及时补充水分导致新生儿血液浓缩而发热。

4. 疾病因素　新生儿因某些疾病导致热量摄入不足，同时疾病的消耗增加，也会导致体温过低；各种病原体引起局部和全身性感染，如败血症、肺炎、脐炎、尿路感染、化脓性脑膜炎等会引起发热症状；先天性外胚叶发育不良，因汗腺缺乏，散热障碍，可引起发热；骨骼肌强直和癫痫持续状态等使新生儿代谢升高也可引起发热；新生儿颅内出血可引起中枢性发热。

5. 其他　母亲分娩时接受硬膜外麻醉也可引起新生儿发热。

（二）临床表现

1. 主要表现　新生儿低体温时，皮肤温度常因末梢血管的收缩而首先下降，出现全身发凉，严重者可累及心、脑、肝、肾和肺等重要脏器，甚至危及生命。发热主要表现为体温测量值高于正常范围。低热可无明显临床表现，体温过高可引起心跳加速、呼吸急促、呼吸暂停、烦躁不安、啼哭、面色潮红等，严重者引起惊厥、脑损伤甚至死亡。

2. 原发病表现或并发症　新生儿低体温时，可引起皮肤硬肿症，开始见于四肢、大腿、臀部，而后可遍布全身，皮肤硬肿严重时常见嗜睡、拒乳、少哭、少动，可伴有代谢性酸中毒、血液黏稠、凝血功能障碍和神经功能障碍等多系统脏器损伤；严重脱水热时可并发尿量减少或无尿；感染引起的发热还可并发循环衰竭症状，如新生儿肢端发凉、核心和外周温差加大、精神反应差等。

（三）问诊要点

1. 体温异常的特点　起病时日龄，起病时间和持续时间，体温变化的规律。

2. 对患儿的影响　体温过低时是否伴发硬肿症表现，有无不吃、不哭、少动等表现；发热时精神、食欲、尿量等变化,有无惊厥等并发症的发生。

3. 相关疾病史　体温过低时应详细询问有无胎儿宫内窘迫史,分娩时有无新生儿窒息史,出生时环境温度等;发热时则应仔细询问母亲孕期情况和出生史、羊水情况,有无感染高危因素,新生儿所处外界环境有无温度过高,有无其他伴随症状提示可能的病因。

4. 喂养史　有无及时开始喂养,母乳是否足够,吸吮是否有力。

5. 应对措施　体温过低者应询问出生后环境温度及保暖措施是否恰当到位;发热者询问曾使用过何种治疗措施,包括松开包被散热、补充液体、应用退热药和抗生素等,效果怎样,有无不良反应等。

二、呼吸困难

呼吸困难(respiratory distress)是新生儿期的常见症状之一,是指新生儿的呼吸频率、节律、强度、深浅度改变,吸气与呼气比例失调,出现呼吸急促、费力、点头、张口呼吸以及由呼吸肌动作引起的三凹征(胸骨上窝、锁骨上窝和肋间隙的吸气性凹陷)和鼻翼扇动等。呼吸困难常是新生儿危急重症的临床表现之一,如不及时处理可危及生命。

(一)原因与机制

1. 生理因素　新生儿呼吸中枢发育不完善,呼吸运动调节能力差;鼻腔相对狭小,喉头及气管呈漏斗状,管腔细,软骨软弱,弹力组织不发达,黏膜柔嫩,血管丰富,轻度炎症即可发生气道阻塞;支气管和肺泡数目少,含气量少,肺储备能力差;呼吸肌不发达,肺容积相对小,膈肌运动只能使胸腔上下伸展,而不能使其向左右、前后伸展,呼吸量较低;新生儿代谢旺盛,需氧量相对较多,易发生呼吸困难。

2. 疾病因素　新生儿患呼吸系统疾病、循环异常类病变、神经肌肉及代谢疾病等均可导致呼吸困难,其中以呼吸系统疾病所致的呼吸困难最常见,如呼吸系统感染、气道阻塞、气道异物、气胸等。

(二)临床表现

1. 呼吸急促　呼吸急促(>60 次 /min)通常是呼吸困难的早期症状,随着病情进展,出现鼻翼扇动和三凹征。听诊肺部呼吸音减低,吸气时可闻及细湿啰音。随着皮肤颜色变暗、发绀,呼吸增快达100~120 次 /min。

2. 呼吸减慢或暂停　呼吸频率 <30 次 /min 称为呼吸减慢,是呼吸中枢受抑制的表现,呼吸频率由增快转为减慢是严重呼吸衰竭的表现,提示病情凶险。出现呼气性呻吟、周期性呼吸甚至呼吸暂停,表示病情进一步恶化。呼吸暂停指呼吸在短时间内完全停止,其严重程度以每次呼吸暂停的时间长短和频率而定。早产儿因呼吸中枢发育不成熟,呼吸暂停多见,并且胎龄越小越易发生。

3. 吸气凹陷和呼气呻吟　吸气凹陷是吸气性呼吸困难的表现,见于新生儿大气道受阻,但新生儿由于呼吸肌发育不成熟,吸气凹陷可不典型;呼气性呻吟及呼气延长是呼气性呼吸困难的表现,见于小气道梗阻和肺扩张不均匀。

4. 喘鸣　高调吸气喉喘鸣提示喉部疾病,不伴有嘶哑,常见于先天性喉喘鸣;伴声音嘶哑、无音,应考虑喉返神经麻痹,不全喉蹼、喉头狭窄或肿瘤压迫喉头。呼气性喘鸣多见于喘息性支气管炎。吸气及呼气均伴有低音调喘鸣,提示气管受压。

(三)问诊要点

1. 呼吸困难的特点　呼吸困难的开始时间、频率、持续时间、变化、能否自行恢复自主呼吸;与哺乳、更换尿布、哭闹等的关系。

2. 伴随症状　有无发绀、惊厥、肢体强直、意识障碍等。是否伴有心跳增快或减慢。

3. 相关病史及诱因　包括胎龄、出生体重、分娩方式,有无胎儿宫内窘迫史、羊水胎粪污染、产伤或颅内出血、咽部吸引及插管,分娩前母亲健康状况、用药史,有无吸毒史等。

4. 应对措施　是否进行过心电监测和血气分析等检查及其结果;是否使用氧疗,氧疗浓度、流量和疗效等。

三、发绀

发绀（cyanosis）是新生儿期的常见症状之一，可以发生在刚出生时或出生后任何时间。引起发绀的原发病可能轻微，也可能严重，甚至可威胁生命，因此快速做出诊断极为重要。

（一）原因与机制

新生儿发绀可由肺部疾病、心脏疾病或其他全身性疾病引起。各种原因引起新生儿毛细血管血液中的还原血红蛋白增多超过一定水平，即可引起发绀。一般认为，新生儿动脉血还原型血红蛋白含量大于 50g/L 时，肉眼即能察觉到发绀；因口腔及舌黏膜发绀出现早，当还原型血红蛋白含量在 30g/L 左右即可观察到。

1. **呼吸系统疾病** 呼吸系统是血红蛋白氧合成为氧合血红蛋白的场所，凡是能够阻碍血红蛋白和空气接触的任何呼吸系统疾病，都会使全身动脉血的氧合血红蛋白减少产生发绀，其中包括慢性支气管炎、肺结核、肺炎等。

2. **循环系统疾病** 心脏排血量减少、血液循环减慢时可出现发绀，如心力衰竭、休克等；局部血液循环不畅时也可发生发绀，如长时间暴露在寒冷环境。

3. **其他类型疾病** 真性红细胞增多症是由于红细胞数量明显增多，使得部分血红蛋白得不到氧合而出现发绀。异常血红蛋白类发绀是由于异常血红蛋白失去与氧结合能力所致。

（二）临床表现

临床表现为生理性发绀和病理性发绀。

1. **生理性发绀** 正常新生儿在生后 5min 内，用力啼哭时偶可出现发绀，这种暂时性发绀在啼哭停止后即可消失。分娩时先露部由于压力造成的淤血、水肿，局部皮肤可出现发绀。

2. **病理性发绀**

（1）中央性发绀：根据病因可分为肺源性发绀和心源性发绀，两者的特点比较见表 7-7。

表 7-7　肺源性发绀和心源性发绀的特点比较

评估指标	肺源性发绀	心源性发绀
哭闹时表现	减轻	加重
呼吸	急促、三凹征	急促或减慢
吸氧	通常有效	通常无明显改善
二氧化碳水平	升高	正常或下降

（2）周围性发绀：发绀多限于四肢末梢或局部，可分为全身性和局部性两类。

（3）异常血红蛋白类发绀：临床表现为口腔黏膜、甲床和全身发绀。

（三）问诊要点

1. **发绀的表现** 发绀的出现时间、急缓、持续时间、分布范围，与哺乳、哭闹等的关系，吸氧能否缓解等。

2. **伴随症状** 吸吮是否有力，有无意识障碍及意识障碍程度，有无不吃、不哭、少动、呼吸急促或心跳增快、发热或低体温等。

3. **相关病史及诱因** 有无胎儿宫内窘迫史；分娩前母亲用药史，有无吸毒史；分娩时有无新生儿窒息史；有无羊水胎粪污染；有无产伤或颅内出血；环境温度是否适宜。

4. **应对措施** 是否进行过血常规、血气分析等检查及其结果，已采取的措施及效果。

四、黄疸

新生儿黄疸（jaundice）是新生儿时期常见症状之一，主要是指由于胆红素在体内聚集而引起的巩膜、皮肤、黏膜、体液以及其他组织被染成黄色的现象。可分为生理性黄疸和病理性黄疸两种,前者主要指由于新生儿胆红素代谢特点所致血清未结合胆红素升高出现的黄疸;而后者则指由各种病理因素引起的血清胆红素升高出现的黄疸,重者可导致胆红素脑病(核黄疸),常引起严重后遗症,甚至死亡。因此,及时识别新生儿早期黄疸、尽早干预病理性黄疸及其高危因素对改善其生存质量有重要意义。

（一）原因与机制

1. 生理因素　新生儿摄取、结合、排泄胆红素的能力较低,仅为成人的1%~2%,存在胆红素生成增多、肝功能不成熟、肠肝循环增加等特点,因此易导致体内血清胆红素浓度升高,发生黄疸。

2. 感染　新生儿肝炎时导致肝细胞对胆红素排泄功能障碍;新生儿败血症、尿路感染时,由于细菌的毒素作用于红细胞,加速红细胞破坏、损伤肝脏细胞,使肝脏结合胆红素的能力下降,导致黄疸加重。

3. 非感染性疾病因素

（1）新生儿溶血病:是指母婴血型不合,母血中对胎儿红细胞的免疫抗体IgG通过胎盘进入胎儿血循环,发生同种免疫反应致使胎儿、新生儿红细胞破坏而引起的溶血。ABO系统和Rh系统血型不合引起者最多见。以未结合胆红素增高为主。

（2）先天性胆道疾病:如先天性胆道闭锁、先天性胆总管囊肿、胆汁黏稠综合征等会导致胆管排泄胆红素障碍,引起血清结合胆红素升高。

（3）先天性代谢缺陷:如新生儿半乳糖血症、果糖不耐受等会导致肝细胞对胆红素排泄功能障碍,导致血清结合胆红素升高。

（4）其他疾病:新生儿红细胞-6-磷酸葡萄糖脱氢酶缺陷、遗传性球形红细胞增多症、地中海贫血、头颅血肿、颅内出血等会引起胆红素生成过多,引起未结合胆红素升高;新生儿窒息、缺氧、低体温、低血糖、酸中毒、甲状腺功能低下、脑垂体功能低下等会导致肝细胞摄取和结合胆红素的能力低下,引起血清未结合胆红素升高。

4. 营养与饮食因素　接受母乳喂养的新生儿,由于母乳中β-葡萄糖醛酸苷酶的活性较牛奶明显增高,使肠道中未结合胆红素的产生及吸收增加,一般于母乳喂养后4~5d出现黄疸,持续升高2~3周达高峰,1~4个月逐渐消退,但新生儿一般状态良好,停母乳2~4d黄疸明显下降;新生儿喂养延迟或饥饿可导致胎粪排出延迟,导致肠肝循环增加;新生儿维生素E及微量元素缺乏可导致胆红素生成过多,引起血清未结合胆红素升高。

5. 药物因素　某些药物如磺胺、樟脑、水杨酸盐会导致体内胆红素生成过多,引起血清未结合胆红素升高。

（二）临床表现

1. 皮肤黏膜表现　生理性黄疸与病理性黄疸在黄疸出现时间、达高峰时间、消退时间、症状严重程度、进展及伴随症状等方面均存在差异性,具体见表7-8。

表7-8　生理性黄疸与病理性黄疸的临床表现比较

评估指标	生理性黄疸	病理性黄疸
黄疸出现时间	生后2~3d	多在生后24h内
达高峰时间	4~5d	因病因而异
黄疸消退时间	足月儿10~14d消退,早产儿可延迟至3~4周	足月儿2周以上,早产儿4周以上
黄疸严重程度	轻者仅见于面颈部,重者可延至躯干、四肢和巩膜	由面颈部、躯干上半部延伸至躯干下半部及大腿、上肢及膝盖以下,甚至手足心
黄疸的进展	慢	快
其他临床表现	一般情况良好,无其他临床症状,肝功能正常	贫血、肝脾大、神经系统表现,可见局部病灶

Note：

2. **胆红素脑病** 当血清胆红素 >342μmol/L,可因脂溶性未结合胆红素通过血脑屏障,使大脑神经核黄染、变性坏死,以大脑基底核、下丘脑和第四脑室底部最明显,引起胆红素脑病或称核黄疸。出现精神反应差、食欲减退、拒乳,之后出现尖叫、双目凝视、角弓反张甚至抽搐等症状。临床上分为4期:警告期、痉挛期、恢复期和后遗症期,不同临床分期表现见表7-9。

表 7-9　胆红素脑病不同临床分期及表现

分期	临床表现	时限
警告期	嗜睡、脑性尖叫、吸吮力弱、肌张力低下	12~36h
痉挛期	双目凝视、抽搐、角弓反张、呼吸节律不整	12~36h
恢复期	抽搐减少至消失,可正常吃奶	2周
后遗症期	手足徐动、耳聋、眼球运动障碍、牙釉质发育不全、智力落后等中枢神经系统损害	终身

(三) 问诊要点

1. **黄疸的特点** 起病时间、部位、持续时间、皮肤色泽、大小便的颜色,有无其他伴随症状等。

2. **相关病史和诱因** 如母婴血型不合、先天性胆道闭锁、新生儿肝炎、新生儿败血症及其他感染、脐炎、皮肤脓疱疮等。

3. **对新生儿的影响** 有无精神反应差、食欲减退、拒乳以及尖叫、凝视、角弓反张,甚至抽搐等症状。

4. **应对措施** 曾经的检查和治疗情况,血清胆红素的检查结果、光照治疗的效果。

五、呕吐

呕吐(vomiting)是新生儿期常见症状之一。新生儿胃容量较小,食管较松弛,胃呈水平位,幽门括约肌发育较好而贲门括约肌发育较差,肠道蠕动的神经调节功能及分泌胃酸及蛋白酶的功能较差,使新生儿尤其是早产儿,由于出生后内、外环境的急剧变化而易发生呕吐。

(一) 原因与机制

引起新生儿呕吐的原因很复杂,临床分为内科性呕吐和外科性呕吐两大类型。

1. **内科性呕吐** 病因包括咽下综合征、喂养不当、胃肠功能失调、肠道内外感染、脑部病变、低血糖、低钙血症、未成熟儿功能性肠梗阻、先天性代谢性疾病。

2. **外科性呕吐** 先天性肥厚性幽门狭窄,胃扭转、穿孔及胃食管反流等,食管裂孔疝、食管闭锁和食管气管瘘,肠腔狭窄、肠道闭锁、先天性巨结肠、肛门及直肠闭锁或狭窄及肠旋转不良,各种原因引起的肠梗阻、腹膜炎、肠套叠、先天性胆总管囊肿、门静脉高压症、阑尾炎、新生儿坏死性小肠结肠炎、膈疝、肠重复畸形等。

(二) 临床表现

1. **典型呕吐** 最常见,伴有恶心,每次呕吐量不多,多为胃内容物,多见于内科疾病。

2. **喷射性呕吐** 为剧烈的典型呕吐,表现为突然发生大量胃内容物从口鼻涌出,一般不含胆汁,常见于哭闹导致大量空气吞入、幽门梗阻等,颅内病变时呕吐物可含胆汁。

3. **反复呕吐** 呕吐物不含胆汁,无规律性,常见于胃食管反流。

4. **溢乳** 常表现为新生儿喂奶后即有少量乳汁反流入口腔或吐出,出生后不久即可出现,生后6个月左右消失。溢乳并非真正的呕吐,是神经肌肉参与的一系列兴奋反射过程。

5. **呕吐物性质** 不同性质呕吐物可反映不同疾病,具体见表7-10。

(三) 问诊要点

1. **呕吐的特点** 呕吐发生与持续的时间、频率,与进食、体位、日龄、药物等的关系,以及呕吐物的量、性状及气味等;有无意识障碍及意识障碍程度;有无尖叫;有无发热或低体温。

Note:

表 7-10　不同性质呕吐物与疾病关系比较

呕吐物性质	疾病特点
清淡或半透明黏液	可能为食管内容物
呕吐物含胃酸和乳凝块	胃、食管梗阻性疾病,如胃扭转、幽门梗阻
呕吐物含胆汁	提示梗阻在十二指肠壶腹部以下
呕吐物含粪渣	提示低位肠梗阻,如麻痹性肠梗阻、胎粪性腹膜炎
呕血或咖啡样液体	多为消化道出血,如新生儿自然出血症、全身出血性疾病、严重的感染性疾病、罕见的先天性胃壁肌层缺损

2. 对患儿的影响　有无进食、进液及体重变化,有无心率加快、尿量减少、皮肤干燥、弹性下降、眼眶下陷等脱水表现。

3. 相关病史和诱因　分娩前母亲用药史,有无吸毒史;有无羊水胎粪污染;有无产伤或颅内出血;有无导致误吸的危险因素,如哺乳时体位、有无呛咳及呼吸道通畅情况。

4. 应对措施　是否已做 X 线钡餐、胃镜、血糖、血尿素氮、血清电解质、血常规等检查及其结果,已采取的措施及效果。

六、腹泻

腹泻(diarrhea)是一种以大便次数增多和大便性状改变为主要特点的一组消化道综合征,是新生儿期常见的症状。其发病原因各种各样,包括感染性因素和缺乏某种消化酶等。其中,新生儿感染性腹泻又称为新生儿肠炎,是一种临床常见病,若未得到及时有效的治疗护理易导致水和电解质紊乱、免疫力减弱甚至死亡;而新生儿非感染性腹泻则主要由于体内乳糖酶缺乏或分泌不足,导致不能完全消化分解摄入的乳糖引起吸收障碍,也称为乳糖酶缺乏症。

（一）原因与机制

1. 感染性因素　轮状病毒及产气单胞菌等侵犯小肠,由于肠壁吸收面积减少和肠毒素的作用,引起水样便;伤寒沙门菌、产毒性大肠埃希菌、志贺菌等侵犯肠黏膜上皮细胞或黏膜下层引起炎症或溃疡,导致腹泻。

2. 非感染性因素　先天性或原发性乳糖酶缺乏,可在新生儿期发病,吃奶后出现吸收障碍,肠腔内乳糖浓度异常升高,超过乳糖酶的消化能力;继发性乳糖酶缺乏则往往在新生儿出现感染性腹泻、慢性肠炎之后,由于肠黏膜损伤,乳糖酶活性降低,继发乳糖不耐受,出现渗透性腹泻。

（二）临床表现

1. 感染性腹泻

（1）严重程度:轻症主要表现为一般的消化道症状,腹泻频率每日 10 次左右,可出现轻度脱水及酸中毒;重症腹泻频率每日超过 10 次,短期内即出现脱水、酸中毒及电解质紊乱,全身中毒症状严重,表现为精神萎靡、面色苍白或发绀、肢端发凉等。

（2）粪便性状:致病性大肠埃希菌感染时,新生儿可表现为水样便或蛋花汤样便,有腥臭味;侵袭性大肠埃希菌感染时一般为黏液脓血便;金黄色葡萄球菌感染时水样便颜色由黄绿色转为暗绿色;轮状病毒感染时多为水样便,无脓血及腥臭味;真菌感染时大便为黄绿色稀水样或豆腐渣样,带有黏液或泡沫,有发酵气味。

2. 非感染性腹泻　乳糖吸收不良时仅有乳糖酶活性下降、摄入量少,一般无临床症状;乳糖不耐受时则因缺乏乳糖酶,表现为摄入乳糖后出现呕吐、腹泻、腹痛等,大便呈黄色或黄绿色,糊状或蛋花汤样便,含泡沫或奶瓣,有酸臭味,腹泻频率每日可超过 10 次,严重者可出现黏液血便。长期腹泻引起肠黏膜损伤,会进一步减少乳糖酶,引起恶性循环,还会引起生长发育受限。

（三）问诊要点

1. 腹泻的特点 包括起病时情况，如腹泻开始时间、病因、持续时间等；腹泻变化，如每日排便次数、排便量、颜色、性状等；加重或缓解情况、与饮食的关系等。

2. 对患儿的影响 包括是否出现脱水，如排尿频率、尿量、皮肤是否变松弛等，体重变化情况、肛门周围皮肤有无破损等。

3. 相关病史和诱因 包括是否患过肠道相关疾病，是否接触过有毒物质，是否吃过不洁食物等。

4. 应对措施 包括接受过的检查及结果，是否有明确诊断，腹泻后已采取的措施及效果等。

七、哭闹

哭闹（crying）是新生儿表达感觉和寻求帮助的一种方式。持续哭闹可能是由不同原因引起的，需要不同的管理方法。大多数哭闹为非疾病因素引起，只有少数为疾病所致。

（一）原因与机制

1. 生理性因素 包括内源和外源性因素等，前者主要包括饥饿、口渴、睡眠不足、鼻塞、喂养不当致咽气过多等；后者则包括过热、过冷、痒、痛、尿布潮湿、衣服过紧、被褥过重等。新生儿一般用鼻呼吸，鼻塞时只能用口呼吸，因而出现烦躁不安，哺乳时需要闭口更无法吸气，只能放弃乳头大声哭闹。

2. 病理性因素 凡能引起新生儿不适的原因或疾病均可引起哭闹，如蚊虫叮咬、皮肤褶烂、腹痛、头痛、耳痛（如中耳炎时）等。

（1）感染性疾病：任何感染均可引起新生儿不适或疼痛而发生啼哭。常见的感染如口腔炎、中耳炎、肺炎、败血症、蜂窝织炎、腹膜炎、脑膜炎及泌尿道感染等。

（2）非感染性疾病

1）引起疼痛的疾病：中枢神经系统病变，如颅内炎症或血肿引起的颅内高压、神经肌肉疾病等；消化道病变，如腹部胀气、肠痉挛、肠梗阻、肠套叠、肠扭转、嵌顿疝及胃肠穿孔等；皮肤病变，如尿布皮炎、皮肤糜烂、虫咬伤、异物刺激等；外伤如骨折、烫伤、坠床等；维生素缺乏，如佝偻病及维生素 B_1、维生素 B_6、维生素 C 缺乏。

2）中毒：药物中毒，如维生素 A 或维生素 D 中毒，也易引起啼哭。

3）内分泌及代谢性疾病：如苯丙酮尿症、乳糖不耐症、肾性尿毒症、甲状腺功能减退等。

4）其他：如皮肤湿疹、荨麻疹及其他原因所致的皮肤瘙痒，抽血、注射药物等。

（二）临床表现

1. 啼哭声音 生理性哭闹一般声调不高，程度不剧烈，解除原因后即停止哭闹；持续疼痛刺激时表现为高声、长时间、有时伴身体摇动的剧烈哭闹；中枢神经系统疾病可出现哭声高尖；甲状腺功能减退哭声低；声带损伤或喉返神经麻痹时伴声音嘶哑；重症败血症或神经肌肉疾病时哭声微弱；气道梗阻哭闹时伴有呼吸性喉鸣；双侧喉返神经损伤可表现为完全失声。

2. 哭闹特点及伴随症状 新生儿鼻腔堵塞时，往往表现为哺乳时放弃乳头大声哭闹；乳糖不耐症患儿可剧烈哭闹，伴有大便次数多，黄绿色、夹有奶块的稀便，肠鸣音增加，排气时常带出少量大便等；肠套叠的症状为阵发性剧烈哭闹，常伴有呕吐，休克时面色苍白，起病 4~12h 后排出果酱样便或血便。腹股沟疝、脐疝和腹内疝发生嵌顿和肠梗阻时，新生儿除剧烈哭闹外还有呕吐、腹胀等症状。

（三）问诊要点

1. 哭闹的特点 询问哭闹发生的时间，是持续性哭闹，还是间歇性哭闹，每次哭闹持续的时间；哭声是响亮、有力的，还是尖声、高调的；给予安慰措施后能否缓解等。

2. 伴随症状 新生儿的精神、反应等一般情况如何；有无饥饿，是否接受哺乳，以及哺乳后的表现；有无发热，以及松开包被散热后反应；衣物、包被是否有引起不适的因素存在；有无排便和及时更换尿布，以及更换尿布后反应；有无呕吐、腹泻、腹胀；有无呼吸困难、心跳加速、皮肤湿冷、口唇发绀、惊厥等伴随情况。气道梗阻所致的呼吸性喉鸣只有在新生儿哭闹时能听到；完全失声通常提示双侧喉返神经损伤。

3. 相关病史和诱因　环境温度有无过高或过低；是母乳喂养，还是人工喂养，如果是人工喂养，奶粉的冲调是否按照说明书要求；有无喂食其他食物、药物等；有无其他疾病表现，如上呼吸道感染引起鼻腔堵塞，尿布皮炎导致皮肤的皱褶处炎症或溃烂；有无喂奶过多或过早添加淀粉类食品，或喂养时咽入空气过多，引起胃部膨胀；有无正在接受治疗，以及何种治疗措施等。

4. 应对措施　给予哺乳、更换尿布或去除其他可能引起不适的因素以后，哭闹能否缓解；外院是否就诊过，采用过什么治疗或护理措施，治疗或护理措施的效果如何。乳糖不耐受症用抗生素或止泻药无效。

八、惊厥

惊厥（convulsion）是大脑皮质功能的暂时紊乱引起脑细胞异常放电，表现为全身或局部骨骼肌群突然发生不自主的肌肉强直、阵发性抽搐。国外报道足月新生儿惊厥发生率占所有活产儿的1‰~2‰，极低出生体重儿为 6%~13%；国内报道住院新生儿惊厥发生率为 4.5%~14.5%，早产儿惊厥发生率为 8.6%~27.4%。

正常足月新生儿以屈肌占优势，其四肢具有一定的张力，保持一种屈曲状态，并有双手紧握、大拇指内收等。新生儿在受到寒冷、惊吓等刺激时，肢体可出现粗大震撼样自发动作，或缓慢、无规律、抽搐样的手足徐动，部分新生儿可出现踝部、膝下或下颌的抖动。这些无意识、不协调的动作是由皮质下中枢支配，而新生儿中枢神经系统尚待完善，大脑皮质对皮质下神经元的支配尚未完全建立，因而新生儿期出现上述表现不能定义为惊厥。

（一）原因与发生机制

引起新生儿发生惊厥的病因多种多样，包括感染性和非感染性，其中非感染性因素和围生期密切相关。

1. 非感染性因素　缺氧缺血性脑病、颅内出血、代谢异常（低血糖、低血钙、低镁血症、高钠和低钠血症、氨基酸代谢异常、维生素 B_6 依赖症）、新生儿破伤风、胆红素脑病、撤药综合征、母亲吸毒 / 新生儿戒断综合征、良性家族性 / 非家族性新生儿惊厥、高血压等。

2. 感染性因素　以化脓性脑膜炎最常见。出生 1 周内发病者多为产前或产时感染所致，常有母亲临产前感染、胎膜早破或产程延长等病史；出生 1 周后发病者多为生后感染，可经皮肤、消化道和呼吸道途径感染。

（二）临床表现

可表现为全身或局部骨骼肌群突然发生不自主的肌肉强直、阵发性抽搐，根据严重程度和范围，新生儿惊厥可分为五种类型：轻微型、强直型、多灶性阵挛型、局灶性阵挛型和全身性肌阵挛型。其中轻微型是新生儿惊厥最常见的表现形式。

伴随症状可包括反应差，精神、面色欠佳，吸乳减少，易激惹、尖叫、双目发呆、瞳孔对光反应迟钝、前囟饱满等。围生期因素所致多为无热惊厥，感染性因素所致的惊厥临床常有发热或体温不升。

新生儿惊厥需要与类惊厥样动作相鉴别，后者主要包括震颤、抖动、多种形式的肌阵挛、过度惊骇、张力障碍性动作、视觉运动、打嗝及早产儿中的一些阵发性非痫样运动等，惊厥与颤动特点比较见表 7-11。

表 7-11　惊厥与颤动特点比较

评估指标	惊厥	颤动
触发	无意识的，刺激一般不会引发	对刺激很敏感
粗大运动	握住肢体仍有大幅度有节奏的运动	握住肢体抖动停止
节律改变	呼吸和面色发生变化	呼吸和面色不发生变化
异常眼球运动	有	无
伴脑电图改变	有	无

Note：

（三）问诊要点

1. **惊厥的特点** 发作的频率、持续和间隔时间，惊厥发作的类型；有无意识障碍及意识障碍程度；有无尖叫；有无发热或低体温。

2. **相关病史和诱因** 有无进食不足病史，有无黄疸及其严重程度，有无感染，家族中有无类似表现等。

3. **孕期用药情况及分娩过程** 分娩前母亲用药史，有无吸毒史；母亲糖尿病史；孕期有无抽搐史；有无胎膜早破及出生时羊水混浊或胎粪污染；有无产伤或颅内出血等。

4. **应对措施** 曾经采取过何种诊断、治疗和护理措施，如补钙、补充葡萄糖、镁等治疗措施的反应如何，有无不良反应。

九、皮肤损伤

皮肤损伤（skin injuries）是指皮肤完整性的改变，包括感染性疾病如脐炎、脓疱疮，以及非感染性因素导致的尿布炎、湿疹、中毒性红斑、压力性溃疡、撕裂伤及其他医源性损伤等。医源性皮肤损伤（iatrogenic skin injuries）是指新生儿住院期间，因有创性的操作、药物输入和固定粘胶移除等原因而造成的、与原发病和皮肤疾病无关的皮肤损伤。国内有研究表明，住院新生儿中 45% 的皮肤损伤与尿布炎、皮肤撕裂伤及药物外渗有关。新生儿尿布炎（也称为红臀）发生率为 14.1%；医用粘胶相关性皮肤损伤是皮肤撕裂伤最主要的因素，在新生儿病房中的发生率为 17%；新生儿静脉输液外渗导致皮肤严重损伤的发生率为 1%~3%。

（一）原因与机制

1. **生理性因素** 新生儿尤其早产儿由于皮肤角质层比成人薄 30%、皮肤屏障功能发育不完善、皮肤娇嫩、皮肤组织间缺少纤维连接，对细菌屏障能力较弱，且机体缺乏溶菌素，免疫功能不足，从而导致皮肤受损的风险更高。另外，新生儿颈部、腋下皮肤皱褶较多，表面湿润，难以有效清洗，易残留致病菌而感染。新生儿皮肤毛细血管丰富且内皮含水及氯化物比较多，对各种刺激因素比较敏感，易出现湿疹。

2. **感染性因素** 新生儿断脐时或出生后脐部处理不当，脐残端可被细菌侵入繁殖而引起脐炎，也可由于脐血管保留或换血时细菌污染造成炎症反应，病原微生物以金黄色葡萄球菌最常见，其次为大肠埃希菌、铜绿假单胞菌、溶血性链球菌等。新生儿照顾者或医务人员用不洁的手接触新生儿皮肤，沐浴时预防医院感染的措施落实不到位，或给婴儿使用了被细菌污染的衣服、尿布、包被等，均可通过接触传播而引起皮肤化脓性感染。

3. **非感染性刺激因素** 由于尿布更换不及时，新生儿臀部皮肤长期处于潮湿环境，尿便的刺激会引起尿布炎；有过敏体质家族史的新生儿易患湿疹，在此基础上，许多物质又会诱发或加重湿疹症状，如食物中的异种蛋白、接触化学物品、毛制品、化纤物品、植物花粉、动物皮革及羽毛、日光照射、环境温度高、寒冷等；新生儿吸食的乳汁会给其肠胃带来一些外部的过敏原刺激，进而导致其皮肤出现红斑；新生儿诊疗过程中与皮肤相关的操作可能导致医源性皮肤损伤，如压力性损伤、皮肤撕裂伤、渗漏性损伤、辐射台烫伤、监护仪探头夹伤、线头缠绕损伤、指甲划伤等。

4. **围生期因素** 母亲妊娠期间患有某些疾病如糖尿病、梅毒等造成患儿皮肤损伤的发生率增高。

（二）临床表现

1. **脐炎** 轻度脐炎可表现为脐轮与脐周皮肤轻度发红，或脐带脱落后伤口不愈合，脐窝湿润，继而脐部周围皮肤发生红肿，脐窝出现少量浆液脓性分泌物。重症者脐部与脐周皮肤明显红肿发硬，脓性分泌物较多，常有臭味，有时伴有发热及脐部蜂窝织炎。

2. **皮肤脓疱疮** 在面部、躯干及四肢突发大疱，大小不等。疱液起初呈清澈淡黄色，1~2d 后部分疱液变混浊，疱底先有半圆形积脓现象，之后脓液逐渐增多，整个大疱不全化脓，出现特征性的水脓

Note：

疱。疱周围无红晕或红晕不显著,疱壁薄,易破裂,破后露出鲜红色糜烂面,上面附有薄的黄痂,痂皮脱落后遗留暂时性的棕色斑疹,可痊愈,预后不留痕迹。

3. **红臀**　新生儿尿布包裹部位如臀部、会阴、大腿内侧等处出现皮肤潮红、糜烂、溃疡,伴散在红色斑丘疹、脓点及分泌物,根据皮肤损害程度分为三度,具体见表 7-12。

表 7-12　新生儿红臀的分度

分度	临床表现
Ⅰ度	局部皮肤红,范围小,伴有少量皮疹
Ⅱ度	皮肤红,范围扩大,皮疹破溃并伴有脱皮
Ⅲ度	皮肤红,范围广,皮肤发生较大面积的糜烂和表皮剥脱及渗液,伴皮疹

4. **湿疹**　新生儿面颊、额部、眉间及头部出现皮疹,严重时前胸、后背、四肢也会出现。起初为红斑,以后为小点状突起的丘疹或疱疹,很痒,疱疹可破损,流出液体,液体干后形成痂皮,常为对称性分布,具体类型可分为三种,具体见表 7-13。

表 7-13　新生儿湿疹的分型

分型	临床表现
干燥型	红色丘疹,上有糠皮样脱屑和干性结痂现象,很痒
脂溢型	皮肤潮红,小斑丘疹上渗出淡黄色脂性液体并被覆盖,以后结成较厚的黄色痂皮,不易除去,痒感不太明显,以头顶、眉际、鼻旁、耳后多见
渗出型	红色皮疹间有水疱和红斑,很痒,抓挠后有黄色浆液渗出或出血,皮疹可向躯干、四肢及全身蔓延,易继发皮肤感染,多见于较胖的婴儿

5. **医源性皮肤损伤**　包括分娩时胎儿头颅监测或胎吸助产引起的皮肤割伤、瘀斑,各种理疗引起的热灼伤、残留消毒剂引起的化学性灼伤、胶布粘贴伤、药物外渗引起的部分或全部皮肤缺失,反复足后跟穿刺采血引起的局部炎性改变,仪器使用不当引起的鼻部皮肤损伤,躁动新生儿指腹趾端、双足外踝、足后跟处出现的皮肤摩擦伤等。

(三) 问诊要点

1. **皮肤损伤的特点**　皮损的部位,发作频率、持续和间隔时间,是否伴有全身症状。脐炎注意观察局部皮肤有无潮湿、渗血、渗液、脓性分泌物或樱红色肉芽肿;脓疱疮沐浴时应观察新生儿颈部、腋下、腹股沟处有无皮疹、疱疹,同时注意观察体温、尿量、尿液颜色、大便、全身皮肤破损情况及是否出现败血症等。

2. **相关病史和诱因**　针对新生儿湿疹,注意评估是否接触化纤衣物及其他易引起过敏物品,所处环境是否过热或过湿,饮食中牛奶的比例、喂母乳产妇是否进食刺激性食物等;针对医源性皮肤损伤,注意评估新生儿是否接受过机械通气、外科手术、心电监护、经皮血氧饱和度监测、脑电图监测、静脉输液、鼻饲、光疗等;新生儿照顾者是否用不洁的手接触新生儿皮肤,沐浴时预防医院感染的措施是否落实到位、婴儿是否使用了被细菌污染的衣服、尿布、包被等。

3. **孕期母亲患病情况及分娩过程**　分娩前母亲是否患有糖尿病、梅毒等;分娩过程中是否采取胎头吸引等。

4. **应对措施**　曾经采取过何种诊断、治疗和护理措施,如断脐及脐血管置管时是否严格无菌操作,脐部护理时是否做好手卫生,是否勤换尿布、保持脐部清洁、干燥等;脓疱疮创面的处理方法;湿疹新生儿是否应用过冷湿敷或激素及抗过敏药物,对治疗措施的反应如何,有无不良反应;是否对住院新生儿进行皮肤状况评估,具体见表 7-14。

表 7-14　新生儿皮肤状况评估量表

评价指标	1 分	2 分	3 分
皮肤干燥度	正常,无干燥皮肤	皮肤干燥,可见脱皮	皮肤非常干燥,裂纹明显
皮肤红疹	无皮肤红疹	可见红疹,<50% 皮肤表面积	可见红疹,≥50% 皮肤表面积
皮肤破裂	无明显的皮肤破裂	皮肤破裂小,较局限	大量的皮肤破裂

评价标准:每个评价指标得分 1~3 分,总分 3~9 分,得分越高皮肤状况越差。

知 识 拓 展

新生儿医源性皮肤损伤危险因素评估

医源性皮肤损伤危险因素可能包括但不限于以下内容:早产儿;皮肤环境;水肿;脱水;使用升压药;临床需要使用各种导管及其装置(鼻胃管或口胃管、血管通路及其装置、无创正压通气、高频通气);手术伤口或胃肠造口;血氧饱和度探头;心电监护,长程脑电图监测;去除黏性物质;局部温度高(如:经皮检测 CO_2 的探头、氧饱和度探头、辐射);亚低温冰毯;摩擦(皮肤与织物或暖箱、光疗箱的有机玻璃之间的摩擦);尿布接触;长时间体位固定、感染等。

(陶巍巍)

第四节　新生儿体格检查

新生儿出生后,助产士或新生儿科医生应先对其进行初步评估,同时,针对新生儿生长发育及成熟度也应进行全面体格检查,目的是及时发现异常,进行必要的处理,同时应将检查结果及时告知产妇和家属,并解释相应的处理和治疗方法。在为新生儿做体格检查时,应注意保暖;调整检查顺序,将那些可能引起新生儿哭闹或不适的检查安排在最后进行。

一、出生后初步评估

新生儿出生后立即进行评估,以判断是否需要复苏。一般采用观察法,首先评估重要症状并进行优先排序,如优先评估气道、呼吸和循环系统问题,并依据对初生婴儿的危害程度及轻重缓急进行处理。评估内容包括孕周、羊水是否清亮、有无呼吸、哭声、肌张力情况、Apgar 评分等。

评估原则及注意事项:先视诊,再听诊,最后触诊。首先评估和记录重要症状,如果新生儿生命体征稳定,没有低血糖或缺氧等异常,一般按照一定顺序进行,从头至足,从非侵入性至侵入性操作,整个检查过程中保持新生儿舒适。进行体格检查时的环境温度为 26~28℃;辐射台应提前预热,温度调节应根据新生儿出生孕周,如为足月儿调节到 28~30℃,早产儿调节到 32~35℃。同时减少周围人员走动,避免空气对流造成新生儿体热散失。

(一)呼吸系统评估

1. 呼吸频率　新生儿呼吸以腹式呼吸为主,可以通过视诊观察腹部起伏,观察时间 1min。安静状态下新生儿呼吸为 40~60 次/min,若呼吸频率持续超过 60 次/min 为呼吸急促,可能有呼吸系统疾病等情况。呼吸频率低于 30 次/min 称为呼吸减慢,是呼吸衰竭的表现。呼吸停止 20s 以上并有心率减慢(<100 次/min),伴有血氧饱和度下降,为呼吸暂停,早产儿多见,需要立即处理。在评估呼吸频率、节律的同时需要注意新生儿有无呻吟、吐沫、鼻翼扇动、三凹征等,评估有无呼吸窘迫综合征的早期表现。

Note:

2. 呼吸音　听诊呼吸音,正常情况下肺部呼吸音清晰,可闻及支气管肺泡呼吸音。咳嗽反射在出生后 1~2d 出现。若发现肺部持久性湿啰音、喘鸣音、呼吸音减弱、呼吸暂停时间长(>15~20s)等应行进一步检查,及时处理。

（二）循环系统评估

1. 心率　使用听诊器听诊心率,节律整齐者可听诊 30s。新生儿安静时心率为 120~140 次/min。心率持续 >180 次/min 称为心动过速,是心力衰竭的早期表现,也可能是低血容量或感染等的早期症状。心率持续 <100 次/min 称为心动过缓,可能为呼吸暂停时的表现,也可发生于吸痰、气管插管过程中刺激迷走神经,或房室传导阻滞等心律失常时。

2. 血压　血压监测包括有创直接测压和无创间接测压。有创血压监测需要动脉置管使用专用管路系统将压力转变为电信号,在显示屏显示动态血压情况。无创血压监测一般通过监护仪等设备完成,但血压易受体位、袖带型号、袖带松紧度等的干扰。正常足月儿收缩压一般为 50~80mmHg,舒张压为收缩压的 2/3。足月儿收缩压 <50mmHg,伴有毛细血管充盈时间延迟、皮肤花斑纹、心率增快等情况则考虑有休克的可能。足月儿收缩压 >90mmHg 为高血压,可能存在肾脏、内分泌、心脏、肺部等疾病。上下肢收缩压差 >20mmHg 可能存在主动脉缩窄。

3. 心音　听诊心音,30% 的新生儿出生时可听到弱而清晰的杂音,多在生后 2d 内消失。

（三）消化系统评估

1. 视诊　正常新生儿腹部呈圆形,稍膨隆。舟状腹常见于重度营养不良或膈疝。腹部过度膨隆常为病理性,严重时可见腹壁皮肤发亮,静脉显露明显,触诊张力增高,常见于新生儿坏死性小肠结肠炎、肠梗阻等,应警惕外科急腹症的发生。重点了解新生儿排出第一次胎便的时间,一般出生后 12~24h 排出墨绿色胎便,3~4d 内逐渐转为黄色大便。如 24h 内无大便排出提示可能存在胃肠道畸形,人工喂养时通过观察大便判断消化情况。

2. 听诊　正常新生儿四个象限的肠鸣音都是活跃的,肠鸣音消失往往提示肠梗阻或肠蠕动减弱,肠鸣音亢进则提示肠蠕动过强或阻塞。

（四）神经系统评估

1. 原始反射　检查新生儿的神经反射,注意有无四肢肌张力减弱、发抖、角弓反张、脊柱凹陷等。因为新生儿的神经系统发育不成熟,在出生时可引出的某些反射,随着神经系统的逐渐发育成熟,很多反射会逐渐消失。但吸吮和吞咽反射对新生儿生存至关重要,其他反射如眨眼反射为保护性反射,将持续终身。原始反射增强或减弱提示早产或神经系统方面的问题。

（1）拥抱反射:出生时就存在,持续 1~4 个月。将新生儿置于仰卧位,检查者用一只手从背部托起新生儿,另一只手托住头部,抱牢固。将托住头部的手突然下移数厘米,可见新生儿双上肢举起伸直、外展,手指张开,然后上肢屈曲回缩呈拥抱状态。早产儿或者患病的新生儿反应较为迟缓。阳性反应持续时间超过 6 个月提示可能有神经系统的问题。运动不对称可能是由分娩过程中损伤锁骨、肱骨以及臂丛神经引起。

（2）握持反射:出生时就存在,3~4 个月时消失。将条形物或手指放在新生儿的手里,他/她会用双手立即将其握紧。握持反射阴性者见于肌张力减弱或有产前窒息者。

（3）觅食反射:出生时就存在,3~6 个月时消失。用手指或乳头轻触新生儿靠近嘴角的面颊或口周,他/她会将头转向碰触的一侧,同时张嘴做出寻找和吸吮动作。早产儿或神经有问题者反应减弱或缺失。

（4）吸吮反射:出生时就存在,10~12 个月时消失。触碰新生儿的嘴唇,吸吮动作出现。反应减弱或缺失多与早产或神经缺陷相关。注意不要在喂哺之后立刻进行觅食反射和吸吮反射的测试,因为这个时候很难被引出。

（5）吞咽反射:出生时就存在,并且将持续终身。在喂养过程中因吸吮自动产生吞咽反射。正常新生儿在吸吮和吞咽过程中不应发生咳嗽、呕吐等情况。反射减弱或缺失多与早产或神经问题相关。

（6）踏步反射：检查时将新生儿用双手从腋下托起，身体竖直，使新生儿的足底触及床面或台面，新生儿就会出现向前"迈步"的动作。

2. 意识　正常新生儿包括睡眠状态和清醒状态，对外界声光具有一定反应能力。新生儿意识障碍包括不同程度的兴奋与抑制，轻度兴奋多表现为激惹、肢体颤抖、吞咽时间过长等。意识障碍表现为嗜睡、迟钝、浅昏迷、昏迷。①嗜睡：容易被唤醒，但不易保持觉醒，弹足底 3 次，哭 1~2 声入睡；②迟钝：非痛性刺激能唤醒，但弹足底 5 次才稍有哭声；③浅昏迷：只有疼痛刺激才能唤醒，弹足底 10 次也不哭；④昏迷：任何刺激也不能唤醒。意识障碍的患儿可能存在神经系统相关疾病，如缺氧缺血性脑病、新生儿胆红素脑病、颅内感染、颅内出血等。

3. 哭声　正常新生儿哭声响亮、有调，改变不舒适状态或满足其需求后哭声即可停止。若哭声高尖无调，有可能存在严重脑损伤。哭声短促伴有面部表情痛苦，安抚难以解决，通常有全身性疾病。部分严重疾病时新生儿可表现为不哭少动，应引起高度重视。

（五）皮肤评估

1. 颜色　刚出生的足月新生儿皮肤颜色稍青紫，血氧饱和度 65% 左右，需要大约 10min 的时间逐渐转红润，血氧饱和度逐渐达 85%~95%。早产儿由于发育不完善，尤其是孕周较小的早产儿，因其皮肤薄，血管接近皮肤表层，因此皮肤看起来呈紫红色或凝胶状。检查皮肤时应注意有无花斑纹、瘀斑、皮疹、出血点、破损、血管瘤、色素沉着、手足发绀、黄疸等。脸色苍白可提示有贫血、低体温、休克；持续性的瘀点、瘀斑可能由血小板减少症、败血症或者先天性感染引起；出现大疱或脓疱可能有感染；扁平血管瘤可见于颈背部；黄疸需要结合新生儿日龄、胎龄、体重、有无危险因素等情况，评估黄疸的范围、程度和持续时间，结合临床表现及实验室检查区分生理性和病理性黄疸。

2. 弹性　足月新生儿皮下脂肪较丰满，弹性好，毳毛少（如果耳郭或肩部毳毛较浓重，应询问母亲是否有妊娠期糖尿病史）。出生时受压部位可有局限性的水肿，按压呈凹陷性。出生时已有的全身性水肿为胎儿水肿。各种原因所致的水肿多见于四肢、腰背部等，常受体位影响，多见于低蛋白血症等疾病。硬肿为皮下脂肪变硬，开始多为局限性，由下肢出现，由下至上逐步进展，范围越大，病情越重，常由于保暖不当或感染等引起。

3. 胎脂　新生儿的皮肤上覆盖有胎脂，36~38 周出生时胎脂较多，至足月时仅在皮肤皱褶处有少量胎脂。薄而半透明的皮肤、胎毛丰富以及干酪样胎脂较多是早产儿的特征。

（六）体温评估

体温测量的传统部位有直肠、腋窝，目前还有颌下、腹部、耳蜗温度监测。测量工具有水银体温计、电子体温计、红外耳温测量仪等。新生儿体温的正常范围为体表温度 36~37℃、体核温度 36.5~37.5℃，测量时注意避开喂养后或哭闹时。由于新生儿体表面积大、皮肤菲薄、皮下脂肪少等特点，出生后 1h 内体温可降低 1℃，早产儿则更为严重，因此需做好保暖，防止热量散失。如体温过低，可能为保暖不够；体温过高可能为穿衣或包被裹得过多。

二、生长发育评估

（一）头部

新生儿头部最大，约占身长的 1/4，头部重量约占身体重量的 1/4。

1. 头颅大小与形状　正常头围一般 33~34cm，比胸围大 2cm，注意有无小头畸形或头颅过大（脑积水），颅缝早闭或骨折会导致形状不对称，神经管缺陷会导致先天性无脑畸形、脑膨出。

2. 颅骨与骨缝　头部触诊时能摸到颅骨缝，部分新生儿头部为适应产道而有颅骨重叠现象，注意有无颅骨软化或缺损。

3. 囟门　轻触囟门，软而平坦；出生时，前囟 1~2cm，后囟很小或已闭合。囟门过大可能与脑积水、成骨不全症、先天性甲状腺功能低下有关；前囟过小多见于小头畸形和甲状腺功能亢进等；前囟隆起多见于颅内压增高的情况，包括颅内出血、脑积水等；而前囟凹陷则是脱水的表现。同时还应检查有无头皮水肿和血肿。

4. 产瘤与血肿　观察有无产瘤和头皮血肿（骨膜下或帽状腱膜下），并注意产瘤大小和位置。

（二）面部与五官

观察新生儿面部的轮廓形状，结合五官特点观察眼距、鼻梁、双耳位置及形状等。某些染色体异常疾病具有特殊面容，如21-三体综合征有眼距宽、眼裂小、耳位下移等情况。

1. 眼睛　如新生儿睁眼可以观察到眼球大小，有无向外突出、斜视、上翻和异常运动。若检查过程中新生儿一直不睁眼，应轻触眼部检查是否有眼部畸形，如无眼球或小眼球畸形等。如新生儿眼裂小、眼距过宽或过窄应进一步检查有无染色体异常。

2. 耳部　足月儿耳郭软骨发育好，轮廓清楚，直挺；还要注意耳的大小、形态、位置是否有异常，尤其是耳的位置下移，常有染色体畸形；检查外耳道是否通畅，注意耳前是否有乳头状赘生物。

3. 鼻部　观察新生儿鼻的大小、形状、位置，由于新生儿需通过鼻孔呼吸，若鼻腔内黏液过多可能会堵塞鼻腔引起呼吸困难。鼻翼扇动常为缺氧的征象，说明新生儿呼吸困难，应进一步检查是否有鼻后孔狭窄或闭锁。检查双侧鼻孔，可有少量稀薄白色黏液。鼻部或下颏上有白色粟粒疹为生理现象。

4. 口腔　检查新生儿口腔黏膜、唇、舌、腭，有无颌面部发育异常，有无唇裂、腭裂等，测试吸吮、觅食及吞咽反射。正常新生儿的口腔黏膜为粉红色、潮湿；唇、舌系带、悬雍垂和腭中线正常；吸吮、觅食及吞咽反射阳性；唾液量少；哭声洪亮。唇裂或腭裂的新生儿可伴有喂养困难。出生时就存在的牙齿应由口腔医生拔除，因为它们可能脱落引起窒息。新生儿上腭中线部分常有散在黄白色米粒大小的隆起，有时可在牙龈上看到，为上皮细胞堆积或黏液腺分泌物包裹而成，俗称"马牙"，为生理现象。

（三）躯干

正常新生儿躯干对称，胸部呈桶状，能观察到腹式呼吸。后背部、腰部及臀部皮肤有时能看到青蓝色色斑，面积大小不一，随婴儿长大自然消失。注意新生儿是否有呼吸困难（肋间肌凹陷），脐部有无膨出，脊柱有无畸形，如脊柱裂或隐性脑脊膜膨出等。

（四）会阴部

1. 肛门　认真检查肛门，将新生儿臀部分开暴露肛门部位，检查能否看到肛门皱褶，是否有直肠瘘或阴道直肠瘘存在。

2. 生殖器　检查生殖器要先辨清性别，有无性征模糊，如性别判别不清应结合其他检查判断是否两性畸形。

（1）男婴：正常足月男婴阴囊皱褶形成，睾丸下降进入阴囊，检查有无隐睾、鞘膜积液、阴囊水肿（臀位经阴道分娩的新生儿，要注意阴囊有无水肿和皮肤损伤）、阴茎及尿道外口的位置、尿道下裂等。

（2）女婴：检查外生殖器，用两大拇指轻轻分开两侧阴唇以观察会阴部。正常足月女婴大阴唇可覆盖小阴唇及阴蒂，应注意观察大小阴唇发育的情况，注意有无处女膜闭锁、阴唇粘连或其他异常。检查时可发现阴道有少许血性分泌物流出，此为生理现象，称为假月经。但若发现生殖器皮肤颜色加深或阴道口流出胎粪等则属异常现象。

（五）骨骼肌肉

1. 髋关节　需排除先天性髋关节脱位。将新生儿取仰卧位，双下肢屈膝屈髋外展，若达不到90°即高度怀疑先天性髋关节脱位。

2. 四肢　新生儿的四肢与身体相比较短，正常时肌张力好，呈屈曲状，手常握拳（拇指握于其余四指下）；指（趾）甲达到或超过指（趾）末端；足底纹理较深、清晰，布满足底。若手术助产分娩或发生娩肩困难，应检查锁骨是否有骨折。检查四肢时应注意：检查者应用拇指推新生儿手掌心，使其手指张开，观察是否有多指或并指畸形；同时注意肌肉张力是否正常。

3. 背与脊柱　正常新生儿背部有匀称的肩胛运动曲线，脊柱侧凸可能与遗传缺陷有关，脊柱裂与神经管畸形有关。

（陶巍巍）

第五节 新生儿辅助检查

新生儿辅助检查有助于早期发现和诊断新生儿遗传代谢疾病、新生儿听力障碍和新生儿病理性黄疸等疾病,这对于助产士早期评估、减少不良预后发生、给予对应的护理干预具有重要意义。

一、新生儿遗传代谢病筛查

（一）疾病介绍

《新生儿疾病筛查管理办法》及《母婴保健法》中规定,全国新生儿疾病筛查病种包括苯丙酮尿症、先天性甲状腺功能减低症、先天性肾上腺皮质增生症、葡萄糖-6-磷酸脱氢酶缺乏症等新生儿遗传代谢病。

1. 苯丙酮尿症 此症是一种由于人体正常染色体缺陷,造成新生儿体内苯丙氨酸代谢紊乱性疾病。新生儿体内缺乏一种叫苯丙氨酸水解酶的活性物质,而苯丙氨酸水解酶的作用是将蛋白质中的苯丙氨酸水解为酪氨酸,便于人体吸收和利用。苯丙酮尿症筛查为检测血液中的苯丙氨酸含量,高苯丙氨酸含量会使其脑部发育受到影响,表现出生长发育迟缓以及智力低下的现象。

2. 先天性甲状腺功能减低症 此症又称先天性甲低,是小儿内分泌疾病中较常见的一种,也是引起新生儿智力障碍、体格发育迟缓、生理功能低下的主要原因之一。筛查为检测血液中的甲状腺素水平。

3. 先天性肾上腺皮质增生症 此症为常染色体隐性遗传代谢病,由于类固醇激素合成过程中某种酶的先天性缺陷,导致肾上腺皮质功能减退,部分患儿伴有电解质紊乱及性腺发育的异常。

4. 葡萄糖-6-磷酸脱氢酶缺乏症 此症是因为基因突变导致其葡萄糖-6-磷酸脱氢酶活性降低所致,属伴 X 连锁不完全显性遗传病。患者在感染、氧化应激、食物或药物诱发等情况下,可发生急性溶血性贫血、高胆红素血症,严重者可致核黄疸,甚至危及生命。

（二）筛查方法

新生儿遗传代谢病筛查程序包括血片采集、送检、实验室检测、阳性病例确诊和治疗。这里重点介绍与检查相关的步骤,包括血片采集与送检、实验室检测和结果判断。

1. 血片采集与送检 血片采集是新生儿遗传代谢病筛查技术流程中最重要的环节。采集的血片质量直接影响实验室检测结果,开展新生儿遗传代谢病血片采集及送检的医疗机构应当按技术规范要求完成血片采集工作。

（1）血片采集的方法:血片的采集过程分为六步。①知情告知:血片采集人员在实施血片采集前,应取得新生儿监护人的书面同意。②洗手和戴手套:清洗双手并佩戴无菌、无滑石粉的手套。③消毒:按摩或热敷新生儿足跟,并用 75% 乙醇消毒皮肤。④穿刺:待乙醇完全挥发后,使用一次性采血针刺足跟内侧或外侧,深度小于 3mm,用干棉球拭去第 1 滴血,从第 2 滴血开始取血样。⑤采血取样:将滤纸片接触血滴,切勿触及足跟皮肤,使血液自然渗透至滤纸背面,避免重复滴血,至少采集 3 个血斑。⑥按压:手持无菌棉球轻压采血部位止血。

采集结束后,要注意做好血片的保存与放置。将血片悬空平置,自然晾干呈深褐色。避免阳光及紫外线照射、烘烤、挥发性化学物质污染等。及时将检查合格的滤纸干血片置于密封袋内,密闭保存在 2~8℃冰箱中,有条件者可 0℃以下保存。同时应做好感染的预防。所有血片按照血源性传染病标本对待,对特殊传染病标本,如艾滋病等应当做标识并单独包装。

（2）注意事项

1）人员资质:采血片人员应接受过新生儿遗传代谢病筛查相关知识和技能的培训并取得技术合格证书。

2）用具:采血针必须一人一针,采集血片的滤纸应当与试剂盒标准品、质控品血片所用滤纸一致。

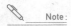

3）时间要求：正常采血时间为出生 72h 后，7d 之内，不宜过早采血，以免造成假阳性，采血前应充分哺乳；对于因各种原因（早产儿、低出生体重儿、正在治疗疾病的新生儿、提前出院者等）未采血者，采血时间一般不超过出生后 20d。

4）采血手法：采血时避免过度挤压采血部位造成血液被组织液稀释。

5）血斑数量要求：至少 3 个血斑，且每个血斑直径大于 8mm；血滴自然渗透，滤纸正反面血斑一致；血斑无污染；血斑无渗血环；已凝固的血样不能用于制备血斑标本。

6）送检时间：滤纸干血片应当在采集后及时递送，最迟不宜超过 5 个工作日。

7）采血信息记录：标本采集人员必须准确填写采血卡片中新生儿信息，尤其是孕周、出生体重。有完整的血片采集信息记录。

2. 实验室检测 不同病症筛查方法有区别，也有交叉，同时应该严格按照要求进行筛查。

（1）筛查方法：不同病症的筛查方法如下：

1）苯丙酮尿症的筛查方法：分为荧光分析法、细菌抑制法和串联质谱法、酶定量检测法、高效液相色谱检测法。

2）先天性甲状腺功能减低症的筛查方法：分为时间分辨免疫荧光分析法（Tr-FIA）、酶免疫荧光分析法（FEIA）和酶联免疫吸附法（ELISA）。

3）先天性肾上腺皮质增生症的筛查方法：分为液相色谱串联质（LC-MS/MS）、时间分辨荧光免疫分析法（DELFIA）、酶联免疫法。

4）葡萄糖 -6- 磷酸脱氢酶缺乏症的筛查通用技术：包括高铁血红蛋白还原试验、硝基四氮唑蓝纸片试验、G-6-PD 缺陷变性珠蛋白小体试验、荧光定量分析法。目前新生儿葡萄糖 -6- 磷酸脱氢酶缺乏症筛查的推荐方法为荧光定量分析法。

（2）注意事项

1）检测时间：实验室需在接到标本 5 个工作日内进行检测，并出具可疑阳性报告。

2）结果反馈：每月向开展新生儿遗传代谢病筛查的医疗机构反馈实验室检测结果。

3）标本保存：滤纸干血片标本必须保存在 2~8℃条件下（有条件的实验室可 0℃以下保存）至少 5 年，以备复查。

4）信息资料：有完整的实验室检测信息资料，存档保留至少 10 年。

5）资质要求：每年参加全国新生儿疾病筛查实验室间质量评价，成绩合格。

3. 结果判断 结合不同病症进行筛查指标及数值范围的介绍。

（1）苯丙酮尿症

筛查指标：以苯丙氨酸（Phe）作为筛查指标。

实验数值：Phe 浓度阳性切值根据实验室及试剂盒而定，一般大于 $120\mu mol/L$（2mg/dl）为筛查阳性。

（2）先天性甲状腺功能减低症

筛查指标：以促甲状腺素（TSH）作为筛查指标。

实验数值：TSH 浓度的阳性切值根据实验室及试剂盒而定，一般大于 $10~20\mu IU/ml$ 为筛查阳性。

（3）先天性肾上腺皮质增生症

筛查指标：以 17- 羟孕酮（17-OHP）作为筛查指标。

实验数值：17-OHP 浓度阳性切值根据实验室及试剂盒而定，足月儿或正常出生体重儿（≥2 500g）的 17-OHP 阳性切值为 30nmol/L；早产儿或低出生体重儿（<2 500g）为 50nmol/L。

筛查结果：应考虑孕周及出生体重的影响，大于阳性切值的，需进行进一步检查。可疑病例应启动追访流程，由筛查中心进行电话通知。对于已通知仍未复查或者无法通知的可疑病例，则联系可疑阳性患儿的当地医院，由医院协助召回。

（4）葡萄糖 -6- 磷酸脱氢酶缺乏症（G-6-PDd）

筛查指标：以葡萄糖 -6- 磷酸脱氢酶（G-6-PD）作为筛查指标。

实验数值:各实验室应参照试剂盒说明书及本实验室数据制订本地化的阳性切值,推荐荧光定量分析法阳性切值:2.1~2.6U/gHb,当检测结果大于切值(2.1~2.6U/gHb)时,判读为正常;当检测结果小于切值(2.1~2.6U/gHb)时,判读为异常。

知识拓展

早产儿、低体重儿和患病儿滤纸干血斑采集

由于早产儿、低体重儿和患病儿的新生儿疾病筛查可出现漏筛、结果不可靠等风险,故建议采集 3 个不同时间段的血斑进行检测:第一份采集时间在转入新生儿病房前后,在输血、肠外营养或使用抗生素前;第二份采集时间在初次采集后 48h 以内进行,第三份采集时间建议在出生 28d 或出院时进行,适用于胎龄 <34 周或体重 <2 000g 的新生儿。

二、新生儿听力筛查

新生儿听力筛查是早期发现新生儿听力障碍、开展早期诊断和早期干预的有效措施,可减少听力障碍对语言发育和其他神经精神发育的影响,进一步促进儿童健康的发展。新生儿听力筛查程序包括初筛、复筛、阳性病例确诊和治疗。

1. 筛查方法

(1) 设备:筛查型耳声发射仪和 / 或自动听性脑干反应仪 1 台。

(2) 操作步骤:①接受检查的新生儿处于安静状态;②清洁外耳道;③采用筛查型耳声发射仪或自动听性脑干反应仪进行测试。

2. 结果判断　未通过者及漏筛者于 42d 内进行双耳复筛,复筛仍未通过的新生儿应在出生 3 个月内进行诊断;筛查未通过的新生儿应直接转诊到听力障碍诊治机构进行确诊和随访。

3. 注意事项

(1) 筛查人员资质:从事听力筛查的人员应具有与医学相关的中专以上学历;接受过省级以上卫生行政部门组织的新生儿听力筛查相关知识和技能培训并取得技术合格证书。

(2) 筛查时间:正常新生儿出生后 48h 至出院前完成初次筛查。

三、经皮胆红素水平测定

经皮胆红素(TcB)测定法是用一种反射分光光度计来评估血总胆红素水平的方法。该方法简便、快速、无创,可动态观察新生儿胆红素水平的变化,适用于所有在院的新生儿。通过对 TcB 测定,可了解新生儿生理性黄疸的发生及消退情况;及时发现新生儿病理性黄疸;评估新生儿病理性黄疸的治疗效果。

1. 检查方法

(1) 告知目的:告知家属新生儿黄疸监测的目的,取得合作。

(2) 操作前准备:在检测前,对经皮黄疸仪进行质控检测,用 75% 乙醇对探头进行严格消毒。

(3) 操作步骤:核对新生儿后,将新生儿包被及上衣松开。操作者手消毒后温暖双手,打开黄疸测量仪开关,对新生儿的前额部、胸部、背部依次检测;在此过程中,操作者左手固定测量点周围皮肤,右手持经皮黄疸仪,使探头与皮肤保持垂直接触状态,并保证全面接触,避免出现空隙,之后适度按压探头,所选部位均需测量。

(4) 检测结果取值:关闭黄疸测量仪,并计算 3 组数据的平均数作为最终结果。

(5) 操作后整理:给新生儿穿好衣物,必要时抱至母亲床旁,协助母婴接触或母乳喂养。并清理用物。

(6)记录结果:做好检查记录。

2. 结果判断 理论上,TcB 与血清总胆红素(TSB)值应该一致,但是因新生儿皮肤色素等影响,其结果有可能与 TSB 水平不一致,特别是在胆红素水平较高时,测得的 TcB 值可能低于实际 TSB 水平。因此,在 TcB 值超过小时胆红素列线图的第 75 百分位时建议测定 TSB,TSB 是诊断高胆红素血症的金标准。

根据中华医学会儿科学分会新生儿学组修订的《新生儿高胆红素血症诊断和治疗专家共识》,新生儿出生后的胆红素水平是一个动态变化的过程,在诊断高胆红素血症时需考虑其胎龄、日龄和是否存在高危因素。对于胎龄≥35 周的新生儿,目前多采用美国 Bhutani 等所制作的新生儿小时胆红素列线图或美国儿科学会(AAP)推荐的光疗参考曲线作为诊断或干预标准参考。当胆红素水平超过第 95 百分位时定义为高胆红素血症,应予以干预。

根据不同的胆红素水平升高程度,胎龄≥35 周的新生儿高胆红素血症还可以分为:①重度高胆红素血症:TSB 峰值超过 342μmol/L(20mg/dl)。②极重度高胆红素血症:TSB 峰值超过 427μmol/L(25mg/dl)。③危险性高胆红素血症:TSB 峰值超过 510μmol/L(30mg/dl)。

3. 注意事项

(1)质量控制:监测过程中应保持室温适宜,采光好并关闭门窗,应定期对黄疸检测仪进行质控。

(2)观察表现:在监测时,要密切观察新生儿的反应、巩膜和全身皮肤有无黄染等,在监测过程中要注意新生儿的保暖,避免受凉,保证新生儿的安全。检查巩膜和牙龈,然后轻轻按压在皮肤上,以检查"变白"的皮肤中是否有黄疸的迹象。

(3)人文关怀:在监测过程中应通过语言和非语言的方式与新生儿进行情感交流,充分表达爱与关怀。

(葛静玲)

第六节 新生儿及其主要家庭成员心理社会评估

新生儿作为家庭的重要新成员,给家庭关系带来了新的变化。家庭是孩子的第一社会关系,对孩子的健康成长尤为重要。评估最重要的领域之一就是观察行为,这些行为反映了新生儿与家庭之间情感纽带的形成。

一、新生儿及其主要家庭成员的常见心理社会变化

新生儿在与照顾者的互动中,通过一系列行为状态体现自身的心理状态。助产士可通过观察其心理行为能力与状态以判断新生儿的健康程度,针对异常表现给予及时有效的处理,促进新生儿父母采取正确的应对和照顾方式。

(一)新生儿常见行为状态与行为能力

1. 新生儿常见行为状态

(1)新生儿常见行为状态类型

1)深睡(非快速眼动睡眠):眼闭合,无眼球运动和自然躯体运动,呼吸规则。

2)浅睡(快速眼动睡眠):眼闭合,眼球在闭合眼睑下快速活动,常有吸吮动作,肌肉震颤,间断有大的舞蹈样肢体运动,身体像伸懒腰,偶然发生,呼吸不规则。面部常有表情如微笑、皱眉或怪相。

3)瞌睡:眼可张开或闭合,眼睑闪动,有不同程度的躯体活动。

4)安静觉醒:眼睁开,机敏,活动少,能集中注意力于刺激源。

5)活动觉醒:眼睁开,活动多,不易集中注意力。

6)哭:对感性刺激不易引出的反应,新生儿视、听、触等感觉器官能够接受各种感觉变化,对自身不适表现的反应,常伴有发声、哭泣、脸红、闭眼、全身运动等。

（2）新生儿状态管理：新生儿可通过哭泣或平静下来、醒着或睡着以及屏蔽恼人的噪声来控制自己的状态。

1）神经行为良好：可以达到维持安静和警觉状态，这对于互动和了解世界至关重要。面对有趣的刺激，甚至为了看或听而抑制诸如饥饿之类的强烈需求。

2）神经行为脆弱：可能无法达到安静或警觉状态，会尖叫醒来；或对环境中的任何刺激都做出反应，状态管理能力较差，表现为过度的激动、难以安抚的哭泣和无精打采。

3）习惯化：是新生儿用来保护自己免受无序刺激的一种行为。调整恼人的环境刺激，应对日常生活正常景象和声音。

4）自我安静的活动：新生儿为使自己平静而发起的自我安静的活动，包括用手捂住嘴、吸吮拳头和拇指、凝视以及改变体位。

5）压力反应：新生儿无法控制的状态，表明他们正在经历压力，需要帮助，如新生儿疼痛时的哭泣。

2. 新生儿常见行为能力

（1）视觉：正常新生儿在觉醒状态下能注视物体，并移动眼睛和头追随物体移动的方向，这是中枢神经系统完整性的最好预测指标之一。红球在距离新生儿眼前20cm时，他即能发现目标，然后沿水平方向移动红球，新生儿的头和目光可随之转动，即为"寻觅行为"。

（2）听觉：新生儿的听觉反应可体现位听神经功能。胎龄28周的早产儿，仅对外界噪声刺激有眨眼和惊跳的反应，而足月儿对声音的反应会逐渐敏感和明确，如声音刺激后终止进行中的动作或停止啼哭。正常新生儿在觉醒状态下，如果在其耳边柔声呼唤或说话，他的头会慢慢转向发声方，眼睛寻找声源；但如果音频过高或过强时，新生儿的头反而转离声源或用哭声表达抗拒。

（3）嗅觉、味觉和触觉：新生儿出生后即存在嗅觉和味觉，表现为将新生儿抱在怀中，其可自动寻找母亲乳头。出生5d的新生儿能识别自己母亲奶垫的气味。新生儿出生后即存在触觉，如接触其口周的皮肤后，新生儿会出现寻找动作即觅食反射；触及其手心和足心时，新生儿会出现屈曲动作；突然暴露于冷环境中会大哭、战栗；轻柔抚摸新生儿皮肤，可使其安静、舒适、满足感增强。

（4）习惯形成：完整睡眠周期形成也是新生儿神经系统发育成熟的标志之一。胎龄32周后才有觉醒和睡眠交替；胎龄37周的新生儿醒来会哭，醒时延长。

（5）与成人互动：90%的新生儿能对移动并说话的人注视、追随动作，对父母会有潜意识的选择；新生儿哭是引起成人反应的方式，使其需求得到满足。此外，新生儿的表情如注视、微笑和皱眉可引起母亲的反应。

（二）新生儿父母常见心理社会变化

1. 期望和敏感　随着妊娠、分娩和新生儿的成长，父母与新生儿之间产生了彼此依恋，这种依恋使得父母期望有更多时间陪伴和照护新生儿；同时，父母能捕捉到新生儿表达需求的微妙反应，表现出高度敏感。

2. 焦虑和抑郁　在适应父母的角色中，新生儿父母可能产生紧张、焦虑和抑郁的心理，这是对新生儿需求不了解产生的心理情绪变化，伴有注意力不集中、紧张、躁动、易怒、睡眠障碍等状况。

3. 否认和悲伤　意外的风险因素与父母心理期待不符，这样的心理落差会导致高危新生儿的父母产生否认、投射或超然的心理防御。评估者需意识到防御的力量，这是新生儿父母保护情感完整性的反应。早产儿的父母会有一段悲伤期，与新生儿的康复阶段相伴行。

二、新生儿及其主要家庭成员的心理社会评估

新生儿的心理社会评估是助产士通过对新生儿父母的心理现象、父母角色、所属家庭以及所处环境等内容的评估，有计划地收集资料的过程。助产士在评估时，可以鼓励父母与新生儿交流、拥抱或喂养新生儿，并在必要时展示爱抚和抚摸等安抚的力量。

Note:

（一）新生儿及其家庭成员心理评估

对新生儿及其家庭成员的心理评估包括认知功能、情绪与情感、应激与应对、健康行为、自我概念、精神信仰六个方面。

1. **认知功能**　新生儿的认知发展是通过家庭不断满足需要，在互动的过程中逐渐形成的。助产士通过帮助父母满足新生儿的需要，对于提升新生儿和父母的认知能力至关重要。助产士可邀请新生儿父母一起进行体格检查，以观察父母对新生儿行为能力和状态的判断能力。在评估过程中，请新生儿父母表达新生儿对食物、温暖、互动和触摸的需求，以评估新生儿父母对于新生儿的照顾能力、新生儿健康抚育知识的理解程度以及相关的知识需求。

（1）评估前准备：收集资料，包括母亲的健康史、妊娠史、分娩信息以及新生儿状况，便于与新生儿的家庭成员建立沟通关系。

（2）评估要点：通过观察家长对新生儿的反应，帮助父母成为新生儿的良好观察者。助产士的角色是倾听，鼓励父母表达感情。

1）家长的知觉能力评估：询问新生儿父母的个人幸福感怎样？新生儿的名字及其意义是什么？是否有信心和能力抚育新生儿？

2）抚育知识评估：您看到了哪些让您吃惊的新生儿行为与反应？您知道哪些新生儿日常护理知识？需要哪些帮助？

（3）评估注意事项：①新生儿父母非常愿意分享分娩过程，助产士应主动倾听，帮助他们重新建立平衡感和掌控感；②访谈的过程中，应主动了解新生儿父母和家庭成员对新生儿的认知状况；③理解父母对新生儿的情绪反应，协助他们寻求家人和朋友的帮助。

（4）评估工具：新生儿行为评估量表（neonatal behavioral assessment scale，NBAS）可用于评估新生儿的行为能力，由 28 个行为条目和 18 个反射条目组成，评估新生儿运动的成熟度、互动技能、状态管理、生理完整性、反应。可从 NBAS 中选择 28 个行为条目进行 15~20min 动手探索，观察新生儿的健康行为状态。助产士通过邀请、鼓励、提醒等方式，带动新生儿父母积极参与，从而对新生儿和父母的反应进行认知评价，并提供相应的指导。

2. **情绪与情感**　妊娠、分娩和对新生儿的依恋过程影响着父母的生活，不良的情绪与情感影响着亲子关系。新生儿父母常见的异常情绪有焦虑、抑郁、恐惧、情感高涨、易激惹和情绪不稳等，可通过会谈和观察的方法对情绪情感进行评估。正常的父母表现放松、举止自信、情感适当，关心新生儿并能与其进行适当的互动，正常的新生儿也愿意与父母和助产士交流。而高危儿（早产、先天性异常等）难以维持正常的生理和行为，对外界刺激过度敏感，难以保持放松的音调和姿势，通常睡眠较差。

（1）评估要点：评估新生儿、新生儿父母及家庭成员的情绪和情感状况，了解他们的相关需求是至关重要的。

1）情感支持：新生儿父母感觉累吗？新生儿的父母感觉舒适吗？家人有帮助您照顾新生儿吗？新生儿出生后，您最担心什么？您觉得您自己焦虑吗？您需要哪些帮助？

2）亲子互动：到目前为止您注意到孩子什么？您的孩子哭时，您会感到不安吗？您对照顾孩子有信心吗？喂完奶，孩子还哭闹吗？

（2）评估注意事项：①评估者需给新生儿家庭提供稳定的情感支持；②访谈过程中，给予新生儿父母鼓励和引导，制订合适的照护计划；③与父母探索如何帮助新生儿发展有效的状态管理。

（3）评估工具：常用评估工具有 NBAS、母亲和新生儿量表（mother and baby scales，MABS）。MABS 能够快速了解父母是否有信心照顾孩子，测评结果包括进食时易怒、反馈过程的警觉性、对照顾缺乏信心。

3. **应激与应对**　妊娠、分娩及产后育儿是孕产妇面临的重大生活事件，此期间经历的角色转换、人际关系等会使其产生压力。面对新生儿，初产妇因无照料经验而畏惧哺乳，会产生焦虑恐慌等情绪。

产妇围生期压力水平与其焦虑、抑郁的发生、发展以及持续时间密切相关,并会进一步影响到母儿的身心健康,干扰子代的认知和行为发育。积极应对的产妇具备照顾新生儿的信心,能及时了解其需求,面对问题不会束手无策。

(1) 评估要点:评估新生儿消极情绪和警觉行为,以及父母对自己照顾新生儿的信心。评估者应该有足够的知识来回应与父母讨论的问题,为父母提供观察和互动的机会。

1) 新生儿行为:新生儿对噪声、光线等日常生活的变化是否敏感? 新生儿对互动尝试有何反应? 如何表现痛苦? 哪些行为受到了影响(状态管理、运动反射)?

2) 父母的压力应对:目前让您感到有压力或紧张、焦虑的事情有哪些? 通常您采取什么方式调节压力? 能否感受到来自家庭及社会的支持?

(2) 评估注意事项:①鼓励家长描述影响新生儿行为的不良因素,对能让新生儿安静的行为进行判断和评估;②与父母一起探索抚慰技巧以帮助新生儿有效地控制状态;③帮助家庭制订个性化新生儿护理方案,包括照顾频率、照顾时长等。指导家长在照护高危儿时尽可能降低不良刺激,如不干扰新生儿睡眠,避免光线和噪声的影响等。

(3) 评估工具:NBAS、MABS、感知压力量表(PSS)、简式育儿压力问卷(PSI-SF)等。感知压力量表用于评估个体的主观压力状况。简式育儿压力问卷主要用于产后,包括育儿愁苦、亲子互动失调、困难儿童三个维度,维度得分越高育儿压力感受程度越高。

4. **健康行为**　健康的新生儿能够表现出以下几种状态:流畅的运动状态、清晰的睡眠和清醒状态、与父母互动的状态。而高危新生儿可表现出呼吸急促、体温调节差、内脏和消化功能紊乱等,亦可表现为睡眠不好、难以适应、音调和姿势难以放松等。这些异常行为会影响与照顾者互动的能力和自我调节能力。

(1) 评估要点:对患儿的生理反应状况进行系统的询问。

1) 喂养:新生儿每日喂养的奶量、次数以及喂养时间是怎样的?

2) 睡眠:您的孩子睡眠怎样?

3) 排便:排便正常吗? 什么性状的? 颜色怎么样?

4) 生命体征:体温是多少? 有什么异样吗?

5) 相关异常情况:有没有呛奶? 皮肤颜色? 新生儿有什么健康问题让您困扰?

(2) 评估注意事项:①观察新生儿的状态变化、生理反应和运动协调性;②哭泣时观察音质,尝试最少的干预和安慰;③观察新生儿自我安慰的动作;④评估吸吮过程和吞咽的协调性;⑤观察新生儿的视觉和听觉,在光线变暗、体位改变时观察新生儿的警觉反应,如睁眼等;⑥新生儿仰卧位时,观察新生儿如何转向说话的母亲;⑦观察新生儿对哪些干预因素有反应。

(3) 评估工具:NBAS 是有效和可靠的评估量表。

5. **自我概念**　新生儿与家庭成员之间的行为互动能够影响双方自我概念的形成。新生儿父母的自我概念紊乱可有行为、心理和生理方面的表现。行为方面可通过个体的语言和非语言行为表现出来;心理方面可有焦虑、抑郁、恐惧等情绪改变;生理方面可有心悸、食欲缺乏、睡眠障碍以及机体其他功能的减退等躯体表现。新生儿母亲产后会面临自我形象紊乱的困扰,主要包括腹部隆起下垂、腰部粗圆、臀部宽大等体型的改变,乳房松弛下坠等问题。对自我认识不清晰可使母亲产生更严重的抑郁情绪和抑郁状态。

(1) 评估要点:由于产后激素水平的变化,新生儿母亲容易引起对自我认知和情感的变化,及早关注和评价对于母亲的心理调节是有必要的。

1) 自身形象:您对目前的自我形象是否满意? 是否感到茫然? 您对自身体貌改变有怎样的想法?

2) 与人交往:是否不愿见人、不愿与他人交往? 周围亲人对您的态度怎么样? 注意观察是否有"我真没用"等语言流露。

（2）评估工具：最主要的评估工具是田纳西自我概念量表。此量表从结构维度（自我认知、自我满意、自我行动）和内容维度（生理自我、道德自我、心理自我、家庭自我、社会自我）、自我总分和自我批评共10个条目进行评估。通过询问新生儿父母是否具有积极的自我概念、自我认同，以判断有无心理障碍，避免其对新生儿及家庭产生负面影响。

6. 精神信仰　精神信仰与新生儿父母的精神健康密切相关，对他们的生活有重要影响。信仰影响他们对新生儿的哺育、角色认同及对待新生儿的态度。

（1）评估要点：在评估中，以尊重、温和、亲切的态度评估新生儿家庭的宗教信仰，对于新生儿认知发展形成、家庭成员的促进健康行为有着重要影响。

1）精神信仰基本情况：家庭成员中有人加入精神或宗教团体吗？加入精神或宗教团体对您有帮助吗？您觉得有哪些精神或宗教活动对您有帮助，如祈祷、冥想、参与宗教服务、听音乐、徒步或与自然交流？

2）对哺育新生儿的影响：您的信仰对孩子有什么帮助？怎样去做更有益于孩子成长？精神信仰在育儿方面的作用是什么？

3）与健康的关系：生育会影响到您的精神和/或宗教信仰吗？为您提供医疗照护时，有哪些与精神和/或宗教信仰有关的特殊限制吗，如饮食限制、使用血品制等？

（2）评估注意事项：①尊重家庭的宗教信仰和习俗；②助产士需对信仰有一定认识和了解，按照适合信仰的方式开展沟通与评价；③倾听对方，而不是同意或不同意。

（3）评估工具：包括精神价值观经验指数、日常精神体验量表、精神超越指数，米勒精神价值观量表等。

（二）新生儿及其家庭成员的社会评估

家庭是个体最重要的关系网络和生活环境，家庭中的许多问题都直接或间接地影响着家庭成员的健康。新生儿家庭常见的有核心型家庭、单亲家庭、扩展型家庭（包括新生儿祖父母或外祖父母）等，不同的家庭类型及家庭成员的角色适应、文化背景、家庭环境等均可影响新生儿的健康成长。因此，对新生儿及其家庭成员的社会评估需要包括角色、家庭、文化、环境四个方面。

1. 角色　家庭通过各家庭成员扮演适当的社会角色合作完成家庭目标和功能。通过观察、访谈、倾听的方法对新生儿父母、祖父母、兄姐等进行角色适应评估，可以帮助助产士了解他们对新生儿的接受程度，对于扮演的角色是否感到满意；评估后，与新生儿父母共同制订个性化的新生儿健康照护计划，实现对新生儿及其家庭的有效外部支持。

（1）评估要点：①询问新生儿母亲、父亲从事的职业和担任的职务，评估新生儿父母在家庭、单位和社会生活中所承担的角色与责任；②通过询问新生儿父母是否清楚自己的角色权利和义务，评估新生儿母亲、父亲对自己承担角色的感知情况，明确家庭内角色排序。如"您希望孩子有怎样的外貌和行为？您觉得当父亲/母亲是怎样的感觉？"③通过询问新生儿家庭成员对自己角色的满意情况及与其角色期望的相符程度，评估他们的角色满意度及有无角色适应不良；④通过询问新生儿家庭成员是否感到压力大，能否胜任角色，有无疲乏无力、头痛、失眠、心悸、焦虑等角色适应不良的心理和生理反应，评估他们有无角色紧张的心理和生理表现；⑤观察家庭成员间的相互反应，如亲切的、敌对的、冷淡的、有爱心的、有耐心的、易怒的等。

（2）评估注意事项：①有两个或三个孩子的父母，应该鼓励母亲不要忽视其他孩子；②新生儿父亲对自己父亲的记忆以及他的文化和社会群体对男性和父亲角色的看法，将指导他承担责任和义务；③为父母准备情感支持、工具支持、信息支持、评价支持；④关注祖父母，促进祖父母的角色调适，将祖父母纳入家庭系统，鼓励隔代间的交流；⑤两个及以上孩子的家庭，帮助年长的孩子应对家庭变化，协助调整好父母与孩子们的关系。

2. 家庭　家庭为新生儿的成长提供了条件，也是新生儿与他人建立第一关系的源泉。新生儿的出生是家庭的一个重要压力源，因为家庭面临着如何接纳新成员的压力，同时也会带来家庭关系、权利结构、家庭功能等各方面的改变。

（1）评估要点：通过问诊获取评估资料，确定家庭中的关键成员和决策者，可对育儿、解决新生儿成长的教育问题起到关键作用。

1）家庭结构：询问家庭的人口组成？属于哪种家庭类型？

2）家庭决策：询问家里大事小事谁做主？家庭中哪些事情是由谁负责的？家里有麻烦时，通常如何提出解决办法？家庭的决策过程？家庭处于哪个发展阶段以及发展任务有哪些？

3）家庭社会经济功能：夫妻之间的感情是否融洽？家庭成员之间是否会彼此体贴并给予关怀？目前家庭成员有哪些社会化学习的需要？家中工作的有几人？收支是否平衡？

4）健康照顾功能：有人抽烟和喝酒吗？家庭成员生过什么病？家庭成员之间相互支持吗？个人利益是否应服从家庭整体利益？

5）家庭资源与应对：新生儿父母亲的结婚年限？家庭的职业及经济来源？有无定期健康检查？在何处就医？生病时由谁来照顾？家庭成员之间能否互相尊重和有效沟通？是否有能力互相提供家庭成员之间生理、情绪及精神上的需要？是否能够随孩子的成长而成长？是否有能力运用危机经验作为成长的媒介？

（2）评估注意事项：①了解家庭内部沟通过程是否良好，评估时应结合对家庭成员间语言和非语言沟通行为的观察综合分析；②观察正在发生的事情和家庭成员间的相互作用；③分析资料做出判断时，要认识到家庭的多样性，避免主观判断，要动态地收集资料和修改计划，充分利用其他医务工作者收集的资料；④明确父母间的权利界限。

（3）评估工具：可按照 Friedman 的家庭评估模式进行。

3. 文化　文化信仰和习俗是父母教养行为的重要决定因素，可影响父母与婴儿的互动，以及父母或家庭对新生儿的照顾。助产士在进行文化评估时，应营造安全、符合文化特征的舒适情境，使新生儿及其家庭成员能感受到良好的支持。

（1）评估要点

1）价值观的评估：价值观能够影响新生儿家庭对自身健康问题的认知，并影响其决策和治疗方式的选择。价值观存在于潜意识中，不能直接观察又难以言表，可通过如下问题，并配合对新生儿家庭成员言行与外表的观察获取资料。

评估要点：您和您的家人认为做什么可以保持健康？为了改善您和新生儿的健康，哪些事情您可以做，哪些事情您不能做？您希望谁来陪您？您和您的家人对照顾您的助产士有什么期望？家庭成员如何帮助您养育孩子？通常情况下，什么对您最重要？您如何看待遇到的困难？养育过程中，谁应该承担大部分的责任？

2）健康信念的评估：个体对健康和疾病所持的信念可直接影响其健康行为和就医行为。不同社会文化的人，对健康和疾病的理解不同。目前常用的方法为 Kleinman 的"健康信念注解模式"。该模式用于了解家庭成员对其自身健康问题的认识，包括病因、临床表现、病程、治疗与预后，以及所处的文化对其健康信念的影响等。

评估要点：您认为在分娩后您应该做些什么来保持健康？哪些事情您可以做或不可以做，从而影响您和新生儿的健康？分娩后身体是否处于良好状态？

3）习俗的评估：与健康有关的习俗主要有饮食习惯、语言与非语言沟通方式以及求医用药习俗等。产妇会受到传统习俗影响，再加上营养知识的缺乏，易导致微量元素缺乏、营养不足，严重影响产妇及新生儿的健康。

评估要点：家庭成员是一起吃饭，还是分开吃饭？谁负责家里的采买和做饭？大多数食物是如何制作的？您平时进食哪些食物？您多久喂一次孩子？如果不是纯母乳喂养，新生儿牛奶是全脂、脱脂还是低脂的？您如何描述您孩子食欲？您认为哪些食物对健康有益或有害？哪些情况会刺激或降低食欲？讲何种语言？喜欢的称谓是什么？有哪些语言禁忌？

（2）评估注意事项：①助产士在提供医疗服务时应考虑文化差异；②助产士应了解特定文化对孩子的影响，给予个性化沟通和针对性护理；③询问文化需求和交流礼仪时应采用开放性提问方式，避免文化背景下的错误假设；④助产士可通过继续教育、工作环境提升自身文化能力。

4. 环境　新生儿出生的环境包括物理环境和社会环境。良好的环境对新生儿身体、心理健康成长有促进作用。反之，则阻碍新生儿的全面发展。例如新生儿表现急躁时，避免电视机或收音机干扰，选择安静的环境喂养新生儿。

环境评估主要通过会谈、观察等方法进行。新生儿生活的物理环境主要指家庭环境，评估家庭环境是否整洁、明亮，空气流通、新鲜；社会环境评估的主要内容为新生儿家庭关系、健康行为和可获得的社会支持环境。

（1）评估要点：对新生儿的家庭生活环境和安全情况进行评估。

1）住房：家里有几口人？住宅的类型？房间的数量？

2）安全：楼层数，楼梯还是电梯？有无烟雾报警器？

3）环境：卫生保健设施？卫生条件？街道交通拥挤情况？最近的危机或者家庭变化？

（2）评估注意事项：①评估家庭环境中是否存在影响健康的危险因素；②评估家庭外部支持环境，如社区服务环境、人员、条件等。

（葛静玲）

第七节　新生儿常见健康问题

一、新生儿常见现存健康问题

1. **低效性呼吸型态**　与缺氧缺血致呼吸中枢损害、肺不张、气体交换减少有关。

2. **自主呼吸障碍**　与呼吸中枢不成熟、肺发育不良、呼吸肌无力有关。

3. **营养失调：低于机体需要量**　与吸吮、吞咽、消化功能差、无效的喂养模式、热量摄入不足及消耗增加有关。

4. **体温过低**　与新生儿体温调节功能低下，寒冷、早产、感染、窒息有关。

5. **体温过高**　与病毒及细菌感染有关。

6. **皮肤完整性受损**　与皮肤硬肿，水肿及局部血液供应不良有关。

7. **清理呼吸道无效**　与胎粪吸入、咳嗽反射功能不良及无力排痰有关。

8. **气体交换受损**　与肺泡缺乏表面活性物质、肺泡萎陷、肺透明膜形成及肺部炎症致通气、换气功能障碍有关。

9. **体液不足**　与液体丢失过多及补充不足有关。

10. **新生儿运动发育迟缓**　与新生儿语言、运动、社会心理和认识方面的问题有关。

11. **母乳喂养无效**　与母乳供给不足、喂养技能不熟及缺乏与新生儿接触有关。

12. **照顾者角色紧张**　与对新生儿护理知识缺乏、缺乏接触、新生儿早产、疾病或发育迟缓有关。

13. **焦虑（家长）**　与新生儿病情危重、担心预后不良及母婴分离有关。

14. **知识缺乏（家长）**：缺乏正确的喂养、育儿及有关疾病治疗及护理的知识。

15. **应对无效（家长）**　与新生儿出生缺陷、新生儿性别与期望不符及长时间的难产引发的疲劳有关。

16. **角色行为无效（家长）**　与初为父母，缺乏照顾新生儿经验有关。

二、新生儿常见潜在健康问题

1. **有窒息的危险** 与呛奶、呕吐、惊厥、昏迷、宫内慢性缺氧及难产有关。

2. **有体温失调的危险** 与体温调节中枢发育不完善、皮下脂肪缺乏及感染有关。

3. **有感染的危险** 与新生儿免疫功能不足及皮肤黏膜屏障功能差有关。

4. **有失用综合征的危险** 与缺氧缺血导致的后遗症有关。

5. **有依附关系受损的危险** 与父母对正常新生儿活动和护理的知识缺乏,新生儿有健康问题有关。

6. **潜在并发症**:低血糖、败血症、高热惊厥、肺出血、DIC、呼吸暂停、颅内压升高、呼吸衰竭、胆红素脑病。

(葛静玲)

第八节 新生儿评估实践

本节将针对章前导入的案例进行健康评估。

一、健康史评估

(一)社会人口学资料

项目	信息	项目	信息
新生儿姓名	赵××之子	性别	男
日龄	3d6h	民族	回族
籍贯	××省××市	家庭住址	××区××街道×号
父亲姓名	王××	联系电话	138××××××××
母亲姓名	赵××	联系电话	139××××××××

(二)目前健康状况

该新生儿出生第3d开始逐渐出现黄染,经皮肤测胆红素值为8mg/dl,精神反应好、吃奶好,无其他伴随症状。

(三)出生史

新生儿母亲 G_2P_1,39^{+2} 周于2021年6月22日19点50分顺产分娩,新生儿为足月分娩,出生体重3 250g,为正常出生体重儿。1minApgar评分为9分,心率、呼吸、喉反射、肌张力各2分,皮肤颜色1分,无窒息、先天畸形等情况。

(四)母亲健康史

1. **母亲的疾病史** 母亲无急慢性疾病及性传播疾病,无吸烟、吸毒、酗酒等不良嗜好,孕期使用过保胎药物。

2. **孕产史** 母亲年龄为30岁,孕期无羊水异常、妊娠期糖尿病、重度子痫前期或子痫、胎膜早破等情况。

3. **分娩史** 母亲两次分娩均为足月顺产,无难产、手术产、急产、滞产、臀位产、脐带异常、羊水污染等情况,分娩过程中使用过镇痛药物。

(五)家族史

新生儿父母家族中无遗传性疾病史、先天性疾病史、过敏性疾病史;新生儿父母均为回族,身体健康,无近亲结婚及有害物质接触史;新生儿同胞姐姐因严重心脏疾病于生后8h死亡。

（六）系统回顾（表 7-15）

表 7-15　系统性回顾结果

项目	评估结果
体温调节 ● 新生儿的体温是否保持稳定？	**新生儿家长诉:**新生儿出生后体温稳定,刚回来的时候,小手和小脚有点凉。 **解答:**新生儿出生后注意保暖,根据室内温度有效增减衣物和被褥,观察肢端温度。 **注意事项:交谈过程中注意评估新生儿的保暖措施是否合适,给予指导。**
皮肤黏膜 ● 新生儿是否存在损伤、出血点、胎记等？ ● 新生儿有黄疸吗？	**新生儿家长诉:**新生儿皮肤黏膜无损伤、出血点、胎记等。出生第 3d 开始皮肤发黄。 **解答:**新生儿目前经皮肤测胆红素值为 8mg/dl,此为生理性黄疸,与新生儿摄取、结合、排泄胆红素的能力较低有关。 **注意事项:家长应关注新生儿吃奶及精神状态,有异常及时就诊。**
头颈部 ● 头部和颈部是否存在肿块？	**新生儿家长诉:**新生儿出生后,头顶部有个小包,大小约 5cm×5cm,按压有波动感。 **解答:**这是新生儿头颅血肿,是新生儿的软组织损伤引起的,3~8 周可自行消退。 **注意事项:家长为新生儿沐浴时不能揉搓血肿部位,观察血肿是否逐渐吸收变小。**
五官 ● 眼睛里是否有分泌物？ ● 能够眨眼吗？ ● 是否有液体从耳朵、鼻腔流出？ ● 鼻腔是否有充血？ ● 对声音有反应吗？	**新生儿家长诉:**新生儿出生后,眼睛睁开了,没有分泌物;没有看到液体从耳朵、鼻腔流出,对声音的敏感度很高,有动静就会有反应。总是爱哭,不知道什么原因。 **解答:**新生儿哭是和父母建立联系的一种方式,父母可以观察孩子的哭声和状态,判断孩子的需求,从而更好地满足孩子需要,促进孩子认知的发展。
呼吸系统 ● 新生儿的呼吸是否表现为堵塞性或者喘息样？	**新生儿家长诉:**无上述症状。
循环系统 ● 皮肤是否苍白？	**新生儿家长诉:**新生儿皮肤红润。
消化系统 ● 新生儿排胎便了吗？ ● 新生儿呕吐过吗？	**新生儿家长诉:**新生儿出生后 6h 开始排胎便,每日 4~6 次,新生儿偶尔有吐奶的情况,怎么办？ **解答:**新生儿出生后,如果在刚吃饱后有间歇的轻微溢奶,是较常见的,这是新生儿胃容量较小,食管肌张力低等引起的。 **注意事项:家长应避免喂养过快过多;喂奶后将新生儿竖抱,轻拍其后背打嗝后再让其躺下。**
泌尿系统 ● 新生儿排尿了吗？	**新生儿家长诉:**新生儿出生后已经排尿。尿不湿多长时间换一次？ **解答:**根据尿不湿干湿度情况判断是否需要更换,一般情况 3h 左右更换一次。
神经系统 ● 新生儿的运动和哭声是否正常？ ● 新生儿每天睡几小时？	**新生儿家长诉:**运动和哭声正常,但每次哭泣都不知道怎么安抚。 **解答:**新生儿哭是表达需求的一种方式。家长会逐渐掌握新生儿哭的规律,并通过满足新生儿的需求进行安抚。 **新生儿家长诉:**新生儿一天的睡眠时间很长,21h 左右。 **解答:**足月新生儿大脑皮质兴奋性低,所以睡眠时间长,每天可达 20~22h。

项目	评估结果
内分泌系统 ● 新生儿有低血糖的症状吗？	**新生儿家长诉**：无上述症状。
亲子关系 ● 家庭成员与新生儿的互动怎样？	**新生儿家长诉**：不知道如何与新生儿互动。 **解答**：新生儿通过哭泣、醒着和睡着，来控制自身的状态，维持平静和警觉的状态。新生儿状态管理是新生儿重要技能之一，家长要学会观察新生儿的状态和行为，父母在帮助新生儿状态管理中起着关键作用，理解新生儿行为，给予适度的干预，从而促进亲子关系。

系统回顾结束后，进一步询问新生儿家长有无其他疑问。新生儿母亲提出：

（1）宝宝为什么会出现黄疸？

（2）新生儿黄疸怎么治疗呢？

解答：

（1）新生儿摄取、结合、排泄胆红素的能力较低，导致体内未结合胆红素浓度升高，所以会出现黄疸。

（2）足月儿多在出生后 2~3d 开始出现黄疸，4~6d 达高峰期，10~14d 黄疸消退。该新生儿出生后 3d 开始出现黄疸，吃奶及精神状态均较好，根据经皮胆红素测定值，生理性黄疸可能性大。生理性黄疸不需要治疗，每日监测经皮胆红素值，观察新生儿状态，可以规律喂养和睡眠以促进新生儿胆红素的排泄。

二、体格检查

1. 一般情况　母亲 G_2P_1，39^{+2} 周。新生儿，男，体温（腋温）36.9℃，P128 次 /min，R46 次 /min。出生体重 3 250g，出生时血糖为 4.5mmol/L，出生后吃奶好，无低血糖症状。

2. 全身状况

（1）呼吸系统：观察新生儿腹部起伏，呼吸频率均匀、有节律，新生儿呼吸为 46 次 /min，无堵塞性或喘息样呼吸，新生儿无呻吟、吐沫、鼻翼扇动、三凹征等，双肺呼吸音清。

（2）心血管系统：新生儿心率为 128 次 /min，心音正常，律齐，无杂音。

（3）消化系统：新生儿腹部呈圆形，稍膨隆，腹软，肠鸣音活跃，肝右肋下 1.0cm，脾未触及。

（4）神经系统：新生儿存在觅食反射、吸吮反射、吞咽反射、拥抱反射以及握持反射，无四肢肌张力减弱、发抖、角弓反张、脊柱凹陷等。当处于觉醒状态时，新生儿能够表现出随机的、无目的的双侧运动，对外界声光具有一定反应能力。

（5）皮肤及其附属器官：新生儿躯干及四肢皮肤色红、弹性好，皮肤黏膜无损伤、出血点、胎记、花斑纹等；皮肤黄染，经皮肤测胆红素值为 8mg/dl；新生儿无感染、出血、肝脾肿大等情况，吃奶及精神状态均较好。

（6）头面部：头围为 33cm，无小头畸形或头颅过大（脑积水）。头部触诊时，顶枕部可触及一包块，大小约 5cm×5cm，按压有波动感；新生儿眼睛无分泌物，醒后能够自主眨眼，对光反射存在，眼球无向外突出、斜视、上翻和异常运动；新生儿耳郭软骨发育好，轮廓清楚，直挺；耳的大小、形态、位置无异常；外耳道通畅，耳前无乳头状赘生物；鼻腔无黏膜充血，鼻通气良好；无液体从耳朵、鼻腔流出；无唇裂、腭裂等，口腔黏膜为粉红色、潮湿；唇、舌系带、悬雍垂和腭中线正常，唾液量少；哭声洪亮。

（7）躯干和骨骼肌肉：新生儿躯干对称，胸部呈桶状，脐部无膨出，脊柱无畸形；四肢无畸形，肌张力无异常，手常握拳；双下肢屈膝屈髋外展可达 90°，无先天性髋关节脱位；指（趾）甲达到或超过指（趾）末端；足底纹理较深、清晰，布满足底；新生儿背部有匀称的肩胛运动曲线。

3. **生殖系统** 分开新生儿臀部暴露肛门部位,检查无直肠瘘或阴道直肠瘘存在。检查生殖器,新生儿睾丸已下降进入阴囊,无隐睾、鞘膜积液、阴囊水肿、尿道下裂等。

三、辅助检查

1. **新生儿遗传代谢病筛查** 采集新生儿足跟血,筛查结果均正常,无遗传代谢疾病。
2. **听力筛查** 听力筛查仪波形正常,显示新生儿无听力障碍。
3. **经皮胆红素水平测定** 经皮肤测胆红素值为 8mg/dl。

四、心理社会评估

(一)新生儿及其主要家庭成员的心理评估

1. **认知功能** 邀请新生儿父母一起,使用新生儿行为评估量表对新生儿的行为能力和状态进行评估,了解到新生儿具有良好的运动成熟度及互动技能,但父母对新生儿的反应认知不足。
2. **情绪与情感** 新生儿父母在照顾孩子方面缺乏信心和灵活性,对新生儿哭闹和出现黄疸等情况有较强的焦虑情绪。
3. **应激与应对** 新生儿母亲认为目前最大的压力是担心照顾不好新生儿,对于压力缺乏积极有效的应对方式。
4. **健康行为** 新生儿父母对新生儿的哭闹往往束手无策,不知道新生儿为什么哭闹,对于哭闹不知如何处理。新生儿父母常采取呆板和重复的照料方式,比如在孩子哭闹时就给孩子喂奶,或通过不断摇晃哄新生儿入睡。
5. **自我概念** 新生儿母亲对产后的身材表示不满,希望能快速恢复到孕前身材,尽快回归社会。
6. **精神信仰** 新生儿家庭成员都是回族,信奉伊斯兰教,不吃猪肉。

(二)新生儿及其主要家庭成员的社会评估

1. **角色** 初为父母,对于父亲、母亲角色转变适应较慢,存在角色适应不良。
2. **家庭** 新生儿家庭为扩展性家庭,一家三代同住,新生儿祖父、祖母身体健康,已退休,可协助新生儿父母照顾新生儿。新生儿父母文化水平较高,工作及收入稳定,有职工医疗保险,无经济上压力。新生儿母亲在家庭中为主导者,在家庭中有较高决策力,祖父母次之,新生儿祖母参与照顾,积极参与育儿过程,新生儿父亲决策力较弱,三代间教育决策关系需要引导。
3. **文化** 新生儿家庭成员对产后的饮食及新生儿黄疸的知识不了解,对助产士的健康指导有较高的期望。
4. **环境** 新生儿家庭成员间关系和睦,居家环境宽敞、明亮,无安全隐患,能够为新生儿提供较好的成长环境。

五、健康问题

1. **现存健康问题**

(1)知识缺乏(家长):缺乏新生儿护理及黄疸相关知识。

针对新生儿父母的需求,可以提供多样化的教育形式,包括设立产妇学校、发放宣传册及现场示范等。护理健康教育主要内容包括:新生儿常见生理特点、睡眠习惯、哭闹、母乳喂养、免疫接种、窒息预防等,使新生儿父母能系统地学习科学的育儿方法。

(2)焦虑(家长):与新生儿黄疸、担心新生儿照顾不周有关。

讲解新生儿黄疸相关知识,协助其制订适合的共同照顾计划,计划的参与者不仅考虑到新生儿父母,还要考虑祖父母或其他照顾者。

(3)角色行为无效(家长):与初为父母、缺乏照顾新生儿经验有关。

为新生儿父母详细讲解、指导并演示新生儿护理知识,如换尿布、喂奶、拍嗝方法,如何判断新生儿是否吃饱等。对于新生儿常见的健康问题,如吐奶、黄疸、湿疹、红臀等,教其预防和处理方法,以尽快适应父母角色。

2. 潜在健康问题

(1) 有感染的危险:与新生儿免疫功能不足及皮肤黏膜屏障功能差有关。

密切观察新生儿生命体征,尤其是体温、心率的变化,注意保暖。给予预防感染的有效措施。

(2) 潜在并发症:胆红素脑病。

医护人员应重视新生儿黄疸的规范监测和随访,早期识别高危因素并及时干预,达到光照治疗标准时应行蓝光照射治疗。促进新生儿正常菌群的建立和胃肠蠕动,加快肠道内胆红素的排泄。

(葛静玲)

思 考 题

1. 作为助产士,如何对新生儿进行全面的健康史评估?
2. 如何对新生儿的主要症状进行问诊?
3. 对于母婴分离的产妇,如何进行心理社会评估?

1. 安力彬,陆虹.妇产科护理学[M].6版.北京:人民卫生出版社,2017.

2. 曹泽毅.中华妇产科学[M].北京:人民卫生出版社,2014.

3. 崔焱,仰曙芬.儿科护理学[M].6版.北京:人民卫生出版社,2017.

4. 郭嘉.优生优育健康生活知识[M].合肥:合肥工业大学出版社,2010.

5. 李春玉.社区护理学[M].4版.北京:人民卫生出版社,2017.

6. 李小妹,冯先琼.护理学导论[M].4版.北京:人民卫生出版社,2017.

7. 刘成玉.健康评估[M].4版.北京:人民卫生出版社,2018.

8. 刘兴会,漆洪波.难产[M].北京:人民卫生出版社,2015.

9. 陆虹,庞汝彦主译.瓦尔尼助产学[M].6版.北京:人民卫生出版社,2020.

10. 罗碧如,李宁.健康评估[M].北京:人民卫生出版社,2017.

11. 孙玉梅,张立力.健康评估[M].4版.北京:人民卫生出版社,2017.

12. 谢幸,孔北华,段涛.妇产科学[M].9版.北京:人民卫生出版社,2018.

13. 中国营养学会.中国居民膳食指南2016[M].北京:人民卫生出版社,2016.

14. 徐鑫芬,熊永芳,余桂珍.助产临床指南荟萃[M].北京,科学出版社,2021.

15. 姚树桥,杨艳杰.医学心理学[M].7版.北京:人民卫生出版社,2018.

16. 余艳红,陈叙.助产学[M].北京:人民卫生出版社,2017.

17. 邹琳.新生儿葡萄糖-6-磷酸脱氢酶缺乏症筛查与诊断实验室检测技术专家共识[J].中华检验医学杂志,2019,42(3):181-185.

18. 朱兰.盆底器官脱垂的中国诊治指南2020版[J].中华妇产科杂志,2020,55(5):300-306.

19. 朱兰.女性压力性尿失禁诊断和治疗指南2017版[J].中华妇产科杂志,2017,52(5):289-293.

20. 周燕,罗孟军,陈莉农,等.抗精子抗体、抗子宫内膜抗体、抗心磷脂抗体和抗核抗体检测在复发性流产诊断中的价值[J].中国计划生育和妇产科,2020,12(5):25-28.

21. 中华医学会妇产科学分会产科学组.正常分娩指南[J].中华围产医学杂志,2020,23(6):360-370.

22. 杜立中,马晓路.新生儿高胆红素血症诊断和治疗专家共识[J].中华儿科杂志,2014,52(10):745-748.

23. 方玉莹,吕时铭.无创性产前基因检测的临床应用[J].中华妇产科杂志.2016,51:74-76.

24. 中华医学会妇产科学分会妊娠期高血压疾病学组.高龄妇女妊娠前、妊娠期及分娩期管理专家共识(2019)[J].中华妇产科杂志,2019,54(1):24-26.

25. 顾华妍,任钧,张海燕,等.复发性流产患者抗精子抗体检测与分析[J].中国优生与遗传杂志,2014,22(11):104-105.

26. 李绍武,李志霞,肖华,等.习惯性流产患者血清ENO1Ab、ACA、Tim-1的水平及意义[J].国际检验医学杂志,2121,42(3):329-333.

27. 李霞,张师前.美国妇产科医师协会"妊娠期恶心呕吐诊治指南2018版"解读[J].中国实用妇科与产科杂志,

2018,34(4):409-412.

28. 佟亚菲,王晓红.辅助生殖技术中异常子宫内膜诊疗的中国专家共识解读[J].实用妇产科杂志,2020,36(4):257-260.

29. 王杰,段一凡,庞学红,等.2013年中国足月单胎产妇孕期增重情况及适宜范围探讨[J].中华预防医学杂志,2018,52(1):31-37.

30. 王勇.中国现代助产教育的奠基:杨崇瑞与北平国立第一助产学校[J].天津护理,2014,22(6):484-487.

31. 新生儿医源性皮肤损伤的评估要点和预见性护理的专家共识工作组.新生儿医源性皮肤损伤的评估要点和预见性护理的专家共识[J].中国循证儿科杂志,2020,15:161-165.

32. 叶军.天性肾上腺皮质增生症新生儿筛查.中国实用儿科杂志,2016,31(6):422-425.

33. 翟巾帼,陈小荷,沈健,等.助产士门诊临床实践专家共识的构建[J].护理学报,2021,28(5):62-65.

34. 张海娟,陆虹,郑修霞.产后期初产妇及其配偶知觉压力及应付方式研究[J].护理学杂志,2009,24(4):43-45.

35. 张月沥.经皮胆红素测定部位的临床探讨[J].世界最新医学信息文摘,2018,18(51):131-134.

36. 赵德华,贾晨路,韩连书,等.早产儿、低体重儿及患病儿遗传代谢病筛查共识[J].中国实用儿科杂志,2020,35(3):180-184.

37. 赵昌晨,吴薇,曾宪奕,等.基于多加速度传感器的胎动信号检测方法[J].传感器与微系统,2016,35(12):20-23.

38. 赵晓红.产妇产褥期的心理状态分析及护理对策研究[J].吉林医学,2012,33(25):5564-5565.

39. 中华医学会妇产科学分会产科学组.孕前和孕期保健指南(2018)[J].中华妇产科杂志,2018,53(1):7-13.

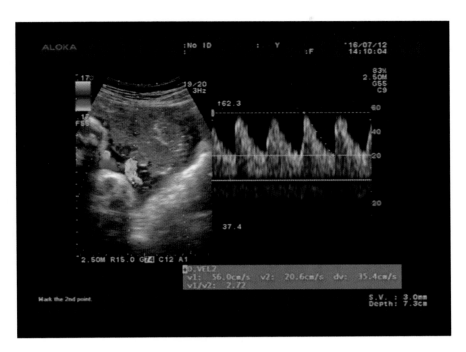

彩图 4-18　胎儿脐动脉多普勒血流频谱图

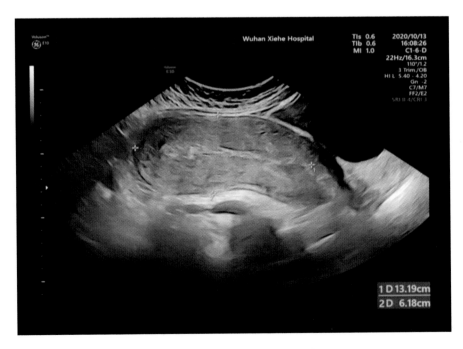

彩图 6-3　顺产产褥期子宫声像

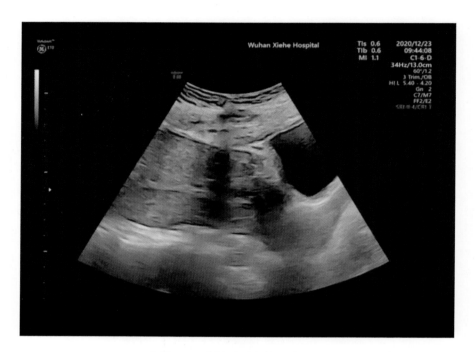

彩图 6-4　剖宫产产褥期子宫声像

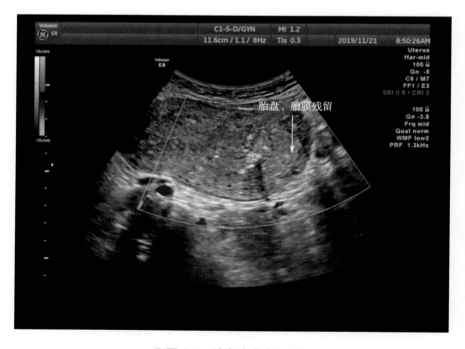

彩图 6-5　胎盘胎膜残留声像

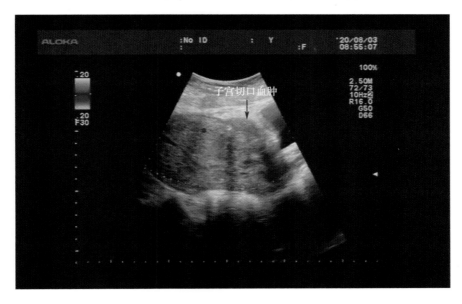

彩图 6-6　子宫切口血肿声像

激活码

A220 0063 3207

扫描圆标二维码 或登录 jh.ipmph.com 享受增值服务

策划编辑　郭　帅
责任编辑　郭　帅
数字编辑　王佳莹
书籍设计　李　蹊
　　　　　赵　丽

人卫智网
www.ipmph.com
医学教育、学术、考试、健康，
购书智慧智能综合服务平台

人卫官网
www.pmph.com 人卫官方资讯发布平台

关注人卫健康
提升健康素养

ISBN 978-7-117-32900-2

9 787117 329002 >

定　价：72.00 元